U0040335

臨床的誕生

MICHEL FOUCAULT

NAISSANCE DE LA CLINIQUE

米歇爾‧傅柯 著

彭仁郁、王紹中 譯

臨床的誕生

目錄

序

這本書關乎空間、言語ⁱ及死亡;關乎觀看ⁱⁱ。

十八世紀中葉,彭姆ⁱⁱⁱ以「每天浸浴十到十二個小時,連續整整十個月」的方法,治癒了一名女性歇斯底里症病患。在這個以對抗神經系統的乾枯,以及導致乾枯持續的發燒為目的的治療結束時,彭姆看見「類似濕掉的羊皮紙碎片的膜狀物,伴隨著輕微的疼痛剝落,每天隨著尿液排出,接下來,右側輸尿管也開始有膜狀物剝落,同樣經由尿道,全部排出」。同樣地,「在另一個階段,腸道也發生了相同的情形,我們看見腸內膜剝落並由肛門排出。隨後,食道、主氣管及舌頭,也陸續有剝落的情況;這名女性病患以嘔吐或咳出的方式,將不同部位的剝落物排出體外。」[1]

不到一百年後,有位醫師對於腦部及其覆膜的組織病變,做出了以下觀察:這涉及在「慢性腦膜炎」患者腦部可經常發現的「偽膜」(fausses membranes):「這些偽膜的外側表面貼在硬腦膜的蛛網膜層上,有時鬆鬆的貼附著,很容易就能將它們分開,有時則黏得很牢很緊,在此情況下,要剝開它們就變得極度困難。它們的內側則僅僅與蛛網膜毗鄰,完全沒有任何連結……這些偽膜經常是透明的,尤其

是當它們極薄的時候；但一般而言，它們呈現淺白、淺灰或淡紅色，偶爾也出現淺黃、淺褐或略帶黑色。同一張膜上面，經常隨著不同部位而出現細微的顏色差異。這些偶然生成的膜的厚度有著極大差異；有時纖薄到可與一張蜘蛛網相比擬……偽膜的組織也呈現非常大的變異：薄的偽膜看起來像鬆垮的蛋白薄膜，並不具有特別的明確結構。有些經常在某一個表面上呈現血管向四面八方縱橫交錯並充血的痕跡。這些偽膜經常化為彼此交疊的層層薄片，層與層之間常見幾乎已褪色的凝結血塊。」[2]

彭姆的文本沿襲了神經系統病理學的古老迷思，並將它發揚光大；而拜勒對於全面性癱瘓（譯按：神經性梅毒的舊稱）所引發的腦傷的描述，則至今不失其效；前後兩者之間存在的差異既微小又全面。對我們而言，這差異是全面的，因為拜勒的一字一句，以其精確的質性描述，在一個具有恆定可見性的世界中引導我們的目光；而前

1. 彭姆（P. Pomme），《兩性蒸氣昏厥病專論》（*Traité des affections vaporeuses des deux sexes*），第四版，里昂，1769，卷一，頁60-65。

2. 拜勒（A.L.J. Bayle），《心理疾病新學說》（*Nouvelle doctrine des maladies mentales*），巴黎，1825，頁23-24。（譯按：昂湍-羅宏-爵些‧拜勒〔Antoine Laurent Jessé Bayle, 1799-1858〕，法國醫師、精神科醫師，最早對神經性梅毒提出詳盡觀察描述。）

述文本卻對我們說著一種缺乏感知載體、充滿幻象的言語。然而，究竟是何種根本經驗，能夠在我們的確信之下——即孕生、正當化我們所確信為真的事物的所在——豎立如此顯著的分野？誰能擔保十八世紀的醫師其實沒有真正看見他們所看見的事物，而僅僅數十年光陰便足以使幻象般的圖像消散，把空出的空間讓位給映入眼簾的事物直白的輪廓？

在此過程中，並未出現關於醫療知識的「精神分析」，想像力的投注亦未發生或多或少自發性的斷裂；「實證」醫學並不是一種最終傾向依據客觀性本身做出「客體」選擇的醫學。讓醫師與病患、生理學家與實務工作者之間得以彼此溝通的幻象空間（緊繃而扭曲的神經、灼熱的乾燥、硬化或焦炙的器官、涼爽氣候和水浴蘊含的有益元素能使身體重獲新生）所具有的龐大威力，並未全然消失。它們毋寧是被移置到「主觀症狀」的區域，宛如被封鎖在病患的殊異性當中，對醫師來說，這個區域所界定的不再是知識的世界，而是尚待認識的客體的世界。知識與疾苦之間的幻想連結完全不曾斷裂，只是藉由一條比單純的想像滲透性更為複雜的路徑相連。

疾病帶著張力、炙熱在身體裡出現，臟腑瘖啞的世界，身體漆黑的全部內面為盲目長夢所覆蓋；這些描述的客觀性被醫師的還原論述所質疑，卻又在實證的觀看下被確立為種種知的對象。疼痛的圖像並沒有為了建立一種中性的知識而被驅散。它們被重新配置在身體與視線交會的空間中。真正改變的，是支撐著言語的無聲組態，是說者與

所說之間的情境與姿態的關係。

　　至於言語本身，從何時起、從什麼樣的語意或語法變化，我們可以指認出它已經演變成理性論述？意即，在把內膜描繪成「濕掉的羊皮紙」，和另一種——未減其質化和隱喻性質——在腦部覆膜上看見鋪展著類似蛋白薄膜的描述之間，究竟被劃下了什麼樣的具決定性的區隔線？就科學論述來說，拜勒所說的「淺白」或「淡紅」膜層，相較於十八世紀醫師所描述的硬化薄片，是否具有不同價值？它的可靠度和客觀性是否更為縝密？培養一種更為審慎的目光，採用更緩慢、更貼近事物的口述瀏覽歷程，以更為細緻，以致有時含混不清的形容詞作為描述準則，這些豈非只是蓋倫[iv]醫學以降，在面對疾病事物與形式的灰色地帶時，便慣於展開質性描述對照表的醫學言語風格的擴增而已？

　　為了掌握論述在何時發生變異，無疑地，必須探查主題內容或邏輯模態之外的某種事物，去探詢「物」與「詞」尚未分離的區域，也就是在言語將生未生之際，當看的方式與說的方式仍然彼此相屬的所在。必須去質問可見與不可見的原初配置，因為它跟要被陳述的和需保持沉默的對象之間的劃分有關：如此，醫學言語與它的對象的銜接將顯現為獨特而唯一的圖像。然而，對於不去探問回溯性問題的人來說，並不存在這樣的優先性；只有被感知事物可被談論的結構，值得在不具特殊意圖的情況下被看見，此結構即言語在其**空隙**中取得體積和度量的**滿實**空間。必須移向、並徹底地堅守在將病理現象根本地空

間化和言說化的基準上，醫師那指向事物有害核心的多話的觀看，即在此誕生、沉思。

現代醫學自行把它的誕生日定在十八世紀末。當它開始對自己進行反思，便在所有理論之外，在對於被感知事物的有效節制的回歸當中，指認出自身實證性的根源。事實上，這個被假定為經驗主義的現代醫學，並非建立在重新發現可見事物的絕對價值，或徹底放棄舊系統及其虛幻物之上，而是奠基於亙古以來停駐在人們苦痛之上的目光，開啟了這既外顯又隱晦的空間，並將它重新組織。然而，這醫學知覺的煥然一新，那在初期臨床醫師的注視下顏色與事物的熠熠生輝，並非無稽之談；十九世紀初的醫師們描繪了數世紀以來停留在可見與可述說閾限之下的事物；但這並不意味著他們在漫長的思辨之後終於重新開始感知，或開始聆聽理性之聲而輕乎想像；而是對於所有具體知識皆屬必要的可見與不可見範疇之間的關係，發生了結構上的改變，並且使得原本位在觀看及言語領域之下和之上的事物，開始被看見、被言說。在詞與物之間形成了新的連結，使看和說能夠發生；它有時確實以相當「純真」的論述出現，以至於看起來處於更古老的理性階段，彷彿回歸到一種終將如晨曦般明澈的觀看。

1764年，梅克爾^v 想研究某些疾病（如中風、躁症、癆病）對腦部造成的變異；他所使用的合乎理性原則的方法，是把腦部切成體積相等的小塊，秤它們的重量，以比較不同疾病病患腦部的哪些部分乾涸，哪些部份有積液。現代醫學幾乎完全沒有保留這些研究得出的知

識。腦部病理學一直要到畢夏[vi]，尤其是黑卡密耶[vii]和拉勒孟[viii]開始使用那著名的「尾部寬而薄的鐵鎚」，才開創了它的「實證」形式。「頭顱內既充滿物質，只要慢慢敲，不會造成可能導致障礙的震盪。最好從頭的後方開始，因為當只剩下枕骨還沒有敲破時，它經常會滑動，敲的時候容易失準……如果是非常年幼的兒童，骨頭因為太柔軟而敲不破，太薄而無法使用鋸子，這時就必須用大剪刀剪開」[3]。於是，果實被打開：在精心敲碎的殼下，有東西出現了，柔軟而灰白的物質，包覆在布滿血管的黏滯皮膚裡，這脆弱可憐的腦漿中閃耀著終於被解放、終於暴露在陽光下的知識客體。破顱鎚藝匠般的伶俐手法取代了磅秤的科學精確度，然而，自畢夏以降，我們的科學在前者之中找到了自我定位：精準但無節制[ix]的動作為觀看打開了具體事物的全貌，輔以細密的分區網格做質性描繪，據此為我們奠立了比透過量化工具的中介所能得到的更科學的客觀性。醫學理性的各種形式深深進入知覺的美妙厚度當中，讓事物的紋理、顏色、斑點、硬度、黏著度，如真理的原初面貌般呈現。這個經驗的空間看似等同於專注目光注視著的領域，即經驗主義對於唯一作為證據的可見內容保持警戒的

3. 　　拉勒孟（F. Lallemand），《腦部解剖病理學研究》（*Recherches anatomo-pathologiques sur l'encéphale*），巴黎，1820，導論，頁VII註釋。

領域。眼睛成為透澈之知的看管者和根源；它擁有令真理被彰顯的力量，但它所接收的恰好是它能夠照見的真理；眼睛一睜開，便開啟了關於原初序幕的真實：即自古典透澈之知的世界起，標示著從「啟蒙時代」[x]進入十九世紀的轉折。

對笛卡爾與馬爾布朗些[xi]而言，看，即是感知（這樣的觀點可延伸到最具體的經驗中：如笛卡爾的解剖學實踐，或馬爾布朗些利用顯微鏡所做的觀察）；但問題是如何在不去除產生知覺的感官身體的情況下，使知覺變得透明，以讓心神發揮作用：在所有觀看開始前已經存在的光，是構成理想型的要素，那是無法指明的起源地，物在那裡全然符合其本質，那也是物據以藉身體幾何學重新與它接合的形式；當看的動作臻至完美時，它便被吸納、消失在不彎曲也無期限的光的形象之中。然而，到了十八世紀末葉，此時的看，則在於讓經驗保有它最大限度的身體不透明性；封閉於自身的物所擁有的堅實、晦澀、稠密等性質具有真理的力量，但這力量並非向光借取而來，而是來自目光的緩慢，它掃視事物，環繞其四周，然後逐漸穿透它們，但目光為它們帶來的，從來都僅限於它自身的透澈。弔詭的是，真理之所以寓居於事物晦暗核心的事實，卻與令事物由暗轉明的經驗主義式觀看所擁有的無上權柄有關。所有的光都移轉到眼睛微弱的火炬這邊來，眼睛現在環繞著物的體積，並且說出它們在這條道路上占據的位置和形狀。理性論述倚重的較不是光的幾何學，而是客體那堅定的、無法穿越的厚度：先於任何知識，客體晦暗的在場給出了經驗的根源、領

域和界線。觀看被動地被連結到這個客體在場的原初被動性，它要求觀看獻身於全面掃視、掌握客體的無止盡任務。

　　需要仰賴物的言語，且無疑地唯有倚靠它，才能允許一種關於個人的、不侷限於歷史或美學範疇的知識出現。當經驗接受自身的限制，並將它的任務朝向無限延伸之後，對個人下定義乃是無止盡的勞動這件事，便不再對經驗構成障礙。奇特的質地、難以察覺的顏色、獨特而多變的形式，一旦取得客體的地位之後，便獲得了重量和堅實度。再也沒有光可以瓦解它們擁有的理想真相；但是觀看的運用，將逐一喚醒這些真相，並以客觀性為背景展現它們的價值。觀看不再是化約的，反而是奠立個人不可化約的質性的基礎。根據這一點，便可圍繞著觀看，組織一種理性的言語。論述的**客體**亦可以是**主體**，而絲毫不因此減損客觀性的形象。比起摒棄舊有理論和系統，其實是形式上與深層的重新組織，才真正打開了臨床經驗的可能性；它解除了亞里斯多德學說中的古老禁忌：人們終於可以對個人進行具有科學結構的論述。

　　科學終於通達至個人領域，而我們當代人在其中看見一種「獨特的對話」（colloque singulier）被創立，以及一種與人類惻隱之心同樣古老的舊醫學人文主義最精煉的表達。無頭的理解現象學[xii]將它們概念沙漠的沙粒混入了這不太牢靠的概念之中；像是「相遇」及「醫病對偶」這種略帶情色意味的詞彙，因為太想要把婚姻幻夢的蒼白力量過渡到太多的思想空白當中而逐漸疲乏。臨床經驗──這在西方歷史

上具體的個人首度向理性言語開放的序幕，這發生在人與自身、言語和物的關係中的重大事件——很快地就被當作一種無概念的，在目光與臉孔、匆匆的一瞥與緘默的身體之間單純的對峙，像是在所有論述展開前，擺脫言語束縛的事先接觸，藉此，兩個活生生的個人被「籠囚」在共同、但不具相互性的情境中。面對最後一波震盪，號稱「自由業」的醫學為了支持自由市場，也開始援引被理解為人與人之間所訂定的個別契約和默許協定的臨床所擁有的古老權利。藉由添加適當份量的理性思考——不多也不少——，這充滿耐心的觀看，甚至被賦予了能夠匯入所有科學觀察的一般形式的力量：「為了能夠提供完全符應每個病人的疾病與個人狀態的治療方式，我們嘗試對他的病情有客觀且完整的了解，我們把所有能蒐集到的關於他的資料，都統整到一個專屬於他個人的檔案中（關於病人的「觀察紀錄」）。我們用觀察星象，或在實驗室觀察實驗過程的同一種方法來「觀察」他。」[4]

　　但奇蹟的出現並非如此輕易：那過去曾經、如今仍日復一日讓病「床」成為科學探究與論述場域的轉變，並不是某種古老的慣行實踐，及歷史更為悠久的思考邏輯或某種知識邏輯，與「觸」、「瞥」、「聞」所合成的怪異感官化合物彼此混融之後，突然引爆的東西。醫學之所以能以臨床科學的面貌出現，是因為它的歷史發展提供了可能性，使界定其經驗場域與理性結構的各種條件得以成熟。這些條件構成了臨床科學如今可能被彰顯的具體前提，或許是因為疾病的新經驗正在誕生，提供了對於在時間浪潮上被向前推的舊經驗進行

歷史性和批判性理解的可能。

但是，為了奠定關於臨床誕生的論述，在此有必要迂迴地行進。我樂於承認這是個奇特的論述，因為它並不基於臨床醫師當前的意識，甚至不基於他們昔日曾經提出的說法的重複。

我們極可能隸屬於一個批判的時代，然而這個時代因著基礎哲學的缺乏，時時刻刻提醒著我們批判的統治與宿命：一個智慧的時代，一個讓我們無可救藥地與原初言語保持距離的時代。對康德而言，批判的可能性及必要性，乃藉由特定的科學內容，與知識存在的事實相連。在今天，批判的可能性與必要性則與言語存在的事實相連——歷史語言學者尼采可為證——，並且，在人們說出的無數話語當中——不論這些話語是理性或瘋狂，是推演或詩意——一個幻化成形的意義，自高處俯瞰我們，引領著我們在盲目中前行，但它在晦暗中等待著我們意識的覺醒，以顯現自身，並開始訴說。歷史規定著我們注定要為歷史獻身，以耐心建構關於論述的論述，並執行聆聽已被說出事物的任務。

4.　蘇尼亞（J.-Ch. Sournia），《診斷之邏輯與倫理》（*Logique et morale du diagnostic*），巴黎，1962，頁19。

然而，我們是否注定除了評論以外，再也不懂話語的其他用途？事實上，評論質問著論述所說、所欲表達的內容；它嘗試讓話語的雙重基底浮現，在那裡話語與自身合而為一，而人們預設這個單一的身份比較接近話語的真相；此處涉及的重點在於，當陳述已被說出的話語時，其實是在重述從未被說出的話語。在這個試圖將一種限縮、老舊且對自身沉默的論述，轉變成另一種較為多話的、更為古老又更為當代的論述的評論活動中，隱藏著一種對於言語的奇特態度：評論的定義本身即承認了所指（signifié）溢出能指（signifiant）的範圍，必然會出現思想尚未成形、被言語遺留在暗影中的殘餘，這殘留即為自祕密中被驅逐而出的精髓本身；然而，評論亦預設著未被說出者在話語中沉睡，藉由能指所特有的豐沛性質，我們可詰問它，令它說出原先未被明確表達的內容。透過打開評論的可能性，這雙重的過剩，使我們注定擔負一個永無止盡的任務：永遠都存留著等待被說出的所指；至於能指，則永遠被呈現以豐沛樣貌，不顧我們意願地詰問著我們，它究竟「想說」什麼。如此，能指與所指皆獲得了實質的自主性，確保了它們各自都能取得潛在意涵的寶藏；基本上，它們可以獨立於對方而存在，並開始各說各話：評論就寓居於這個預設的空間中。但與此同時，評論又在二者之間創造了複雜的關聯，猶如一整條讓表達的詩意得以發揮的懸而未決的織線：能指並未被期待在「轉譯」所指時，必須將它展露無遺，或絲毫不讓所指在它取之不竭的保留區之中續存；所指的自我揭露，只在一個承擔著無法掌握自身所負載意涵的

能指的可見世界中發生。評論便奠基在話語即是「轉譯」行動的定理上，而且話語擁有既展現又隱藏的意象的危險特權，它能在論述反覆的開放系列中永無止盡地自我替換；簡言之，它奠基在言語的意義詮釋之上，這樣的詮釋相當明晰地帶著它歷史根源的印記：釋經學，它透過禁忌、象徵、感官意象，透過整部啟示錄，聆聽那永遠神祕、永遠超越自身的神之道（le Verbe de Dieu）。許多年來，我們對自身文化中的言語進行評論的起點，正是數世紀以來，我們徒勞地期待著上主的聖言（La Parole）所做出的決定。

談論他人思想，嘗試說出他們曾經說過的論點，傳統的做法是去分析所指。但在他處、被他人說出的內容，難道必須只能根據能指與所指的運作模式來闡述嗎？是否可能不預設說出的話會留下任何剩餘、任何溢出，而單憑使論述在歷史上出現的事實，做出一種能避開評論宿命的論述分析？這意謂著要闡述論述的相關事實，並非把這些事實當成蘊生多重意涵的自主核心，而是將其視為事件及功能性節段，它們與鄰近者相連、逐步匯聚成體系。如此，陳述內容的意義，便不再由它可能涵納的、既彰顯又保存意義的意圖寶藏來界定，而是使這個陳述與其他同時代的，或在線性時間序列上相對立的、真實的與可能的陳述銜接起來的差異。如此，便能顯現關於論述的系統化歷史。

直到目前，處理觀念史的方法只有兩種。一種是美學式的類比法——在這樣的類比法中，我們會追蹤觀念隨時間散播的路線（創

生、系譜、親緣、影響）或關注特定歷史區段的全貌（某個時代的精神、世界觀、基礎範疇、社會文化模式的組織方式）。另一種是心理學式的、針對觀念內容的負否定法（某個世紀並非真正如它所宣稱、並如我們所相信的那樣服膺理性主義或非理性主義），藉著這樣的方法創建、發展出一種類似思想的「精神分析」，然而其終點完全是可逆反的——因為核心的核心即為它的反面。

在此，我們想嘗試分析一種論述類型，即十九世紀之前的醫學經驗論述，在那個許多重大醫學發現尚未出土的時代，相較於它的素材，這個論述更深刻地改變了醫學經驗被系統化的形式。臨床（la clinique），成為嶄新的勾勒事物樣貌的方式，同時也是將事物與我們慣於指認為「實證科學」的言語發生銜接的原則。對於想要為臨床羅列主題清單的人來說，這個概念看起來無疑充滿了相當模糊的涵義；人們或許在當中辨識出一些枯燥乏味的圖像，像是疾病對病患造成的獨特效應，個人體質的多樣性，病理演變的機率，保持警戒地覺察任何細微可見型態的必要性，醫療知識所具有的實徵、累積性及無限開放的形式：這許許多多早已陳腐老舊的概念，無庸置疑，乃沿襲自古希臘時期即已成形的醫學基本工具。在這個老舊的彈藥庫當中，沒有任何東西能清楚敘明在十八世紀的轉折處究竟發生了什麼事；倘若我們必須相信倉促的表象，當時臨床這個古老主題再度登場，並且在醫學知識的內部「製造」了一種根本變異。但是，就整體布局觀之，對於醫師的經驗而言，臨床以一種重組可感知與可訴說事物的新形象現

身：即身體空間中隱密元素的新配置（例如，分離出器官**組織**在二維空間上的功能範圍平面，這樣的做法與正在運作中的器官團塊產生對立，並且構成了「內在表面」的矛盾），構成病理現象的不同元素的重新組織（一種徵兆文法學取代了症狀植物學），病態事件線性序列的界定（相對於疾病品種分類的樹狀圖），疾病與做為生物有機體的人體的接合（曾經把症狀組合成單一邏輯圖像的總病態實體消失了，取而代之的是局部地位的重要性，它將疾病存有及其因果效應定位在三維空間中）。臨床的出現，作為歷史事實，必須被指認為這些重新組織在其中運作的系統。一個微不足道、卻具決定性的改變，標示出這個新的結構（縱使當然未能窮盡它的意義）：原本「您怎麼了？」的提問，在十八世紀開創了醫師與病患之間具有專屬文法與風格的對話，現在則被另一個提問「您哪裡不舒服？」所取代，在後面這個提問裡，我們辨認出臨床如何運作，以及它整個論述建立在何種原則之上。自此開始，所有能指與所指的關係重新分配，而這一點，發生在醫療經驗的所有層次上：在作為能指的症狀和作為所指的疾病之間，在描述與被描述者之間，在事件的發生與它對預後的判斷之間，在病變與它所標示的病痛之間等等。臨床不斷強調其經驗主義、注意力的節制、任事物在觀看中靜默現身而不以任何論述干擾的照護等，以爭取其正當性，但之所以能獲得真正的重要性，實際上是來自一種深入醫療體制根基的重新組織，不僅包括醫療知識，更涉及對於疾病生產論述的可能性本身。臨床論述的**克制**（即醫師們所宣揚的拒絕理論、

拋棄體系、非哲學等立場）反映出使發話成為可能的非語言條件：亦即既劃分又接合「用看的事物」與「用說的事物」兩個範疇的共同結構。

因此，在此所進行的研究，隱含了一個刻意同時涵蓋歷史性與批判性的計畫，正因為它不具任何既定意圖，而是為了要確立令現代人所認識的醫療經驗成為可能的條件。

且讓我一次徹底說明白，本書的撰寫不是為了宣揚某種醫學而對抗另一種，亦不是為了反對醫學而推崇醫學的消失。一如我的其他論著，這本書是一個嘗試在論述厚度中釐清其歷史條件的研究。

關於人們所說出的事物，最重要的部分其實並不是人們在言下或言外真正想要傳達的想法，而是在一開始就已將言說之物系統化，令它們在接下來的時間裡，可無止盡地供新論述探討，並向負責轉變它們的任務永保開放的東西。

i.　此處言「言語」（langage）在法文中須與「語言」（langue）須做出區分，
　　後者指的是不同族群文化群體共同使用的語言；而前者則為某種說話、論述
　　的方式和類型，也意指特定專業使用的一整套語彙體系，可隨脈絡譯為言
　　語、說法、用語、措辭等。在中文語境裡並未對二者做出區分，由於傅柯在
　　本書中使用langage此一詞彙時，泛指語言被使用的方式、意義生產過程及作
　　用，為求易於區辨，原則上譯為「言語」，只有在冠上特定範疇或領域時，
　　始採中文語境慣用法，如醫療語言（langage médical）。

ii.　Regard這個法文字隨著不同脈絡可以譯成觀看、注視、視線、目光、眼光、
　　眼神、看法等，跟英文的regard, view, observe, look等字彙的意涵部分重疊，
　　反而跟常見英譯gaze或隨英譯而來的中譯「凝視」所指涉的意涵距離較遠。
　　後者指得是深切、長久、意味深長的注視，這跟傅柯在本書中欲強調的表象
　　的、浮面的、預設框架的醫學觀看或注視並不符應。此外，舊中譯本「目
　　視」的譯法，並不存在一般中文語境的慣用法中，而譯者認為傅柯在此並沒
　　有使regard離開法語日常語境、轉作特殊用法的意圖。因此本中譯版選擇較
　　為中性、且具日常性的譯法。因應不同脈絡，描述看的動作時主要譯為「觀
　　看」；描述觀看方式（尤其是培育醫學專業觀看方式）時譯為「目光」或
　　「眼光」；描述觀看的想像路徑時，則譯成「視線」或「注視」。

iii.　皮耶・彭姆（Pierre Pomme, 1735-1812），法國醫學教授，被視為精神醫
　　學先驅。他繼承了婦產科醫師裘瑟夫・侯郎（Joseph Raulin, 1708-1748）的
　　「蒸氣病假說」，認為一般被稱為「歇斯底里症」的女性特有疾病乃源自子

宮問題的假設是錯誤的，而是與體液失調有關。但不同於侯郎，他不認為此病僅見於女性。後來，彭姆進一步認為歇斯底里症、精神衰弱症和憂鬱症的病因乃源自神經的脫水、萎縮和硬化。

iv. 蓋倫（Aelius Galenus or Claudius Galenus, 129-200[216]）希臘醫學家、外科醫師、哲學家，繼承希波克拉底的體液學說，他發展出的解剖學、生理學、藥劑學、神經學理論，一直到十六世紀仍然影響著西方醫學的觀點。

v. 約翰·弗烈德利西·梅克爾（Johann Friedrich Meckel, 1724-1774），德國解剖學家、藥草學家和產科醫師。這裡指的是老梅克爾，非與他同名、但更為著名的孫子，後者通稱為小梅克爾（1781-1833），亦為解剖學家，且為研究發展缺陷的畸形學的創始人之一。

vi. 馬立－丰思瓦－匝維耶·畢夏（Marie-François-Xavier Bichat, 1771-1802），法國解剖學暨病理學家，被譽為現代組織學之父。

vii. 裘瑟夫·黑卡密耶（Joseph Récamier, 1774-1852），法國外科醫師，巴黎主公醫院主任，法蘭西學院教授，婦產科及現代外科醫學創立者，發明多種陰道內視鏡、手術刮刀，並且命名了癌症轉移的專有名詞。

viii. 克羅德－丰思瓦·拉勒孟（Claude-François Lallemand, 1790-1854），法國外科醫師，醫學教授，腦部醫學研究先驅。

ix. Mesure在法文中同時有測量、措施或節制之意，此處的「無節制」（sans mesure）可謂一語雙關，同時指缺乏或不使用測量。

x. 法文的「啟蒙時代」（Lumières）直譯即為複數的光明、光線。

xi. 尼可拉·馬爾布朗些（Nicolas Malebranche, 1638-1715），法國神父，天主教神學家，笛卡爾學派形上學家，偶因論者。

xii. 此處傅柯應是拐彎抹角地批評圍繞著喬治·巴岱伊（Georges Bataille, 1897-1962）的法國哲學家、社會學家、藝術家、文學評論者、劇作家等騷人墨

客，在1936-1939年間創立的名為「無頭」（l'Acéphale）的跨界人文雜誌和祕傳社團。這個短命的迷你學圈以批判歐洲正如火如荼興起的法西斯主義為職志，認為人類生命經驗過度被大腦的理性運作所操縱，以至於淪為理性的奴役，故而應擺脫依賴大腦思考的習性，回歸大自然原始生命的節奏，藉由開拓新的感官、情慾經驗，甚至包括犧牲生命，來超脫理性對生命的束縛。此社團曾仿效二十世紀初民族誌（尤其是社會人類學家Marcel Mauss的著作）中所描述的成年禮儀式在森林中祕密聚會，後來連巴岱伊自己都笑稱這是一次十足喜劇的嘗試。

第一章

空間與分類

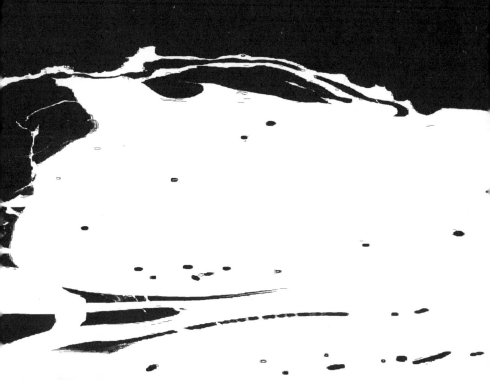

對於我們這些已經過度老練的眼睛來說，人體自然而然地構成疾病起源和分布的空間：人體解剖圖按照一種我們現在熟悉的身體地理學，設定了這個空間中的線條、體積、面積和路徑。然而，對醫學來說，這堅實可見的身體秩序，不過是空間化疾病的諸多方式之一。無疑地，這既非首要的，亦非最根本的方式。過去曾經出現，未來也將繼續出現其他配置疾苦的方法。

尚待何時，我們才有能力界定過敏反應在身體的祕密體積裡所遵循的結構？就連病毒在一段組織薄膜間的擴散，可曾有人為它做出專屬的幾何學？這些現象是否能在歐幾里德幾何學式的解剖學中，找到它們的空間化定律？畢竟，我們只需回想古老的交感理論（théorie des sympathies）[i] 所使用的是對應性、鄰近性、相似性這類語詞；但從解剖學出發所知覺到的空間，並未提供可與之呼應的詞彙。在病理學領域中出現的每一個偉大思想，都為疾病規範了一種組態，其中的空間要件不見得與古典幾何學的空間要件相同。

疾病的病「體」與病人身體的完全重合，無疑只是一項歷史上過渡性的既定事實。它們彼此相會的理所當然，僅僅對我們而言是如此，或者應該說，我們才剛剛開始脫離這個理所當然的想法。實際上，在醫學的經驗中，疾病的**組態**空間（espace de *configuration*）與病痛在身體內**定位**空間（espace de *localisation*）的重疊，僅維持了相當短的時間：這個時期恰好發生在把病理解剖學置於優位的十九世紀醫學中。這是一個觀看（regard）躍居霸權的時期，因為在同一個知覺場域

中，經驗會沿著相同的連續性或裂縫，立刻讀取到可見的器質損傷和病理形式的整體一致性；病痛完全與身體接合，它的邏輯分布也從一開始就以解剖學團塊為單位。如此一來，這「一瞥」（coup d'œil）只需發揮全權掌控的力量，便能在真相所在之處發覺它。

然而，這個自詡亙古以來、渾然天成的權力是怎麼形成的？發病的部位如何能夠全權決定各種疾病要素應組成何種圖像？弔詭的是，雖說分類醫學這個醫學思想形式在時序上略早於臨床解剖學方法，並且促成了後者在歷史上出現的可能性，疾病的組態空間卻在分類醫學中享有最大的自由，也最獨立於疾病的定位空間。

吉禮貝爾[ii]曾說：「千萬不要在不確定疾病種類的情況下進行治療。」[1]

從索瓦濟[iii]（1761）的疾病學（Nosologie）[iv]到皮內爾[v]（1798）的疾病分類學（Nosographie）[vi]，分類規則支配了醫學理論，甚至決定了臨床實務。分類規則展現為病態形式的內存邏輯、辨識原理，以及定義病態形式的語意規則：「所以，不要聽從那些充滿羨嫉，而讓享有盛名的索瓦濟的著作蒙受鄙視陰影的人們……請謹記，他可能是

1.　吉禮貝爾（J. E. Gilibert）著，《醫藥的無政府狀態》（*L'Anarchie médicinale*），紐沙提勒，1772，卷一，頁198。

世上所有醫師當中，唯一曾用牢不可破的健全邏輯規則逐一檢視我們所有教條的人。請看他如何審慎地定義用詞，並劃分每個疾病的特性。」疾病在身體的厚度內被掌握以前，已經被安置在科、屬、種的階序化組織當中。表面上看來，這不過涉及一個有助於學習與記憶繁多疾病的分類「圖」。但是，比這個空間「隱喻」意涵更深，且允許這個隱喻成立的，是分類醫學預設了一種特定的疾病「組態」：此組態從不以自身為構成目的，但我們可在事後界定它的根本要件。如同系譜樹狀圖，疾病分類圖隱含了一種關於疾病的圖像，在它具備的比較功能和所有想像主題之下，預設了一個可形成親緣關係的空間，它既非一連串的因果連鎖效應、非事件的時間序列，亦非它在人體內的可見路線。

這樣的組織方式使疾病在有機體內的定位成為次要問題，而界定了一套令涵括、從屬、區分、相似等性質得以發揮作用的基礎體系。這個空間包括了一條如樹叢般布滿各種病發後果的「縱軸」——例如，「冷熱交替」的發燒可能以單次或多次循環的方式出現；在多次循環的情況裡，可能無中斷地連續發生，亦可能間歇發生；間歇期可能不超過十二小時，可能長達一天或兩個整天，亦可能無明確規律[2]。這個空間也包括一條轉載了各種同類症狀的「橫軸」——比方，在痙攣症狀的兩大分支上，我們可以看到完美對稱的描述：「局部性僵直痙攣」、「全身性僵直痙攣」、「局部性陣發痙攣」和「全身性陣發痙攣」[3]；又如，在積液相關疾病的類目中，我們看到黏膜炎之於咽喉

的病徵描述，恰如痢疾之於腸道[4]。這深沉的空間，先於所有知覺，並從遠處搖控知覺；正是從這個空間，從它交錯的線條、配置或階序化的團塊開始，在觀看中浮現的疾病，將它的專屬特質嵌進活生生的有機體當中。

此種疾病的初級組態原理為何？

1. 根據十八世紀醫生們的看法，這種組態是在一種對立於「哲學」知識的「歷史」經驗中產生。在此，藉著四種現象——發燒、呼吸困難、咳嗽和胸脅痛——標識出胸膜炎的知識，即為歷史知識。而探問病源、病理、病因的認識方式則屬於哲學知識，如受寒、積液、胸膜發炎等。歷史知識和哲學知識的差異並不在於因果的區分，因為克倫[vii]的分類體系乃建立在指認近因之上；二者的差異亦不在

2. 索瓦濟（F. Boissier de Sauvages），《疾病學方法》（*Nosologie méthodique*），里昂，1772，卷二。

3. 如前引，卷三。

4. 克倫，《實務醫學理論》（*Institutions de médecine pratique*），法譯本，巴黎，1785，卷二，頁39-60。（譯按：在此institutions 指的是醫學理論，而非建制或機構。）

於原理與後果的差別，因為席登漢（Sydenham）認為可透過探究「大自然如何製造並維持不同疾病形式」[5]來進行歷史研究；它甚至不完全是可見與隱匿的對立，或病因推測的差別，因為有時醫生必須追捕一段隱退的，或逃過最初檢查的「病史」，比如某些肺結核病患的癆熱如「水底暗礁」[6]般不易察覺。歷史知識匯集了所有實然或應然、遲或早、直接或間接可被觀看的東西。一個被觀察到的病因，一個逐漸被發現的症狀，一個自初始便顯而易見的原理，皆不屬於哲學知識的範疇，而是一種「非常簡單」、「應先於所有其他類型」的知識，且這種知識確立了醫學經驗的原初形式。這涉及到界定出某種基準面，把各種觀點拉到同一水平，使所有的差距一致化：因和果獲得同等地位，既往病史與後續病情發展相互重合。在這同質空間裡，接續的事件之間失去連結，時間被扁平化：比方，局部發炎僅僅是「歷史性」元素（紅、腫、熱、痛）的理想化並置，而無需考慮它們彼此決定的網絡關係或時間交錯的問題。

基本上，疾病的感知發生在一個無深度的投射和無

歷程的偶合的空間中。只有一個鏡頭，一個瞬間。
真理自我彰顯的原初形式，是凹凸起伏的立體感既
自我顯現又自我消除的表面——即畫像：「疾病
史的書寫者必須……仔細觀察疾病清楚又自然的現
象，縱使在他看來這些現象沒有太大意義。為此，
他應該模仿為人畫像的畫家，細心地察覺所畫人物
臉孔上所有自然而細微的特徵。」[7]分類醫學自我賦
予的原初結構，是永恆瞬時的扁平空間：表和圖。

2. 這是一個以類同做為基本要素的空間。眾多圖像
很像它們所指認的疾病，也彼此相像。分隔不同疾
病的**距離**，恰是以它們**相似程度**的**變差**來度量，甚

5.　席登漢（Th. Sydenham），《臨床實務醫學》（*Médecine pratique*）
　　法譯本，巴黎，1784，頁 390。（譯按：托馬斯・席登漢〔Thomas
　　Sydenham, 1624-1689〕，十七世紀英國醫生，1676年出版的《醫學觀察》
　　〔*Observations of Medicine*〕，成為英國沿用兩個世紀的第一部醫學教科書，
　　人稱英國希波克拉底。）

6.　如前引。

7.　索瓦濟引述席登漢，如前引，卷一，頁88。

至不需借助系譜學上時間邏輯的差距。意志動作的消失、內部或外部感覺敏銳度的降低，這是在中風、昏厥、癱瘓等特殊病理形式中會出現的一般性描述。在這個總類屬底下，再區分出許多細部差異。中風會造成所有感官和意志運動機能的喪失，但是呼吸和心臟活動得以倖免；癱瘓，則只損及特定範圍內的局部感覺和運動機能；昏厥一般來說跟中風類似，但它會使呼吸中斷[8]。讓我們能夠看見癱瘓是一個症狀、昏厥是一段發病過程、中風是一種器質及功能損傷的立體配置，在分類醫學的觀看下是不存在的，因為分類醫學只能察覺表面的分布，在那裡，鄰近性並非由可測得的距離來界定，而是形式上的類同。當這些相似性變得夠強時，它們便跨越了屬於同一類屬的閾限，而形成基本單位。在令運動機能突然停滯的中風，和隨時間惡化、逐漸侵損全部運動神經的慢性病之間，並沒有根本上的差異：在這瞬時空間中，原本按時間配置的疾病形式彼此聚集、疊合，使類屬蜷縮成同一。在一個扁平、同質、非度量的世界裡，相似性過剩之處便有基本疾病。

3. 相似性形式揭露了疾病的理性秩序。每當察覺到一個相似點，人們不僅設立了一個便利且具相對性的識別系統，更開始辨識疾病明確的排序。彷彿就此揭開疾病創造原理的面紗：大自然的普遍秩序。如同動、植物，疾病具有特定的基本組成規則：「至高存有在製造疾病或使致病的體液熟成時，祂所遵照的律法並不比規範動、植物雜交的律法來得不確實……倘若一個人仔細觀察間歇熱發病的順序、節奏、時刻，和發顫、發燒等現象，亦即它特有的全部症狀，就會有充分的理由相信這疾病是一個品種，就如他相信一種植物構成一個品種一樣，因為它總是以同樣的方式成長、綻放和凋萎。」[9] 對於醫學思維而言，這樣的植物學模型具有雙重重要性。首先，它使得形式相似原則翻轉為本質生產法則；並且，它讓醫生的知覺注意力可在不同部位

8. 克倫，《臨床實務醫學基礎》（*Eléments de médecine pratique*），法譯本，巴黎，1785，卷二，頁86。

9. 索瓦濟引述席登漢，如前引，卷一，頁124-125。

找出、歸類疾病，堂而皇之地通達那在疾病顯現之前，便從內部組織疾病世界的本體秩序。從另一個角度來看，疾病的秩序僅僅是生命世界的複本：相同的結構在各處支配著生命，有著同樣的分布形式，同樣的排序。生命的理性與威脅生命的理性是一樣的。它們的相對關係並不是自然和反自然的對立關係；而是在同樣的自然秩序中，相互嵌合、重疊。在疾病當中我們辨認出生命，因為正是生命的法則奠立了疾病被**認識**的基礎。

4. 在此涉及的疾病品種，既是自然的、也是理想型的。所謂自然，乃因疾病的基本真理已在自然界之中昭示；所謂理想型，是因為在經驗世界裡，疾病的發生總是伴隨著變異和混淆。

首要的干擾伴隨著病患出現，並且由病患自己所引發。疾病在物種秩序中占據的位置，確立並窮盡疾病學的純粹本質；病患卻在其上添加了體質、年齡、生活形態及各式各樣的事件，帶來諸多干擾，凡此種種相較於疾病的根本核心而言皆屬意外。為了了解疾病的真相，醫師必須將病患抽離開來：「描繪疾病的人，必須審慎地區分必然伴隨該疾病出現的、專屬的症狀，以及偶發的、預料之外的，例如隨著

病患體質和年齡而出現的症狀。」[10]弔詭的是，相較於病人所承受的疾苦，他自己不過是一個外在因素；醫學的解讀工作裡對他的重視不過是附帶的。當然，醫學必須認識「**我們身體的內在結構**」，但目的其實是為了擺脫身體，並使「疾病的症狀、發作和其他附隨狀態的性質和組合」[11]在醫師的觀看下現身。被視為違反自然狀態的，並不是相對於生命的病態，而是相對於疾病本身的病人。

不只病患會帶來干擾，醫師也會。倘若醫師的介入不恪遵疾病學設定的理想醫囑，這樣的介入就會是一種暴力：「對疾病的認識是醫師的指南針；治療的成功取決於對疾病的正確知識」；醫師觀看的對象，一開始並不是具象的身體，這可見的整體，這在他面前完整的正像存在——也就是病人——；而是間隔、腔隙、距離，亦即以負像顯現的「用以區辨不同疾病，分辨真或假、嫡傳或雜種、惡性或良性的徵兆」[12]。這張篩網遮蔽了真實的病人，也制止了所有治療上的輕

10. 席登漢，如前引。

11. 法蘭西斯・克里夫敦（Francis Clifton），《古代與現代醫學情況》（*État de la médecine ancienne et moderne*），法譯本，巴黎，1742，頁213。

12. 法蘭絲瓦・傅里耶（François Frier），《養生手冊》（*Guide pour la conservation de l'homme*），格諾伯勒，1789，頁113。

舉妄動。意圖引發爭論而過早施用的藥方,違背了疾病本質而令其混淆不清;藥方讓疾病無法展現其真實性質,它使疾病變得不規則,進而令其無法醫治。當疾病入侵時,醫生只能屏息等待,因為「發病的初始正是辨識疾病科、屬、種的好時機」;當症狀變明顯、病情加重時,僅需「減輕症狀威力及其疼痛」;在病情平穩期間,必須「亦步亦趨地跟隨大自然的路徑」,倘若它太弱就強化它,但「若它過度激烈地摧毀妨礙它的事物」[13],就要令它減緩。

在疾病的理性空間中,參與其中的醫生和病人並不擁有真正的權力;他們被當成各種難以避免的干擾而被容忍:醫學角色的弔詭尤其展現在消除醫生和病人的影響,並令他們之間保持最大的距離,以便使疾病的理想組態可以在這個空出的空間裡自由地具體成形,最後可完整地被收納在一個不變的瞬時圖像中,沒有厚度,沒有祕密,在其中疾病本質的秩序可被輕易指認。

分類思維賦予自己一個本質空間。疾病只在其中存在,因為這個空間將疾病組構為自然的一部分;但是,相對於這個空間,疾病總是顯得有點錯位,因為它勢必要透過一個病人的真實身體,才能袒露在預先受過訓練的醫生眼中。這宛如肖像畫的完美空間,既是根源,亦是最終的成果:意即,最初令一種理性、確定的醫學知識成為可能的空間,同時也是這項知識必須穿越使它逃過視線的種種而不斷邁進的終點。因此,醫學工作中很重要的一大部分,在於重返它自身的條件,然而在它走過的路徑上,它必須一一抹除自己的腳印,因為唯有

在消除它仰賴的病例和它自身介入的前提下，醫學才能達成目標。醫學注視的詭異性格就是這麼來的：它陷入了一個無止盡的漩渦：它望向疾病可見的部分，但又需要透過既呈現又隱藏這個可見物的病人；結果是，它必須先認出（reconnaître）才能認識（connaître）。再者，這觀看在前進的過程中卻往後退，因為它抵達疾病真相的唯一方式，是任由這個真相征服自己，同時隱匿自己，並允許病痛隨同它的現象、循著它的天性，自我了結。

在圖表上找得到的疾病，藉由身體展現。在那裡，疾病遇見了組態全然不同的空間：一個由體積和團塊構成的空間。身體的界線限定了病痛在生病的有機體內出現的可見形式：如病痛如何在體內分布、顯現、推進，以致令器官運行或功能的情況惡化，引起在解剖之下可見的損傷，在某個部位促使症狀發生或引起某種反應，進而使病情導向致命、或是緩和的結局。這意味著疾病本質連同它在圖表上的結構，必須藉由各種複雜及衍生的圖像，才能與有機體厚實的體積產生連結，並在其中**體現**（prendre corps）。

13.　　岡棟（Toussaint Guindant），《受現代醫學壓迫的大自然》（*La nature opprimée par la médecine moderne*）巴黎，1768，頁10-11。

疾病分類扁平而同質的空間，如何能在以體積和距離劃分而成的團塊地理系統中被看見？一個根據在疾病家系中所占位置（place）而被界定的病，是否能以它在有機體內的部位（siège）作為特徵？這個問題我們可以把它稱作病理現象的次級空間化（spatialisation secondaire）。

對於分類醫學來說，某個器官受到侵害從來不是定義一種疾病的絕對必要條件：因為疾病可以從一個部位移動到另一個部位，侵犯身體其他部位，但在性質上仍然屬於同一種病。身體空間和疾病空間，擁有彼此相對位置滑移的自由。同一種痙攣性疾病可以先在下腹部引發消化不良、內臟腫脹、經血或血液流動的阻滯，然後移到胸腔，引起呼吸困難、心悸、咽喉哽塞、陣咳，最後，抵達腦部，引發癲癇性抽搐、昏厥或昏迷。[14] 這些伴隨著各種症狀改變的滑移，可能隨著時間推進在同一個病人身上發生；我們也可以在檢查發病部位相異的同一系列病人時，發現這些滑移：比方淋巴體質的病人（les lymphatiques）尤其容易發生臟器痙攣，而血液體質的病人（les sanguins）則容易出現腦部痙攣。但無論如何，基本病理組態並未發生變異。器官是疾病堅實的載體；但它們從來不是構成疾病不可或缺的要件。決定病變和有機體之間關係的發病部位系統並不恆定，亦非必然。這些發病部位不具有預先界定的共同空間。

在這疾病自由遊走的身體空間裡，疾病會發生轉移和形變。位置的移動會部分改變疾病的樣態。流鼻血可能變成咳血或腦溢血；血

液的滲出是唯一必須續存的特定形式。這是為何病種醫學的理論發展史，一路上都跟交感學說（doctrine des sympathies）有著部分交集：為了維持體系的良好平衡，這兩種概念只能相互強化。有機體內的交感傳遞，有時需透過特定部位（如痙攣是透過橫膈膜，體液阻塞則經由胃）來銜接；有時，是藉由遍布全身的擴散系統來傳播（如神經系統傳布疼痛和抽搐，血管系統讓發炎擴散）；在其他情況裡，依靠的是單純的機能對應（如排泄的抑制現象，會從腸延伸到腎，再從腎到皮膚）；最後，亦可透過不同部位之間敏感度的調配（如鞘膜積液引起的腰椎疼痛）。然而，即使透過對應、散布或銜接而發生解剖學上的重新分布，疾病的基本結構並未改變；交感性確保了定位空間和組態空間之間的對應規則，界定了二者相對於彼此的自由度，以及此自由之中包含的限制。

　　與其說是限制，不如說是閾限更為恰當。因為在交感轉移及其授權的同質現象之外，不具親緣關係的疾病之間也可能建立某種因果關係。某種病理形式可能憑藉自身擁有的創造力，引發另一種在疾病分類表上相距甚遠的病理形式。身體是不同病種並置、接續、混合的場所。因而會產生併發症、混合形式、規律或至少是常見的症狀接續，

14.　　《百科全書》（*L'Encyclopédie*），〈痙攣〉（Spasme）條目。

例如躁症和癲癇的接續出現。哈斯拉姆很清楚那些出現「話語含糊，嘴巴歪斜，手臂和大腿喪失自主運動機能，記憶衰退」等症狀的譫妄病人，往往「對自己的姿勢毫無意識」[15]。症狀的交互關聯，它們極端形式的同時出現，這些都不足以構成一種疾病；口語興奮與運動神經麻痺在疾病類屬表上的遙遠距離，防止了時間序相近作為決定疾病單位主要因素的可能。因此，出現了顯示為短時間差距的因果關連概念：有時躁症先發作，有時是由運動神經徵兆開啟整個病程：「麻痺症狀是引發瘋狂的病因之一，其常見程度遠遠超過人們所想；此外，麻痺也是躁症的常見效應。」在此，沒有任何交感轉譯能超越隔在病種之間的距離；有機體內各種症狀的相互連結，不足以組構一種抵觸基本要素的單位。因此，存在一種疾病分類系統內部的因果論，它扮演的角色與交感論相反：交感論使疾病在穿越時空之後仍保留其基本形式，因果論則保障了讓疾病純粹本質發生混合的共時性和交織性。

在這樣的病理學中，時間扮演的角色有限。人們承認疾病可能延續，在病程當中也可能有不同階段輪番出現；自希波克拉底起，人們開始計算關鍵天數，認識到動脈跳動頻率的重要意義：「當脈搏每跳三十次左右起伏過大，則約四日之後將發生出血情形；當脈搏每跳十六次出現大波動，則三日後會發生出血……最後，當每隔四次、三次、二次，或持續地出現強烈跳動，則可預期出血將在二十四小時內發生。」[16]這種以固定數字呈現的時間長度，構成了疾病基本結構的一部分，例如慢性黏膜炎的疾病特性，即包括在一段固定時間後會發

展成肺癆熱。所以並不存在一種單憑時間長度本身的持續而引致新事件的演變進程；時間是作為常數被包含在疾病分類當中，而非作為有機變項。身體時間不僅不改變、更不決定疾病時間。

因此，使疾病的基本「病體」和病人的真實身體發生關係的，並非發病部位，亦非時間長度的效應，而是質性（la qualité）。1764年，梅克爾（Meckel）在普魯士皇家學院報告他眾多實驗項目之一時，解釋他如何觀察不同疾病對腦部造成的病變。當他做解剖時，他從腦部不同部位取出多個等體積的小正立方體（每側6法分[viii]）：他會比較這些檢體，也把它們與取自其他屍體的檢體進行比較。執行這種比較的確切工具，是秤子；在肺癆這類屬於耗竭性疾病的情況裡，大腦的重量會比像中風這類屬於梗塞的疾病來得輕（前者1打蘭[ix]重量為3又4分之3克，後者為6或7克）；而自然死亡的正常受試者的大腦，1打蘭的平均重量為5克。此重量將隨腦部不同部位而改變：死於肺癆病者的

15. 約翰·哈斯拉姆（John Haslam），《瘋狂與抑鬱觀察》（*Observations on Madness and Melancholy*），倫敦，1798，頁259。

16. 法蘭西斯科·索拉諾·德·路奎（Francisco Solano de Luques），《發病預測新特殊觀察》（*Observations nouvelles et extraordinaires sur la prédiction des crises*），由James Nihell增補，法譯版，Louis-Anne Lavirotte譯，巴黎，1748，頁2。

小腦尤其輕盈，因中風而死亡者的中腦部分較重。[17]這意謂著在疾病和有機體之間，依循著區域原則，在特定部位榫接；但這只會發生在疾病會散布或轉移它特質的情況裡：比方說，躁症患者的大腦是輕盈的、乾燥的、易碎的，因為躁症是一種激烈的、熱的、具爆炸性的疾病。肺結核患者的大腦則是枯竭的、萎靡的、遲鈍的、失血的，因為肺結核屬於出血性疾病。所有標示疾病的特質，便置留在作為症狀載體的某個器官中。意即疾病和身體之間僅藉著不具空間性的質性元素而相通。

在此情況下，我們了解到醫學悖離了索瓦濟稱之為數學的某種特定認識形式：「知道量值，並且曉得怎麼測量它們，比方說測得脈搏的力道和速度，發熱程度，疼痛強度，咳嗽或其他症狀的激烈程度。」[18]當梅克爾測量時，不是為了獲得一種具有數學形式的知識；對他而言，是為了測度某個特定疾病屬性的強度。沒有任何就其物理和數學特性可被測得的身體力學，能夠說明一種病理現象；痙攣可能由神經系統的脫水或萎縮引起——這的確屬於力學的範疇，但這是屬於許多質性接續出現、動作接連發生、一連串混亂狀態被啟動的那一種力學，而不是各個環節可被數量化的那一種。它可能涉及一種無關機械力學的機制。「醫師應專注於了解藥物與疾病的作用所發揮的影響力；他們應該仔細觀察、研究藥物與疾病的法則，而不需費力尋找生理原因。」[19]

因此，能夠在患者身上察覺疾病，預設了一種觀看質性的眼光

（regard）：為了捕捉疾病，必須能夠看見哪裡出現乾燥、酷熱、興奮，哪裡出現潮濕、梗塞、虛弱。如果我們無法指認肺部乾性發炎和積液滲出的差別，如何能在同樣的發燒、咳嗽、疲憊等症狀底下區分出胸膜炎和肺結核？若不根據質性差異，該如何分辨這是癲癇患者因大腦發炎而引起的痙攣，還是慮病症患者內臟梗塞而導致的痙攣？對於質性的靈敏覺察力，能區辨不同病例之間所具有的差異的覺察力，對於不同變異類別的細緻覺察力，需要動用一整套從繽紛多變的經驗中累積的、關於病理事實的詮釋學；於是我們要測量變異、均衡、過剩或缺乏：「人體是由血管和體液組成；……當血管和纖維的彈性適中，當各種體液的濃度恰到好處，流動不疾不徐，人就會健康；若流動……過於激烈，血管和纖維就會變硬，體液會變濃稠；但若流動過緩，纖維會鬆弛，血液就變稀。」[20]

17. 演講紀錄，刊登於《保健報訊》（*Gazelle salutaire*），卷廿一，1764年8月2日。

18. 索瓦濟，如前引，卷一，頁91-92。

19. 提梭（S. A. D. Tissot），《給文人們的健康建議》（*Avis aux gens de lettres sur leur santé*），洛桑，1767，頁28。

20. 如前引，頁28。

於是，向這些微妙質性開啟的醫學目光，便得仔細觀察各種細微變化；對於疾病特徵的識別，端賴於一種細緻的覺察力，以審視每一次獨特的平衡狀態。但這裡的獨特性意謂著什麼？它指的並不是病理過程和各種反應，以獨一無二的方式在其中串接，因而構成一個「病例」的有機體。這裡的獨特，指的比較是疾病的各種質性變體，而在這些變體之上，多樣的體質又會增添次級變異。分類醫學稱作「特殊病史」的，是（由體質造成的）質性變異對於疾病基本特性所造成的倍增效應。生病的個體就在這倍增的結果出現時與醫學相遇。

然而，這正是分類醫學立場弔詭的原因。想辨識涉及何種疾病的人，必須去除病人和病人獨特的質性：「齊默曼（Zimmermann）說，造物主按照不變的法則設定了大部分疾病的病程，只要病程不被病人阻斷或干擾，我們很快就可以發現這些法則[21]。在這層面上，個人只是一個負面因素。但疾病的顯現從來不可能外於體質，外於其質性、活力和重力；即使疾病大致保持了它的原貌，其細部線條總是會受到獨特色彩的影響。但是，這同一個只看到病人負面影響的齊默曼，有時『甚至意圖』反對席東漢（Sydenham）的一般性描述，而『只承認特殊病史』。即使自然的整體是單純的，它的各個部分卻是多樣的；因此，必須致力於認識整體及其各部分。」[22]

分類醫學重新把注意力放在個別性上面——這樣的注意力對於一般的覺察形式愈來愈缺乏耐心和容忍度，而成為基本要素的匆促解讀。「有位埃斯區拉波（Esculape）醫師，每天早上有五、六十位病

人在候診室等待；他聽完每位病人的主訴後，便把他們分成四列，他給第一列病人放血的處方，第二列通便，第三列灌腸，第四列轉換環境。」[23]這壓根不是醫學；同樣地，醫院以過量待觀察事項扼殺觀察品質、遏抑觀察者天分的做法，也不是醫學。醫學的知覺不應關注症狀系列或症狀群；它必須透過「一具當對準物體不同部位時能讓我們看見原本察覺不到的其他部分的放大鏡」[24]，把自己結構成一種目光，並且展開通曉所有特殊病弱現象的無止盡工作。就這一點來說，我們再次遇到前面提及的畫像主題；病人，是取得特殊樣貌後的疾病；疾病的陰影和高低起伏，調性及色彩的細微變化，與它的深度，在此一一呈現；當醫師描述疾病時，他的功夫就在於重建這個鮮活的厚度：「必須要依據同樣的動作，同樣的態度，同樣的詞彙，同樣的主訴，來描繪病人同樣的殘疾，和同樣的受苦狀態。」[25]

21. 齊默曼（G. Zimmermann），《醫學經驗論》（*Traiti de l'Expérience*），法譯版，巴黎，1800，卷一，頁122。

22. 如前引，頁184。

23. 如前引，頁187。

24. 如前引，頁127。

25. 如前引，頁178。

藉由初級空間化作用，分類醫學將疾病定位在相似性的平面上，在那裡，個人無法取得正面地位；相反地，在次級空間化作用中，醫學卻要求必須對獨特性具備敏銳的知覺，一種能擺脫醫學集體結構，從所有群體式觀看和醫院經驗本身解放的知覺。醫師和病人被捲入不斷愈來愈靠近、愈來愈緊密的關係裡，醫師以目光戒備著，不斷挺進，再藉由那不可取代且沉默的一整套質性描述，看透病人，這套質性描述洩露——也就是同時呈現與改變——疾病在病人體內井然有序的美妙形式。在疾病分類學特性和最終在病患臉上讀到的特徵之間，質性描述已自由地穿越身體。醫學目光不太有理由在這副身體上多做停留，至少身體的厚度和運作都不太能引起它的興趣。

　　我們把一個社會用來圈限疾病，對疾病進行醫療投資，隔離它，將它分配到專屬的封閉區域，或把它配置到各種為康復著想而設立的療癒場所的一整套動作，叫做三級空間化作用。所謂三級，並不是指它涉及一種衍生的，相較於前二種來說比較不根本的結構；這個結構含攝一種意見體系，其運作方式如同一個尋求自我維持和自我保護的群體，為達此目的，群體會進行排除的動作，建立援助的形式，設法面對死亡恐懼，驅逐或緩解苦難，介入疾病或任其自然發展。但是，比起其他空間化形式，三級空間化更是多樣辯證進行的場所：異質的體制，時程的差距，政治鬥爭，訴求與烏托邦，經濟限制，社會對峙等。在其中，醫療實踐和體制所形成的整體，令初級和次級空間化，與一種起源、結構和法則與前二種空間化大異其趣的社會空間形態，

一起發揮作用。儘管如此，或應說正因為如此，三級空間化恰是引發最基進質問的根源。曾經，自此空間化出發，醫療經驗發生過徹底翻轉，從而為它最具體的知覺定義尺度，並找到新的土壤。

根據物種分類醫學，疾病生來擁有異於社會空間的形式與節氣。疾病具有「野蠻的」本性，既是它的本真天性，亦是它最規矩的路徑：倘若獨處，不受干預，沒有醫療人工手段的介入，疾病將顯現它本性中那井然有序、幾乎像植物般的筋脈。但是，當疾病所處的社會空間變得愈複雜，它就愈「不自然」[x]。在步入文明之前，人類只會生最單純、最必然的病。農民和平民百姓生的病，仍然十分接近基本的疾病分類表；他們簡樸的生活讓疾病分類表在它合理的秩序中顯露：在他們身上，不會出現多變、複雜、混合式的神經痛，而是結結實實的中風，或清楚明確的躁症發作。[26]隨著人們生活條件的提昇，以及社會網絡中人與人之間的關係愈密切，「人們的健康情形似乎每況愈下」；疾病的種類愈來愈多樣，並出現不同組合；它們的數量「在上層布爾喬亞階級」已經頗為可觀，「……在上流社會人士身上則達到頂峰」[27]。

---

26. 提梭（S. A. D. Tissot），《論神經相關疾病》（*Traité des nerfs et de leurs maladies*），巴黎，1778-1780，卷二，頁432-444。

27. 提梭（S. A. D. Tissot），《上流社會健康評論》（*Essai sur la santé des gens du monde*），洛桑，1770，頁8-12。

如同文明，醫院是一個人造場所，移植至此的疾病可能喪失其本真面貌。疾病在此立刻遭遇一種醫師們稱之為監獄熱或醫院熱的併發症：肌肉無力，口乾舌燥，長舌苔，面色如鉛，皮膚濕黏，腹瀉，尿液暗沉，呼吸道受阻，嚴重者第八天到第十一天、最遲第十三天死亡。[28] 一般來說，在這不同病種交雜的失序花園中，與其他病患接觸，便改變了疾病的本性，使它更難被判讀；當不同疾病必然要彼此靠近時，如何「減緩從病患全身、壞疽的四肢、腐蝕的骨頭、會傳染的潰瘍、腐敗的燒熱所散發的有害氣味」[29]？再者，我們是否可能抹除對許多人而言不過是「死亡殿堂」的療養院景象，在被迫離家的病人心中所留下的不快印象？這擠滿了人的孤獨，這份絕望，隨著有機體的正常反應，干擾了疾病的自然進程；醫院的醫生需要相當老練「才能避免他在醫院中必須醫治的人造疾病可能導致錯誤嘗試的危險。實際上，醫院中沒有純粹的疾病」[30]。

疾病的自然場所，是生命的自然場所，即家庭 —— 自發照顧的溫柔，情感依附的見證，療癒的共同欲望，這一切達成默契，幫助自然抵抗病痛，且任由病痛本真地展現自身；醫院的醫生只看到可疑的、變質的疾病，種種病理的畸形樣態；行居家照護的醫師則「可在短時間之內，獲得奠基於每種疾病自然現象的真實經驗」[31]。這種居家醫學的使命必然是帶著敬意的：「觀察病患，以非強力的方式幫助自然，靜觀其變，並謙虛地承認他仍然缺乏許多知識。」[32] 如此便再度點燃了積極醫學（médecine agissante）與靜觀醫學（médecine expectante）針對病種病理學的舊辯論[33]。疾病分類醫學家偏好後者，其代表人之一維德（Vitet）在一部收錄了兩千種疾病、名為靜觀醫學的分類手冊中，不論任何疾病都建議開奎寧，以協助自然完成其本然的運動。[34]

28. 特農（J. Tenon），《醫院紀實》（*Mémoires sur les hôpitaux*），巴黎，1788，頁451。

29. 珀西瓦爾（Percival），〈致艾金先生書信〉（Lettre à M. Aikin），收錄在艾金（J. Aikin），《醫院觀察評論集》（*Observations sur les hôpitaux*），法譯版，巴黎，1777，頁113。

30. 杜邦・德・訥穆爾（P. S. Dupont de Nemours），《救護的觀念》（*Idées sur les secours à donner*），巴黎，1786，頁24-25。

31. 如前引。

32. 莫思卡提（Moscati），《論實務醫學之系統運用》（*De l'emploi des systèmes dans la médecine pratique*），法譯本，史特拉斯堡，共和七年，頁26-27。

33. 參見菲力克斯・維克-達吉爾（Félix Vicq d'Azyr），《積極醫學評述》（*Remarques sur la médecine agissante*），巴黎，1786。

34. 路易．維德（Louis Vitet），《靜觀醫學》（*La médecine expectante*），六卷，巴黎，1806。

因此，病種分類醫學隱含了為疾病提供自由的空間化條件，不存在優勢區位，亦無醫療院所的限制──一種根據疾病天生發展位置而來的自發性分布，這個位置的作用，在於提供一個讓疾病發展、並完成它本性的場所，讓它在此抵達它自然的終點：終點可能是不可避免的死亡──倘若這就是它的定律；也可能是痊癒──假如沒有任何事物來打擾它的本性，這會是經常發生的結局。疾病出現的地方，也是它在同一個運動中理當終結的所在。不應把它固定在預備好的醫療領域中，而應該任由它在其原生土壤中「蓬勃生長」──取其正面之意：家，這個根據最自然、最原始、道德上最堅實的形式所設想的社會空間，既隱蔽又完全透明，在這裡，疾病自生自滅。然而，這個主題恰好呼應了政治思維中救助問題被反思的方式。

對醫療基金的批判，是十八世紀經濟學分析中常見的主題。構成這些基金的財產是不可讓渡的：因為這部分是永遠屬於貧民的。但是，貧窮並不是永遠的；需求可能改變，且救助必須輪流供給有需要的鄉鎮或城市。這樣的做法並不會違反捐助者的意志，相反地，這延續了他們真正的意願；他們的「主要目的在於服務大眾，減輕國家的負擔；我們並未背離基金捐款人的意圖，甚至遵循他們的看法，而認為應將撥給各醫院的財產總數，看成是一個共同的整體」[35]。獨特而不易掌握的基金，必須融入一般化的救助空間，社會同時是它的唯一管理者和未分殊的受益者。另一方面，使救助仰賴固定資本──即仰賴國家的貧窮化──是個錯誤的經濟政策，這將導致救助基金的新需

求：在最壞的情況下，生產活動的窒息即源於此。不應把救助連結到財富生產源（資本）或財富產出（總是可資本化的利潤），而應連結到財富的生產原則：即工作。要讓窮人工作才能真正幫助他們，而不至於讓國家變窮[36]。

毫無疑問的，病人沒有能力工作，但是如果他住院，他便造成社會的雙重負擔：因為只有他自己獲得救助，而他那被拋在一旁的家庭，將再度暴露在悲慘和疾病之中。業已被勾勒為封閉、瘟疫傳染領地，而被封為疾病創造者的醫院，再度因為它在社會空間中占據的位置而被認定為疾病製造所。原本以保護為目的的分隔，實則傳播了疾病，並令它無限加乘。反過來，如果疾病被留在它原生、能維持既定發展路徑的自由場域，它不會再變成它自己以外的東西；它曾經如何自生，就將如何自滅；疾病所受到的居家救助，將補償它所導致的窮

35.　克勞德-昂貝爾‧皮雅弘‧德‧夏木瑟（Claude-Humbert Piarron de Chamousset），〈醫院行政總計畫〉（Plan général pour l'administration des hôpitaux），收錄於《一個公民的見解》（Vues d'un citoyen），巴黎，1757，卷二。

36.　圖爾哥（Anne Robert Jacques Turgot），《百科全書》，〈基金〉（Fondation）詞條。

困：親人自發提供的照護不用花任何人的錢；而且撥給病人的補助亦將令他的家庭獲益：「總要有人吃那塊肉來幫他燉湯的肉；為他熱藥草茶的時候，也順便暖了孩子們，不需額外多花費用。」[37]當我們棄絕用一種曖昧又笨拙的方式，以保護疾病和預防疾病為名，為病人創造出一個明確、專屬的分化空間，「病上加病」、窮上加窮的循環鍊便可終止。

獨立於經濟學家與分類醫學醫生們取得正當性的方式，二者關切的主題在一般路線上相互符應：疾病在其中自我成就、孤立、終結的空間，是一個絕對開放的空間，其中不存在區分，亦無特權或既定形象，而是被化約到可見顯現物的單一平面上；在此同質空間中，唯一被授權的介入是觀看的目光和救助，但目光落在對象上的剎那便自我消除，而救助所追求的價值效應僅在於短暫的補償：這個空間，除了在個體與個體之間、在民間醫學對個別病人施予的醫療照護之間所能瞥見的相似點之外，並不存在專屬的特有形貌。

然而，當這個主題被推到極致時，勢必產生翻轉。當醫學經驗被溶解到僅以家庭為組織圖像的社會開放空間中時，難道不已經預設了它需要整體社會的支持？對個體投注特殊的注意力，難道不隱含了需要展開一種擴及整個群體的普遍化警戒？如此，就必須設想一種與國家有足夠連結的醫學，才能讓它在與國家取得協調的情況下，實施一種既恆定、普遍，又分殊的救助政策；醫學便成為國家任務；而法國大革命初期，莫女黑（Menuret）即懷抱著由政府支付醫生們比照

神職人員的薪水，以提供免費醫療的夢想[38]。如此一來，就必須對這些醫生們施加控管；必須防止濫用、摒除密醫，組織一個健全、理性的醫學制度，以避免居家醫療讓病患成為受害者，並使家屬暴露在被傳染的危險中。良好的醫學應該獲得國家的效能認證和法令保護；國家有責任「證明確實存在真正的療癒藝術」[39]。行個別覺察、家庭救助、居家醫療的醫學，只能仰賴涵蓋全體社會空間的集體控管結構。至此，我們進入了十八世紀幾乎全然陌生的疾病機構空間化的全新形式。病種分類醫學將在其中迷失。

37. 杜邦‧德‧訥穆爾（P. S. Dupont de Nemours），《救護的觀念》（*Idées sur les secours à donner*），巴黎，1786，頁14-30。

38. 尚-喬瑟夫‧莫女黑（Jean-Joseph Menuret），《論培養優良醫生之道》（*Essai sur les moyens de former de bons médecins*），巴黎，1791。

39. 尼可拉‧賈德羅（Nicolat Jadelot），《致國會諸公增進醫學教學之必要暨方法書》（*Adresse à Nos Seigneurs de l'Assemblée Nationale sur la nécessité et le moyen de perfectionner l'enseignement de la médecine*），南錫，1790，頁7。

i.　此處西方古醫學中「交感理論」所指涉的神經運作機制，與當代醫學詞彙
　　中交感神經中的「交感」概念截然不同。後者與副交感神經共同構成自律
　　神經系統，　分別掌管促進或抑制大腦神經的非自主意識活動。前者指的是
　　位於身體不同部分的器官，可能因著神經傳遞的作用而同時發生病痛。例
　　如，英國醫學家David Macbride於1771年出版的《醫學理論暨實務概論》
　　（*Introduction méthodique à la théorie et à la pratique de la médecine*）第一
　　卷，　便在介紹血管、神經、細胞系統活動的第四章當中，提到以神經系統的
　　「交感原則」理解病因的一個例子：『神經系統中存在一種我們稱之為「交
　　感」的傳遞方式。透過這樣的傳遞，神經受到衝擊的部位，將引發與之距離
　　遙遠、甚至隔絕的部位的感受和活動。如此，頭部受到撞擊會影響胃部，干
　　擾胃部的活動，導致嘔吐；反之亦然，處於胃部的有害物質，經常引起劇烈
　　頭痛。』（法譯本，頁34-35）。

ii.　尚-艾曼紐耶爾・吉禮貝爾（Jean Emmanuel Gilibert, 1741-1814），法國植
　　物學家、醫學家及政治家。

iii.　索瓦濟（François Boissier de Sauvages de Lacroix, 1706-1767），法國醫學
　　家、植物學家、生理病理學教授，依據植物學分類法（目、科、屬、種）開
　　創了疾病診斷標準暨分類學，區分出2400種疾病。

iv.　全名為《疾病學方法》（*la Nosologie méthodique*），共十冊。

v.　皮內爾（Philippe Pinel, 1745-1826）法國醫學家、動物學家，現代精神醫學
　　的先驅，對精神疾病抱持異化論立場，提倡以「道德療法」治療精神病患，

反對十八至十九世紀精神病院對病患施以枷鎖、禁錮等非人道手段。

vi.　全名為《疾病哲學分類學：分析方法之醫學應用》（*La Nosographie philosophique, ou la méthode de l'analyse appliquée à la médecine*），共二冊。

vii.　威廉・克倫（William Cullen, 1710-1790），愛丁堡大學實務醫學教授、化學家。

viii.　法國古長度單位，1法分約等於2.256毫米，6法分約為1.35公分。

ix.　打蘭（drachme〔法〕縮寫dr，英文拼法為drachm或dram），原為古希臘重量單位和以銀為主要鑄幣成分的貨幣單位，亦為英常衡制中質量單位，或藥學衡量制度中的體積單位，約合3.5毫升。

x.　se dénaturer，通常翻成變質，但此處對應於分類醫學中對於疾病具有自然本性的觀點，採用去除（dé-）自然（nature）的字面意義，因而選擇在中文語境中較為通順的「不自然」的譯法。

第二章

一種政治意識

相對於病種分類醫學，關於風土病、地方性疾病、流行病等概念，在十八世紀有十分獨特的命運。

必須要重新檢視席登漢和他的教誨的曖昧性質：作為分類醫學思想的創始者，他同時也定義了所謂的疾病的歷史與地理意識。席登漢的「風土病」並不具有自主性質，而是自然事件——土壤品質、氣候、節氣、雨水、乾旱、疫源、饑荒等——整體的聚合，如同過渡性的結節；倘若這些都不足以解釋觀察到的現象，必須探求的就不是疾病花園中顯而易見的品種，而是藏匿在土壤底下晦暗難辨的核仁的特徵。「每年發生之風土病總有變異，其成因非熱亦非寒、非濕亦非燥，然與地底深處某隱蔽難明之變質關係尤深。」[1]（Variae sunt semper annorum constitutiones quae neque calori neque frigori non sicco humidove ortum suum debent, sed ab occulta potius inexplicabili quadam alternatione in ipsis terrae visceribus pendent）風土病並不具備特有症狀，它們展現在顯著症狀的偏移、出乎意料的群聚方式、病徵現象較為強烈或微弱之上：比方某種風土症發燒時較猛烈且突然，另一種則引發黏膜炎和漿液性積液；在炎熱漫長的夏季，臟腑梗塞較平時更常見且更頑強。在1661年7月到9月的倫敦：「這病猛烈發作時，病人舌頭更加發黑而乾裂，發作期外則不明的冷漠，精疲力竭，食慾大減。有極大的復發傾向，復發時劇烈程度尤甚，相較於常見的間歇性發燒，更為致命。」[2]（Aegri paroxysmus atrocior, lingua magis nigra siccaque, extra paroxysmum aporexia obscurio, virium et appetitus prostratio major, major item ad paroxysmum proclinitas, omnia summatim accidentia immanioria, ipseque morbus quam pro more Febrium intermittentium funestior）風土病並非歸向一個特定的絕對存在，作為後者或多或少調整過的外顯形式：它僅在差異的相對性中，藉由一個頗具辨別力的觀看，才被察覺。

並不是所有的風土病都是流行病，但流行病則是最細緻的風土病，是它最恆常和最同質的現象。一直到今天，人們花了很長的時間做了許多討論，以便瞭解十八世紀的醫生們是否已經掌握流行病的傳染特性，以及他們是否已經提出傳染宿主的問題。但對於基本結構而言，這是個無益、奇怪，或至少是偏頗的問題：因為流行病不僅是疾病特殊形式的一種；在十八世紀，它是一種自主、一致且充分的觀看疾病的方式：「我們稱之為流行病的，是所有以不變特性同時侵襲為數眾多人口的疾病。」[3] 因此，在個別疾病和流行病現象之間，並不存在性質與種類的差異；只要偶發性的傳染重複且同步出現一定次數以

1.　席登漢，〈臨床觀察〉（Observationes medicae），收錄於《醫療工作》（Opé ra medica），日內瓦，1736，卷一，頁32。

2.　如前引，頁27。

3.　勒布朗（L. S. D. Le Brun），《流行病歷史專論》（Traité historique sur les maladies épidémiques），巴黎，1776，頁1。

上，便可稱之為流行病。這是個純粹算數門檻的問題：偶發性疾病不過是未達有感刺激閾值的流行病。這裡涉及一種不再屬於病種分類醫學那種元素或序列的覺察，而是量化的、重點的覺察。

此處覺察的載體不再是獨特的疾病型態，而是情勢條件的核心。流行病的根基不是瘟疫或黏膜炎，而是1721年的馬賽、1780年的比色提（Bicêtre）；在1769年的盧昂（Rouen），「那年夏天，在兒童們身上發生了併發痱子的急性膽黏膜炎熱病（fièvres bilieuses catarrhales）、膽囊傷寒腐敗熱病（fièvres bilieuses putrides）之類的流行病，秋天時，則是膽汁引發的高燒（fièvres bilieuses ardentes）。這次的風土病在這個季節尾聲，在1769到1770年冬天，惡化成腐敗熱病。」[4] 熟悉的病理學形式被召喚，但為了讓複雜的交錯作用發生，形式在此占據了類似症狀在疾病當中具有的位置。它的根本基底是由時刻、地點，由尼姆（Nîmes）的冬天那「強烈、刺鼻、微妙、具有穿透力的空氣」[5]，或巴黎漫長而凝重的夏天那黏呼呼、濃稠、腐敗的空氣來決定。[6]

症狀的規律性本身並不能讓自然秩序的智慧如浮水印般隱然若現；它充其量只能訴說病因的恆定或某個特定因素的頑強，而這因素不斷重複的全面壓迫，決定了疾病的好發形式。有時，某種歷久不衰的病因，在波蘭引發膝關節皺褶病變，在西班牙造成頸部結核性淋巴腺炎；於是，人們比較傾向稱之為地方性疾病；有時，病因會「突然侵襲相同地點為數眾多的人們，無論年齡、性別或先天體質。它們表現為某個一般性病因的作用，但由於這些疾病只盛行一段時間，病因

便會被視為純粹是偶發的」[7]：比方天花、惡性發燒、痢疾等；這些是典型的傳染病。如此，即使被感染的患者在年齡、健康情況上有著極大差異，疾病在所有病人身上顯現一樣的症狀就沒什麼令人驚訝的了：亦即，一旦乾或濕、熱或冷的作用稍微延續，便確保了某一個疾病組成要素的主導地位：可能是鹼、鹽或燃素；「我們暴露在這要素引發的偶然事件之中，這些偶然事件在不同的患者身上都應該是相同的」。[8]

4. 路易・勒培克・德・拉・克羅土爾（Louis Lepecq de La Clôture），《疾病與流行病風土症觀察論文集》（*Collection d'observations sur les maladies et constitutions épidémiques*），胡昂，1778，頁XIV。

5. 哈祖（J. J. Razoux），《尼姆主宮醫院疾病分類與氣象表》（*Tableau nosologique et météorologique*），巴塞爾，1787，頁22。

6. 尚－喬瑟夫・莫女黑（Jean-Joseph Menuret），《巴黎醫學解剖史論集》（*Essai sur l'histoire médico-topographique de Paris*），巴黎，1788，頁139。

7. 巴農、圖爾崩（Banau et Turben），《隆格多克流行病紀實》（*Mémoires sur les épidémies de Languedoc*），巴黎，1786，頁3。

8. 勒布朗（Le Brun），如前引，頁66，註1。

流行病的分析工作，並不賦予自身指認疾病一般形式，以便為它在疾病分類學抽象空間中找到定位的任務，而是在一般徵兆之下，找到不同流行病獨特、根據情況發生變異的過程；從病變的原因到形式，這個過程織就了貫穿所有病患的共同軸線，惟此刻此地的時空差異，造就了它們的獨特性；1785年的巴黎，發生了四日燒和化膿持續性發燒的流行病，但這流行病的根本是「膽管乾涸，變抑鬱，血液貧乏、濃稠，可謂黏滯，下腹部臟器腫脹，而成為梗塞之因或病灶」[9]：簡言之，這是一種整體的獨特性，一個擁有多面孔的個體，它們彼此相似，個別特徵只在特定時空顯現一次。特定疾病幾乎總是重複發生，流行病則從不完全現身。

在這樣的知覺結構裡，傳染的問題相對而言不太重要。個體間的傳播，完全不是流行病的根本要素；它可能以「疫氣」或「酵母」的形式，藉由水、食物、接觸、風、封閉空間的空氣，構成流行病直接的初級病因（發揮作用的唯一病因）或次級病因（當這疫瘴之氣是某城市或醫院中已經由其他因素導致的流行病所造成的產物）。但是傳染不過是流行病這龐然大物中的一種模態而已。對於像瘟疫這樣的惡性疾病，人們很願意承認它們存在傳播因子；但是對於單純的傳染性疾病（如百日咳、麻疹、猩紅熱、膽汁性腹瀉、間歇熱等）[10]則不易形成這樣的認知。

不論會不會傳染，流行病擁有某種具歷史意涵的個體性。因此，為了切合她[i]的狀態，必須使用複雜的觀察模式。作為集體現象，她要

求一種多重觀看；作為獨特歷程，必須描繪她特異、偶然、無法意料之處。必須詳實紀錄事件的每一個細節，但也必須根據多位觀察者所察覺出的一致性來記錄。片面的認識勢必不夠精確，基礎不夠穩當，無法單靠它抵達現象的根本或根基；唯有在各個觀點聚攏，重複出現的訊息經過反覆修正的情況下，才可能形成真正足夠的知識分量，最終得以在多重視線交叉之處，勾勒出這些集體現象個別、獨特的核心。十八世紀末期，這個經驗形式的機構化正在展開：在每個地方總督代理政府（subdélégation）[ii]，總督代理人指派一位一般科醫生和多位外科醫師[iii]，追蹤該地區可能發生的流行病；這些醫師與中央政府的主任醫師保持通訊，回報「該地區正在流行的疾病，以及醫藥地形圖」，當四、五個人受到同一疾病感染時，區長便必須通知總督代理政府，代理政府派遣主責醫師指示療方，並由外科醫師每日施行；當情況非常嚴重時，則由中央政府主責醫師親自赴疫區處理。[11]

9.　莫女黑，如前引，頁139。

10.　勒布朗，如前引，頁2-3。

11.　佚名，《巴黎中央地區長年盛行之流行病描述》（*Description des épidémies qui ont régné depuis quelques années sur ta généralité de Paris*），巴黎，1783，頁35-37。

但是這樣的經驗，唯有在與一種持續且具有約束力的介入行動並行時，才可能展現它完整的意涵。若沒有警政體系的配合，無法成就流行病醫學：監視礦區和墓園，盡可能在葬地直接進行屍體的火化，控管麵包、酒、肉品的買賣[12]，規範屠宰場、洗染房，禁止衛生條件敗壞的住宅；需要在進行詳實的國土調查之後，為每個省分建立關乎飲食、衣著、疾病防治與盛行疾病療癒之道的衛生法規，並「於每週日及節慶時，在主日講道或彌撒中」宣讀：「使這些戒律就如祈禱文一般，就連最愚昧之人與孩童都可以朗朗上口。」[13] 最後，必須創造一個衛生視察體系，將視察員「派遣至各個省分，每位負責一個行政區域」；如此，這個體系不僅可針對醫藥相關領域進行觀察，其觀察範圍亦可擴及物理、化學、自然史、地形學、天文學等；它將規定相關措施並控管執業醫師；「最好由國家納編這些執業醫師，負擔他們性喜從事有益的研究發現所衍生的一切費用。」[14]

流行病醫學與分類醫學之間的對立，就如同一個獨特、且從不重複的全面現象所引發的集體知覺，與一個在紛陳現象中，令自身同一性持續顯現的元素可能產生的個別知覺之間的對立。前者分析一個序列，後者識別一種類型；流行病需要進行時間的統整，疾病種類則需要定義一個階層化的位置；前者制定一種因果關係，後者尋找一種根本的一致性；前者是對於歷史地理複雜空間的鬆散的知覺，後者則為提供類同性辨讀的均質表面做出定義。然而最終，當涉及到必須把疾病、醫學經驗、醫師控管等配置於社會結構之上的第三級圖像時，無

論是流行病或疾病種類的病理學，都必須面對同樣的要求：定義醫學的政治地位，組構以國家為尺度的醫學意識，負責持續蒐集訊息、進行監控、施加約束；舉凡「隸屬警政及醫學專屬的相關事務」[15] 皆應納入。

這就是皇家醫學會的起源，它與醫學院之間無法超越的衝突亦源於此。1776年，由於人類與動物流行病在前幾年陸續發生，政府決定在凡爾賽創設一個專門研究流行病的委員會：確切來說，那些年在南法出現了畜圈傳染病，迫使財政總監下令宰殺所有疑似染病的牲畜，此舉導致頗為嚴重的經濟動盪。1776年4月29日頒布的行政命令在前言中有此宣告，流行病「發生初始之所以造成致命和毀滅性的結果，皆因醫師對其性質所知甚少，以致在需要選擇恰當的處置方式時充滿不確定感：這份不確定感源自我們未曾詳加研究或描繪不同流行病及其最有效的治癒方式」。委員會具有三重角色：一、調查──蒐集關於不同流行病擴散情形的訊息；二、研發──比較事實，做醫藥紀錄，

12.　勒布朗，如前引，頁127-132。

13.　佚名，《巴黎中央地區長年盛行之流行病描述》，頁14-17。

14.　勒布朗，如前引，頁124。

15.　勒布朗，如前引，頁126。

進行實驗；三、監控並施予處方——指示主治醫師看起來最適切的治療方法。委員會由八位醫師組成：一名負責「人類與動物流行病通訊工作」的主任（德拉松〔de Lasson〕），一名連結外省醫生的主任委員（維克－達吉爾〔Vicq d'Azyr〕），和六位從事同樣主題研究工作的醫學博士。財政總監得派遣委員會成員赴外省調查，並要求他們作報告。最後，維克－達吉爾將負責一門專為委員會其他成員、醫學院博士，以及「表現優良的學生」開設的人類比較解剖學課程。[16] 如此便建立了一個雙重監控機制：政治機關對醫學實踐的監控，及一個特權醫學體制對執業醫師的整體監控。

如此，新設機構與醫學院之間的衝突很快就爆發。在當代人的眼裡，這是兩種體制的衝擊，一是以政治為基礎的現代體制，另一個是自我封閉的古老體制。一名學院派支持者如此描繪他們的對立：「這一邊歷史悠久，各方面令人尊敬，特別是來自大部分曾受教於它的社會成員的敬重；那一邊是現代機構，其中的成員與其跟自己的機構相連，寧可選擇與皇室大臣們連結，這些成員棄守了醫學院院務會議，但院內取得的公共資源和他們所宣的誓，理應教他們盡忠職守以謀求飛黃騰達才是。」[17] 為了表示抗議，醫學院發動一連三個月的「罷工」：院方拒絕執行任務，學院成員拒絕與皇家學會會員磋商。但是衝突的結果事前便可預期，因為議會支持新的委員會。從1778年開始，便已多次頒布令醫學院轉型為皇家醫學會的聖詔，醫學院被下令禁止「針對此事展開任何防禦措施」。皇家學會每年獲得徵收自

礦泉水產業的定期收益四萬斤銀，醫學院每年只獲得二千不到。[18] 但更重要的是，學會的角色不斷擴大：從流行病管制機關，逐漸搖身為知識聚集地，成為醫學活動紀錄與評審的決策機構。在法國大革命之初，國會財政委員會如此正當化它的地位：「此學會之目標在於藉由有效通訊，連結法國醫學與外國醫學；蒐集、保存、比對散置各地之觀察紀錄；研究流行疾病之病因，計算復發次數，發掘最有效解藥。」[19] 學會不僅集結致力於集體病理現象研究的醫生們，它已成為對病理現象形成一種**集體意識**的官方機關；這個意識同時作用在經驗與知識層面，既形諸四海，亦遊走於國境之內。

16. 參見《皇家醫學會創立詳史》（ *Précis historique de l'établissement de la Société royale de Médecine* ）（匿名作者為布煦〔Boussu〕）。

17. 黑茲（N. Retz），《致國會簡報》（ *Exposé succinct à l'Assemblée Nationale* ），巴黎，1791，頁5-6。

18. 參見瓦謝·德·拉·佛特利（Vacher de La Feuterie），《巴黎醫學院抵制皇家醫學院設立動機》（ *Motif de la réclamation de la Faculté de Médecine de Paris contre l'établissement de la Société royale de Médecine* ）（出版地點與日期不明）。

19. 引述自黑茲，如前引。

在此，這次疫情事件具有令新的經驗型態自根本結構中浮現的效果。這個新型態在1775至1780年間形成了頗具延續性的整體政策走向，影響了法國大革命，甚至後來（拿破崙時期）執政府（le Consulat）期間推動的多項改革計畫。這些林林總總的計畫無疑鮮少被落實。但是它們所隱含的醫學知覺形式，卻是構成臨床經驗的元素之一。

總體化知識的新風格出現了。十八世紀的醫學專論、體制、箴言、疾病分類學，把醫學知識圍限在一個封閉空間中：製成的表，可以不需在細節上完備，甚至在某些點上因無知而顯得紊亂不清；但它的整體形式是窮盡而完結的。而今，人們用開放式、且可以無止盡延伸的表取而代之：就如歐特席爾克（Hautesierck）在舒華瑟爾（Choiseul）的請求下曾經做出的示範，他為內外科軍醫提供了一個集體工作圖表，其中包含四個沒有界限的平行序列：地誌學研究（地點狀況、土壤、水、空氣、社會、居民氣質），氣候觀察（氣壓、溫度、風的動態），傳染病與流行病分析，特殊病例描述。[20] 醫學百科主題中勻出空間給這些恆常但持續修訂的情報，目的在於把所有疫情事件及其測定結果加總起來，而不再是把知識封閉在一個系統化形式中：「真正存在一條能夠串連全宇宙、地球上和人類身上所有生物、所有軀體、所有情感的鏈，這條鏈細微到避開了細心的實驗從事者與冰冷的高談闊論者的膚淺目光，唯有真正的觀察天才才能發現它。」[21] 法國大革命初期，龔堂提議每個省分應遴選醫師組成專門委員會來

負責蒐集醫學情報。[22]；馬提厄‧傑侯則要求在每個行政中心設立一個「公立衛生之家」，並於巴黎的國家議會下設立「衛生院」，由中央彙整衛生情報資訊，再把資訊傳遞到國土的不同地點，探究曖昧不明的問題，並指示應該進行的研究。[23]

現在構成醫學觀看的眼光統一性的，並不是讓它在其中自我完成的知識學圈，而是這種開放、無限、變動不居，不斷隨時間逐漸位移，且變得更為豐富的加總過程，觀看的運作以此為起始，卻永遠無法令它停下來：一種無止盡且多變的疫情事件系列臨床紀錄，就此出現。但是，觀看的介面並非對於獨特病患的知覺，而是所有情報交錯

20.　歐特席爾克（P. Hautesierck），《軍醫院醫學觀察報告匯編》（*Recueil d'observations de médecine des hôpitaux militaires*），巴黎，1766，卷一，頁 XXIV-XXVII。

21.　莫女黑，《巴黎醫學解剖史論集》（*Essai sur l'histoire médico-topographique de Paris*），頁139。

22.　龔堂（D.- M.-J. Cantin），《呈國家公民議會改革計畫》（*Projet de réforme adresséà l'Assemblée Nationale*），巴黎，1790。

23.　馬提厄‧傑侯（Mathieu Géraud），《醫師民間組織相關政令研擬建議書》（*Projet de décret sur l'organisation civile des médecins*），巴黎，1791，第 78-79號。

而成的一種集體意識，它長成一叢繁複，且總是益發茂盛的枝葉，最終擴大成一段歷史、一種地理、一個國家的尺度。

對於分類醫學家來說，醫學知識的基礎行為是建立一個參照體系：確立一個症狀在一種疾病中的位置，一種疾病在特定疾病群中的位置，並指出後者在病理世界總地圖內部的方位。在關於風土病和傳染病的分析裡，目的則是要建立一個由不同系列組成的網絡，這些系列在彼此交錯的同時，重構了莫女黑所稱的那條「鏈」。哈祖曾建立每日天氣與氣候觀測的結果，一方面把它跟所觀察到的疾病分類學分析做比對，另一方面，則與疾病導致危機的演變相對照。[24] 如此便出現了一個指向一種因果結構的對應體系，它同時暗示疾病之間存在的親緣關係或新的接續關聯。索瓦濟親自寫信給哈祖說：「如果有件事能夠使我們的醫術更精進，那就是由三十多位同樣精準和勤奮的醫師，持續做同樣的工作五十年……我絕不會忘記招募我們主宮醫院的醫生來進行同樣的觀察。」[25] 因此，界定醫學知識行動的具體形式者，既非醫生與病人的相遇，亦非知識與知覺經驗的對質，而是多個彼此同質而陌生的訊息系列之間，系統性的交叉比對──這些系列涵括了由分離事件組成的無限集合，但它們的重新組合，藉由可單獨離析出的依存性，讓**個別事實**得以出現。

在此運動中，醫學意識一分為二：從事即時觀察時，它處在於當下層次；但當它觀察、比對風土病時，則移動到一個更高的層次，在那裡它退守至自發性的學識中，權威十足地宣告它的判斷與知識。它

成為中央集權的意識。皇家醫學會以貼近體制之姿彰顯了這一點。在大革命初期，各式各樣的計畫湧現，概括展示了這個具雙重性及必要性的醫學知識機構，它藉著在二層次中無止盡的反覆來回，維持了二者的距離。馬提厄‧傑侯想要創立一個衛生法庭，讓原告得以檢舉「所有未經證明具備專業能力之個人，對他人或不屬於他的動物，施予任何直接或間接的衛生醫療技術」[26]；這個法庭針對濫權、資格不符、醫療疏失等情事做出的判決，必須成為醫療判例。此法庭扮演的是類似現下醫學知識警察的角色：進行知識有效性的控管。除了司法機關之外，還必須仰賴備有「控管衛生當局各支部門之高階警察」的行政機關。該機關亦負責指定閱讀書籍並責成撰寫專著；按照所蒐集的情資，指示平息猖獗中疾病的醫療方法；出版在其監督下進行的調查結果或國外專著，即有助於擬定明確實務工作的所有必要資訊。醫學目光以一種自主運動的方式，在一個自我分生和自我監控的空間中流轉；它以權威之姿，將許久以前從日常經驗那裡借取的知識，發還

24.　哈祖（J. J. Razoux），《致尼姆主宮醫院疾病分類與氣象表》（*Tables nosologique et météorologiques adressées à l'Hôtel-Dieu de Nîmes*），巴塞爾，1761。

25.　如前引，頁14。

26.　馬提厄‧傑侯，如前引，頁65。

給日常經驗，並且讓自己成為這些知識的集散中心。

在日常經驗中，醫學空間與社會空間可以重疊，或更確切地說，醫學空間穿越、並完全滲透社會空間。我們開始設想一種醫生全面的在場，他們的目光交錯成時時處處監看的網絡，一種持續、流動、差別化的監視。我們提出把醫生引入鄉村的問題[27]；我們希望藉生育和死亡登記來做健康統計監控（紀錄需註明患有何種疾病、生活型態和死亡原因，變成一種病理學民事記錄）；兵役體格檢核委員會被要求詳細描述改革原因；最後，我們為各個省分建立醫療地誌學，「針對該地區、居住情形、人民、主要關切、衣著、大氣組成、土地生產、物產完熟與收穫時間，以及當地居民的身心健康教育，做仔細的概述」[28]。彷彿引進醫師還不夠，我們要求每個個人的醫療意識保持警覺；每個公民都必須盡可能具備必要的醫學常識。而且，每位醫師必須在監督工作之外，亦扮演教導者的角色，因為預防疾病擴散的最佳方法，仍然是醫療的傳播[29]。形塑知識的場所，不再是有神在其中分派物種的病理學花園，而是普遍化的、散布在時空中的醫學意識，它開放且流動，連結到每個生存個體，也連結到國家集體生活，總是對著邊界不確定的領域帶者警覺，在那裡，疾病透過各種面向顯露它龐大的身形。

法國大革命前後幾年，出現了主題及立場對立的兩大迷思；第一個迷思，是按照神職人員模式來組織國家化的醫療職業，把類似前

者施加在靈魂之上的權力投注在健康和身體之上；另一個迷思，是令疾病在一個無失調、無情緒、可恢復到原初健康狀態的社會中完全消失。這兩個主題外顯的矛盾，不應使我們產生錯覺：這兩種如夜夢般的意象，黑白分明地表達了同一種醫學經驗圖像。兩個夢境擁有相同的結構——一個從正向描述社會如何以嚴謹、戰鬥、教條的方式，近乎轉宗一般地被醫學化，並且置入了醫療教士；另一個也描述醫療化過程，但是以一種戰勝、負向的模式，亦即疾病在一個被修正、組織且不斷被監督的環境中消逝，在那裡，醫學自身終將與它的對象和存在目的一同消失。

27. 參見勒斯班牛（N.-L. Lespagnol），《一區三醫為鄉民紓困計畫》（*Projet d'établir trois médecins par district pour le soulagement des gens de la campagne*），查理維勒（Charleville），1790；華耶（P.-F. Royer），《醫學善行與財務計畫》（*Bienfaisance médicale et projet financier*），普洛萬，共和九年。

28. 德孟坷（J.-B. Demangeon），《醫學精進方略》（*Des moyens de perfectionner la médecine*），巴黎，共和七年，頁5-9；參見歐當‧胡維耶爾（Audin Rouvière），《論巴黎體格及醫療地誌》（*Essai sur la topographie physique et médicale de Paris*），巴黎，共和二年。

29. 巴謝（A. Bâcher），《從政治角度看醫學》（*De la médecine considérée politiquement*），巴黎，共和九年，頁38。

在大革命初期，曾經有一位名叫薩巴侯‧德‧拉維涅爾（Sabarot de L'Avernière）的計畫執行者，他在神父和醫生身上，看到教會二種最顯見使命——安撫靈魂和減輕苦痛——的自然繼承者。因此，必須把教會財產從將它們挪作他用的高層神職人員手中沒收，並歸還給國家，因為唯有國家知道它自身的靈性與物質需求。所獲得的收入將一分為二，平均分給教區主任神父和醫生。醫生難道不是身體的神父嗎？「靈魂不能與活生生的身體分開看待，如果聖禮祭壇執事者受人尊敬，並從國家獲取不錯的收入，那麼身體的執事者也必須獲得足夠的固定收入，以得溫飽，而能拯救您的性命。他們是護佑您完整智能和感覺的守護神。」[30] 醫師便不再需要向他治療的對象索取費用；醫療救助將會是免費而強制的——國家將把提供這項服務當成是神聖的任務；醫師僅是達成此任務的工具。[31] 學業結束時，新科醫師不是按照自己的選擇任職，而是按照需求或職缺指派，通常被指派至鄉間；當他累積足夠的經驗後，可以請求被調到一個責任較重、薪水較高的職位。他必須向上級主管述職，並且在犯錯時負責。成為無私且受管控的公共活動之後，醫學將可不斷精進；令身體的苦難解脫，它將重歸教會古老的靈性使命，成為教會的世俗翻版。與確保靈魂救贖的神父所形成的軍團相對應的，是憂心身體健康的醫師軍團。

另一個迷思循著一種推至極限的歷史反思而來。與個人生存條件和生活模式相關的疾病，會隨著時代和地點改變。在中古世紀，在戰爭與飢荒的時代，病患被迫在恐懼中逐漸耗竭（中風、癆病熱）；

然而，到了十六與十七世紀，人們對祖國懷抱的情感和為祖國獻身的義務，驟地減退；人們變得自私，並實踐奢侈饕貪的生活（性病、臟腑和血液堵塞）；在十八世紀，享樂是透過想像而達成；人們上劇院，閱讀小說，熱中清談，夜晚清醒，白天睡覺；因此引發歇斯底里症、慮病症、神經過敏症[32]。一個國家倘若無戰事，無火爆熱情，無遊手好閒者，便不會出現以上病症；尤其不會出現富有對貧窮施加的暴虐，亦不會陷入各種濫權。富人們呢？「浸淫在安逸享樂的生活當中，他們暴躁的傲慢，苦澀的怨恨，鄙視所有原則而衍生的種種濫用和踰越行徑，令他們成為各種殘疾的獵物；不消多時……他們的臉孔

30.　薩巴侯・德・拉維涅爾（Sabarot de L'Avernière），《致全國三級會議醫療立法見解》（*Vue de Législation médicale adressée aux États généraux*），1789，頁3。

31.　莫女黑在《論培養優良醫生之道》（*Essai sur les moyens de former de bons médecins*）（巴黎，1791）中提出醫療財務由教會收入支出的想法，但僅有在治療本地人時適用。

32.　馬黑（H. Maret），《論道德觀念如何影響健康？》（*Mémoire où on cherche à déterminer quelle influence les moeurs ont sur la santé*），亞眠，1771。

布滿皺紋，頭髮花白，疾病令他們過早死亡。」[33] 至於那些臣服於富人與國王的專制的窮人們，他們只認得讓他們生活淪於慘境的苛稅，讓屯積貨物者從中牟利的饑荒，衛生條件極差的居住環境，迫使他們「無法養家，或只能淒涼地養育孱弱不幸的後代」[34]。

易言之，醫師們的首要任務是政治的：對抗疾病，必須從向惡質政府宣戰開始；人只有先獲得解放，才能獲得完全、最終的痊癒：「除了醫生之外，還有誰應向人類揭發暴君呢？只因醫生以人作為獨特研究對象，他們鎮日在窮人家與富豪宅第、在常民百姓家和權高位重者府院、在茅屋與雕梁畫棟之間靜觀沉思，看透了人間悲慘的唯一來源就是暴政與奴役。」[35] 倘若醫學能發揮政治效力，它在醫療上就不再是不可或缺的了。在一個終獲解放的社會裡，不平等得以舒緩，且充滿和諧，那時醫生就只剩下過渡性的角色：為立法者和公民的身心平衡提供建議。此時便不再需要醫學院或醫院：「只要遵循簡單的飲食原則，教導公民節食，尤其讓年輕人明白儘管生活艱辛，快樂乃生命之泉，讓他們珍視海軍與軍隊中最嚴格的訓練，便能預防許多疾病，節省許多支出，增添許多新的便利措施……以推動最重要且最艱難的事業。」漸漸地，在這個年輕的城邦之內，因著它自身的健康而沈浸於幸福中，醫生的臉孔將逐漸消失，而人們的記憶深處，對於那個被國王與富人奴役，以至於窮困潦倒、疾病叢生的年代的印象，將幾近消退。

然而，這一切不過南柯一夢。關於一個歌舞昇平的城邦，一個人

類徜徉於大自然的幻夢，在那裡年輕人袒胸露體，永駐青春；熟悉的古代象徵，加上較晚近出現的，將大自然設想為所有原初真理形式沈思之處的主題：所有這些價值將迅速消逝。[36]

然而，這些夢想曾經扮演過重要角色：使醫學與國家的命運相繫，它們讓醫學以正面意義出現。不再停留於昔日樣貌，像是「對百萬種疾患沉悶而抑鬱的分析」，或是對於負面結果啟人疑竇的否認，醫學扛起了為人類生活重建健康、美德與幸福等正面形象的重責大任；它要宣導工作與假期節奏的搭配，要頌揚安靜的嗜好；要監督演出中朗讀的內容，以及演出是否符合真實；它也必須控制婚配不是單純為了性趣或出自一時的迷戀，而是奠基在令幸福可長可久的條件之上，並可為國家所用[37]。

33. 蘭特納斯（Fr. Lanthenas），《論自由對健康的影響》（*De l'influence de la liberté sur la santé*），巴黎，1792，頁8。

34. 如前引，頁4。

35. 如前引，頁8。

36. 身為吉宏德黨人（girondin, 又譯吉倫特黨人）的蘭特納斯曾經被列在褫奪公權名單上，後來才除名。馬哈（Marat）稱之為「可憐的愚人」。參見馬提耶茲（A. Mathiez）所著《法國大革命》（*La Révolution française*），卷二，巴黎，1945，頁221。

37. 參見甘訥（A. Ganne），《論人之身心或人類智慧增進研究》（*De l'homme physique et moral, ou recherches sur les moyens de rendre l'homme plus sage*），史特拉斯堡，1791。

醫學不應再縮限於關於治療疾病的知識與技術的匯集，它必須同時包括「健康人」的知識，也就是同時包括沒有病痛的人的經驗，以及何謂「模範人」的定義。在管理人類存在經驗時，醫學以規範的姿態出現，這不僅授權它得以宣揚如何過睿智生活的建議，也奠立它嚴格控管個人應與他生活於其中的社會維繫何種身體與道德關係的正當性。它自處於邊界區域，對現代來人說卻占據了至高無上的位置，在那裡，一種屬於生物組織的、平滑的、不帶情緒也毋需奮力的幸福，冠冕堂皇地與國家秩序、軍隊的威武雄風、人民的生育率和堅忍前進的工作步調，連成一氣。蘭特納斯這位夢想家，為醫學下了一個簡扼、卻承載著整部歷史重量的定義：「最後，醫學終將成為其所應然，即關於同屬自然與社會的人類的知識。」[38]

　　決定各種醫學知識形式要如何、及根據何種模式參照「健康」與「正常」的正向觀念是重要的。廣泛而言，我們可以說直到十八世紀末，醫學參照健康比參照正常的頻率高出許多；當時的醫學並不仰賴關於器官「規律」運作的分析，來找出器官哪裡違常、造成干擾的原因、如何能恢復運作等；那時醫學比較常參照的是疾病是否耗損精力、彈性、流動的品質，且必須恢復之。在這方面，醫學的實踐賦予飲食調節 —— 即所有主體需自我要求的生活飲食規則 —— 重要的地位。相反地，十九世紀的醫學，更多以正常而不是健康做為依歸；它按照器官運作或器官結構的類型，來形成概念並開處方；過去對醫師而言屬於邊緣、且純理論的醫學生理學知識，將成為所有醫學反思的

核心（克勞德・貝爾納即為一例）。再者，十九世紀生命科學的威望，及它所扮演的模範角色（尤其是對人文科學而言），並不是出自它與生物學概念的統攝及可轉移特性具有原生連結，更主要的原因，是這些概念事實上被部署在一個特殊空間中，而這個空間所具有的深層結構回應了健康與病態的對立。此後，當我們談論群體與社會生活、種族生活，甚至是「心理生活」時，人們想到的不僅是**組織化存有**的內在結構，而是**健康與病態的醫學雙極性**。意識的活著，展現在它可能衰變、縮減、脫離常軌、癲癇；社會的活著，展現在孱弱的社會會衰亡，而健全的社會持續擴張；人種是會逐漸退化的活著的存有；文明亦如此，多少次我們見證了文明之死。若人文科學顯現為生命科學的延續，是因為同時有生物學和醫學做為其基礎：人文科學無疑是透過轉移、引進，且經常藉由隱喻，而使用了生物學家形塑出的概念；但人文科學所設定的對象本身（人類、其行為、個人與社會的成就）賦予了自己一個按照正常與變態的區分原則、一分為二的領域。人文科學的特殊性質便來自於此，既無法脫離它在其中顯現的負向性質，又與它隱約確立為規範的正向性質相連。

38.　蘭特納斯，如前引，頁18。

譯註 ——————————————————————————

i.　　法文中的疾病（la maladie）為陰性名字，在此保留傅柯在原文中使用的陰性代名詞。

ii.　　法國大革命前兩百年、即十六至十八世紀舊政體期間，總督府在各地方大行政區設代理政府，由總督代理人（intendant）主責。

iii.　　當時一般科醫師的地位高於外科醫師，前者的培訓期比後者長，資格審核的要求也較為嚴格。

第三章

自由場域

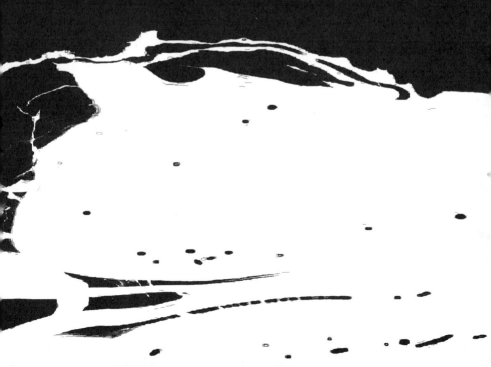

疾病的物種醫學與社會空間醫學之間的對立，因著二者獲得的共同結果擁有過於顯赫的威望，而逃過了當代人的眼睛：面臨觀看的嶄新要求，凡是模糊難辨的醫學體制都要被淘汰。事實上，這意味著必須構築一個完全開放的醫學經驗場域，以便讓病種的自然必要條件在其中完整顯現，毫無殘餘，亦無模糊之處；再者，這個場域也必須盡可能以全貌出現，並且內容簡練，以便形構一種關於某個群體健康的情形的忠實、窮盡且永恆的知識。如此，這個按照原初真理所重建的醫學場域，可在無礙且不失真的觀看下一覽無遺，場域中隱含的幾何圖像，就跟法國大革命所夢想的社會空間——至少是最初設想的版本——一模一樣：這是一種在其中的每一個區域皆為同質的組態，如一個由許多相同的點組構而成整體，每個點皆可與整體維持恆常的關係；亦即一個自由流通的空間，部分與整體的關係永遠是可置換及可逆的。

因此，在**政治意識型態**與**醫學科技**之間存在輻輳現象。藉此單一運動，醫生和國家統治者經常以類似的語彙——雖然為著來自不同根源的理由——要求撤除所有可能妨礙構成這個嶄新空間的事物：那些篡改了掌管疾病的特殊律法的醫院，它們也干擾了幾乎同樣嚴格的，規定財產與財富、貧窮與勞動之間關係的法律；那阻礙中央集權醫學意識形成的醫師同業公會，也防堵了聲稱臻至普世性，因而毋需任何限制的實驗自由；最後，是僅在理論結構中認出真實，並且把知識當作社會特權的醫學院。自由必須粉碎所有反對真理強大力量的桎梏。

一定存在一個可讓觀看擺脫束縛，使它不再受到真實即時法則牽制的世界；而觀看唯有在確保全權主導地位的情況下，才對真實忠誠，對真相臣服：觀看的目光是一種居高臨下的目光；縱使這樣的目光偶爾也會屈服，它仍主宰著它的主子們：「這是需要晦暗才能統治的專制政權，但散發著榮光的自由，唯有在所有照亮人們的光明的環繞下才能續存；暴君需在人民沉睡時自立為王，且讓自己融入人民當中……並非要教其他民族成為您政治威權或政府的從屬國，而是您天賦和智慧的臣屬者……對人民來說，有一種獨裁，並不會讓那些向它卑躬屈膝的人們抗拒它的軛：那就是天才的獨裁。」[1]

1789年至共和二年[i]間，引導著所有醫學體制改革的意識形態主題，是真實（le vrai）被賦予的至高無上的自由：統治自身的光，展現它雄偉的暴力，廢除特權知識的幽暗王國，建立沒有隔閡的觀看帝國。

1.　波阿西・東格拉斯（Boissy d'Anglas），《呈國家公民議會書》（Adresse à la Convention），共和二年雨月25日。引述自吉翁姆（M. J. Guillaume），《國家公民議會公共教育委員會會議紀錄》（Procès-verbaux du Comité d'instruction publique de la Convention），卷二，頁640-642。

一、醫療設施受到的質疑

國民大會行乞委員會之所以成立，是出自經濟學家和醫師的共同意念，他們評估，唯一可能醫治疾病的場所，是在社會生活的自然環境裡，也就是在家庭裡。在那裡，國家為疾病付出的代價降到最低；再者，因著人工介入而造成併發症、增加罹患其他疾病的風險，像是在醫院裡雪上加霜地染上生病的病這種荒謬的情形，也就隨之消失。在家中，疾病處於「自然」狀態，可順應它的本性，任自然的再生力量恣意發揮作用。親人觀看疾病的目光，有著源自善意的活力及出自殷切盼望的不張揚。被大剌剌地觀看的疾病，已經讓某種補正它的東西出現：「不幸……它的現身即刺激了善意的悲憫，在人們心中生成令它減輕、為它帶來撫慰的急切需求，並且，這些不幸之人在專屬收容所獲得的照顧，是利用個人善心布施財物的豐碩根源。萬一窮人被安置在醫院，所有這些資源都會停止……」[2] 無庸置疑，確實存在沒有家人照料的病患，也有其他窮到「擠在穀倉裡」生活的患者。必須為這些病患創建運作上可以取代家庭的「病患社區之家」，並且讓憐憫的觀看，能夠以交互的方式在彼此之間流轉；如此，不幸之人會「在他們同類之中尋得自然而然惺惺相惜的夥伴，至少他們彼此不會感到全然陌生」[3]。如此，疾病在各處都可以找到自然或幾近自然的場域：它便可以自由地順著原本的路徑發展，在它的真相中自我消除。

然而，行乞委員會的概念亦十分接近關於疾病的中央集權社會意

識。如果說家庭與不幸者的連結是基於一種憐憫的**自然義務**，國家與他的連結便是基於援助的**社會及集體義務**。那些不動如山的醫院基金會──正因著它們的惰性而創造了貧窮──應該要消失，以便增益國家財富，並使這些財富可被動用來為每個需要的人提供必要的救援。因此，國家必須要「為了國家利益而轉讓」醫院財產，接著把它們結合為一個「大公共體」。為了管理這個大公共體，需創設一個中央行政中心；它將成為國家永久的醫學經濟意識；它將普遍地察覺每一種疾病，並且立即指認出所有需求。即悲慘世界的巨眼。人們委任它撥付必要與充分的款項，減輕不幸之人的痛苦。它將為「社區之家」提供財務資源，以派送特別救助給照顧家中病患的窮困家庭。

兩個問題讓這個計畫失敗了。第一個問題有關醫院財產的轉讓，屬於政治與經濟性質。第二個問題則屬於醫學性質，關乎重大疾病和傳染疾病。

2.　布洛赫（C. Bloch）與圖泰（A. Tutey），《行乞委員會會議紀錄及報告》（*Procès-verbaux et rapports du Comité de Mendicité*），巴黎，1911，頁395。

3.　如前引，頁396。

國民立法議會（l'Assemblée législative）重新檢視財產國家化原則；它傾向僅徵收由財產獲得的收入，指定用作救助基金。但也不能全部交由單一中央行政機關來管理：那將會造成沉重的行政負擔，遠水救不了近火，且無法回應各地的需求。既然對於疾病與窮苦的意識必須即時並有效率，它就必須是一種隨特定地理環境而異的意識。就如在許多其他領域的事物一樣，國民立法議會從原本制憲議會（La Constituante）的中央集權制度，發展為一種類似英國那樣鬆散得多的制度：亦即主要由地方行政體系負責接管，它們必須敏於需求，自行分配所得；並且形成一個多層次的監控網絡。如此，便訂定了最終獲得督政府（Le Directoire）支持的救助社區化原則。

然而，如此委託給地方當局的去中央救濟制度，就無法再兼負刑事功能：因此，必須使救濟問題和懲處問題脫勾。特農[ii]為了解決比塞特[iii]和薩爾培特利耶[iv]的問題，要求國民立法議會創立一個「醫院暨拘禁之家」委員會，全面掌管醫療院所、監獄、遊民和流行病。國會反對這項提案，理由是這種做法「某種程度貶抑了位於階級最底層的人民，因為它把照顧不幸之人和監管罪犯的任務都交給同一批人」[4]。於是，疾病意識，及隨之而來的為窮人們準備的救濟意識，獲得了自主性；現在，它的對象是一種極為特殊的悲苦類型。相應地，醫生開始在救護組織中扮演決定性的角色。在分派救助的社會梯級上，醫師成為需求偵測員和判斷提供救助性質與程度的判官。救助資金的去中心化，授權了醫療施行的普及。我們可以在其中認出卡巴尼斯

（Cabanis）多次提出的想法，即醫生法官的角色；城邦必須將「人命」託付給他，而非「任憑江湖郎中和饒舌者擺布」；是由他來判斷「強權富貴者的生命，並不比弱勢貧賤者的生命來得更珍貴」；最後，他亦需懂得拒絕為「公共罪犯」[5]提供救助。除了醫學技師的角色，他亦扮演分配救助的經濟角色，以及在權力分配上，一種近乎司法的道德角色；他就這麼成為「道德與公共衛生的監督者」[6]。

在這個由多個醫療單位來擔負持續性監控工作的組態中，醫院必須有它的位置。對沒有家庭的病患來說，這是必要的；在傳染病與困難、複雜又「異常」的重症情況裡，醫院也是必需的，因為一般的居家醫學不足以處理。在這一點上，特農與卡巴尼斯再度發揮了明顯的影響。一般最常見的、盡是貧困烙印的醫院，成為地方上不可或缺的保護措施。保護健康的人對抗疾病；保護病患對付無知者的手段：必須「避免人民為自身錯誤所害」[7]；防護病患之間的相互感染。特農

4. 引自昂貝爾（J. Imbert），《法國大革命與帝國時期醫療法》（*Le droit hospitalier sous la Révolution et l'Empire*），巴黎，1954，頁52。

5. 卡巴尼斯（P.-J.-G. Cabanis），《醫學的確實程度》（*Du degré de certitude de la médecine*），第三版，巴黎，1819，頁135和頁154。

6. 如前引，頁146，註1。

7. 如前引，頁135。

著手計畫的是按照兩個原則劃分出不同區位的醫院空間：其一為「編類」（formation）原則，為每一個疾病範疇或疾病家族設置專門醫院；其二為「配置」（distribution）原則，即在同一家醫院中界定出應遵循的秩序「以編排約定應收容的病患種類」[8]。如此，家庭這個疾病的自然場所，便與另一種必須如微宇宙般複製病理學世界獨特組態的空間疊合。在那裡，在醫院醫師的目光之下，疾病將按照科、屬、種，被分門別類，而形成一個重建疾病本質原初配置的理性化領域。如此被設想的醫院，就可以「按每個病患病情的需求予以分類，以求其病情不因相鄰其他病患的病痛而加重，也不致造成院內或院外傳染的擴散」[9]。疾病在這裡遇見了自己的聖地，宛如它自身真相的強制居所。

在救助委員會的計畫中，有兩個並置的機構：一是日常機構，運用由醫療為主的區域型中繼站系統，藉由救助的分派，對社會空間進行持續性的監控；至於特殊機構的組構，則包含了許多純屬醫學、按照科學知識模式結構而成的不連續空間。如此，疾病便被一個雙重的觀察體系所捕獲：有一種觀看，把疾病混入、吸納在必須被消滅的社會悲慘整體裡面；另一種觀看把疾病孤立出來，以便更好地掌握關於它本質的真相。

國家立法議會把兩個未決的問題留給國家公民議會（la Convention nationale）處理：一個是醫院財產所有權的問題，另一個是關於醫院員工的新問題。1792年8月18日，國會宣布解散「所有宗教行會，以及由

神職或在俗男女所組成的教會團體」[10]。但是，當時大部分的醫院是由修會經營，或者像薩爾培特利耶醫院一樣，是由仿照修道院模式設計的在俗組織經營；這是為什麼行政命令中要加上：「即使如此，在醫院和慈善之家，同樣一批人將一如既往，以個人名義，在市政府和行政管理體系的監督下，繼續為窮人服務，為病人提供照護，直到救助委員會向國家議會提出需經不斷修正的最終組織辦法。」事實上，直到熱月政變[v]，國家公民議會仍然主要在思考以廢除的手段來解決救助和醫院的問題。吉宏德派黨人[vi]要求立即廢除國家救助制度，他們畏懼各地方的公社（les communes）把最貧窮的階級整合進政治結構中，害怕他們獲得分配救助資源的權利；對侯隆（Roland）來說，手動救助系統「是最危險的」：無疑地，行善可以且必須透過「私人募捐，但政府不應介入；它可能受騙，以致於無法救助，或導致救助困難」[11]。山岳派黨人[vii]要求廢除醫院，因為他們視之為將貧困制度

8. 特農（J. Tenon），《醫院紀實》（*Mémoires sur les hôpitaux*），巴黎，1788，頁359。

9. 如前引，頁354。

10. 杜維傑（Jean-Baptiste Duvergier），《法律全集》（*Collection complète des lois*），卷四，頁325。

11. 《國會檔案》（*Archives parlementaire*），卷五十六，頁646；引自昂貝爾（J. Imbert），《法國大革命與帝國時期醫療法》（*Le droit hospitalier sous la Révolution et l'Empire*），頁76，註29。

化的罪魁禍首，而大革命的最主要任務之一即在消除它，而令醫院變成無用武之地；針對為「苦難人類」而設的醫院，勒崩（Lebon）問道：「是否非要有一部分的人類生活於苦難之中？……請在這些收容所的門上方，放上宣告此處即將消失的招牌吧。因為，倘若大革命結束時，還有苦難在我們當中，革命事業就徒勞無功了。」巴黑禾（Bernard Barère）曾在討論共和二年花月[viii]二十二日法案時，說出了那句名言：「不再有布施，不再有醫院。」

　　隨著山岳派勝出，由國家組織公共救助，並緩步撤除醫療機構的構想，獲得優勢。共和二年憲法在人權宣言中宣告，「公共救助是一項神聖的債務」；花月二十二日法，則規定編纂一部「國家慈善總彙」，並組織鄉間救助系統。僅針對那些「居無定所，或無法接受居家救助的病患」[12] 設立健康之家。醫療機構國家化原則在1793年3月19日起便已確立，卻一直拖延到「多項公共救助行動經過完整、最終的組織」才開始實施，它在共和二年獲月[ix]十三日法當中，直接成為行政命令。醫療機構資產被併入其他國家資產，同在販售之列，而由國庫接手社會救濟事宜。地區辦事處將負責把必要的救助派送到宅。如此，疾病與貧困被徹底去醫療機構化的大夢，即使尚未被實現，至少已經開始被納入法律。貧窮是一個經濟事實，只要它繼續存在，社會救助體系就必須設法補救；疾病則屬個人意外，家庭必須為受害者提供必要照護以作為回應。醫院是一個過時的解方，無法回應貧窮的真正需求，而且它為處於悲慘境遇中的病人帶來汙名。必須創造出一個

理想狀態，讓人不再因為苦勞而精疲力竭，不再需要引導走向死亡的醫院。「一個人不是為了職業，不是為了醫院，也不是為了收容所而活：凡此種種皆令人憎惡。」[13]

二、執業相關法律與醫學教學

1707年3月的馬赫立（Marly）法令，規定了十八世紀一切醫療實務與醫生培訓的相關事項。目的是在杜絕招搖撞騙的江湖郎中、庸醫，「以及缺乏資格、毫無能力卻行醫的人們」；與此同時，必須重新組織多年來陷入「極度廢弛」的醫學院。按照規定，從今以後，法蘭西王國裡全部擁有、或曾經擁有醫科的大學，都必須教授醫學；原本無限期出缺的教席必須盡快釋出，以便甄選、補齊；學生必須研習三年，藉由每四個月正式註冊的嚴格把關，才能取得文憑；每年必須通過資格考試，逐年取得業士、學士和博士學位[x]；他們必須修習解剖學、化學與草藥藥劑學、植物示範解說等課程[14]。在這些條件下，

12.　　1793年3月19日法。

13.　　聖－局斯特（Saint-Just），收錄於布薛（P.-J.-B. Bûchez）與胡（P.-C. Roux），《國會史》（*Histoire parlementaire*），卷三十五，頁296。

14.　　法令第一、六、九、十、十四及二十二條。

法令第二十六條規定「未取得醫學學士學位者，即使不收費，都不得行醫，亦不得開藥」；條文中還加上——醫學院校為了重整所付出的代價，換得了最至關緊要的成果：「所有神職人員，無論是否屬於托缽修會，皆屬前述條文所禁止之對象。」[15] 在該世紀末，至少針對四點，出現異口同聲的批評：江湖郎中持續蓬勃；學院教條式的傳授無法回應實務現場的要求及新的研究發現（在那裡只教授理論；數學和物理都沒有獲得重視）；有太多醫學學派，以至於各地教學品質不盡令人滿意；貪贓枉法的情形十分猖獗（有人霸占教職與公職；教授們私自收費上課；學生們用錢買通考官，而且讓操勞求糊口的醫師幫他們寫論文），這使得念醫科十分昂貴，更何況新科醫師為了接受臨床實務訓練，還必須付費跟著享有聲望的臨床醫師巡診[16]。法國大革命期間因而出現兩種訴求：第一種傾向更嚴格地限制執業權；第二種則傾向更嚴密地組織大學課程。但兩種訴求皆與達成廢除行會、行會管理委員會，及關閉大學的整體改革運動背道而馳。

自此，在知識的重新組織、廢除特權、與有效監控國家衛生的要求之間，便產生了張力。醫學的目光，及藉由醫學而得以施展的政府的目光，它們在自由觀看公民的時候，如何能在充分戒備、發揮效能的同時，不至於受制於醫學知識的深奧難解和社會特權的刻板僵化？

首先遇上的問題是：醫療可以是一種不藉由任何行會法規、執業禁令或職能特權以獲得保障的自由業嗎？一個國家的醫療意識，可能和它的公民或道德意識一樣具有自發性嗎？醫師們在捍衛組織行會的

權利時，強調他們不是為了爭取特權，而是出自合作的需要。醫療體系一方面與政治體系區隔，因為它並不尋求限制他人的自由，也不強制公民遵守法律或義務；它僅對自己施加強制命令；它的「管轄權範圍集中於內部」[17]；但是，它也有別於其他職業，因為它並不以維繫曖昧不清的權利和傳統為目的，而是為了檢核與傳播知識：倘若缺乏一個組織化的機關，甫升起的火光將瞬間熄滅，每位醫師的經驗都將付諸東流，無人受益。聚集在行會裡的醫師們彷彿如此宣誓：「我們欲以完備的知識強化自身，且從中獲得啟發；我們當中較弱的成員，將可以被較優秀的成員補正；聚集在共同的治理之下，我們將不斷地被激勵去尋求超越的動力。」[18] 意即，由醫師們組成的整體，它自我

15. 法令第二十六及二十七條。完整的馬赫立法令，引述自吉禮貝爾（J. E. Gilibert），《醫藥的無政府狀態》（L'Anarchie médicinale），紐沙提勒，1772，卷二，頁58-118。

16. 參見前面引述的吉禮貝爾（Gilibert）；提耶西（Fr. Thiery），《一名愛國者對法國醫學的心願》（Voeux d'un patriote sur la médecine en France），1789：這文本寫作時間應該在1750年，但遲至全國三級會議舉行時才出版。

17. 龔堂（D.-M. Cantin），《呈國家公民議會改革計畫》（Projet de réforme adressé à l'Assemblée Nationale），巴黎，1790，頁14。

18. 如前引。

批判的程度更甚於自我保護，但這個整體必須存在，才能夠保護人民免於自身幻想及密醫的欺騙[19]；「倘若醫師與外科醫師在社會中形成一個必要的整體，他們職責的重要性將迫使立法當局必須特別設想出一套避免濫權的方法。」[20] 一個欲使國民免於醫療錯誤及錯誤所導致的病痛的自由國家，不能授權醫療恣意執業。[xi]

事實上，即使是吉宏德黨派中最擁護自由主義的人士，都沒有任何人想要完全解放醫療實務，把它讓渡給毫無控制的自由競爭制度。馬修·傑侯自己在要求廢除所有已組織化的醫療機構時，仍想在每個省份建立一個專門法庭來審判「所有未曾通過能力驗證卻混進醫療體系的個人」[21]。但是，醫學執業的問題又與另外三個問題息息相關：行會的全面廢除，醫學學會的消失，以及影響最大的大學醫學院的關閉。

一直到熱月政變，已經有無數個醫學院的重組計畫。它們可以被分成兩大類，一類預設了大學體制結構的續存，另一類則遵循1792年8月17日的行政法令。在「改革派」這一組，我們經常看到必須消弭地方特殊性的想法，方法是廢除那些發展不良的小系所，人數和能力都不足的教授們，在那裡發送或販賣考試證明與學位文憑。幾個重要學院則提供全國性教職，前來應徵的都是最優秀的教師；他們所培養出的醫學博士的品質，不會有任何人提出質疑；國家考試和輿論檢驗便能有效地扮演監督角色，使知識與醫療意識的創生，終於能夠符合國家的需求。提耶西估算四所醫學院已綽綽有餘；賈洛（Gallot）則認為

僅需二所，再加上幾間傳授較淺顯醫學知識的醫事專門學校[22]。修業時間也必須加長：賈洛認為需要七年，龔堂認為需要十年；這是為了今後要把數學、幾何學、物理學和化學等[23]，所有與醫療科學具有有機關係的學科，都納入學習課程。但更重要的，是必須設想一套實務教學。提耶西想要設立一間相對獨立於學院的皇家研究所，專門為年輕醫師中的精英提供以實務為主的進階強化訓練；在國王花園中將創設一家類似醫院附設實習所的機構（可以利用緊鄰在旁的薩爾培特利耶醫院）；在那裡，教授一邊巡視病患一邊上課；學院將滿足於僅派任一位攝政醫師來負責研究所的公部門甄試。龔堂建議，醫師候選人一旦獲得基礎知識，就應該輪流被派往醫院和鄉間執業醫師的診所；

---

19. 卡巴尼斯（P.-J.-G. Cabanis），《醫學的確實程度》（*Du degré de certitude de la médecine*）。

20. 賈德羅（Nicolat Jadelot），《致國會諸公增進醫學教學之必要暨方法書》（*Adresse à Nos Seigneurs de l'Assemblée Nationale sur la nécessité et le moyen de perfectionner l'enseignement de la médecine*），南錫，1790，頁7。

21. 如前引，頁29。

22. 提耶西，如前引；賈洛（J.-P. Gallot），《綜觀治療藝術之重建》（*Vues générales sur la restauration de l'art de guérir*），巴黎，1790。

23. 提耶西，如前引，頁89-98。

這是因為到處都需要人手，而且，在各地接受照護的病患當中，鮮少需要非常優秀的醫師來治療；藉由在法國各地進行這樣的醫療巡迴，未來的醫師們將會受到最多樣的訓練，學習認識各種氣候下的特有疾病，以及最能成功治療這些疾病的方法。

於是，實務培訓與學院的理論教學便被清楚地分開。即使（如我們隨後將看見）醫學已經掌握了允許它定義臨床教學單元的概念，改革派仍然未能提出一種屬於機構的教學版本：實務培訓並非抽象知識的單純應用（倘若如此，只要把實務教學工作託付給學院教授即可）；然而，實務也無法成為開啟醫學知識之鑰（這知識唯有在他處被判定為既定事實之後，才可能成為學習對象）；這意味著，實務教學其實是根據屬於社會群體的醫學規範而被界定，而學院理論知識的養成，卻不脫離與物種理論有某種親緣性的醫學。

頗為弔詭的是，以社會應用為主要考量的實務訓練，幾乎完全交由私人機構經營，國家僅針對理論教學進行控管。卡巴尼斯希望所有在醫院任職的醫師都能獲准「按照他認為最佳的課程規劃開設學校」；唯有這位醫師自己能為每個學生設定所需要的修業年限；對某些學生來說，兩年已經足夠；其他的，比較沒有天分的學生，則需要四年；由於是出自個人意願，這些課程當然需要付費，而且由教授自己訂定費用標準；無疑的，倘若這位教授聲名遠播，課程極受歡迎，他的費用可能極為昂貴，但這並不會造成任何不便：「受到各式動機鼓舞而形成的良性競爭，最終都能令患者、學生和科學受惠」[24]。

改革派的思想結構頗為奇妙。我們聽到把社會救助交由個人力量挹注的意見，而把較為複雜的、彷彿具有特權地位的醫療，保留在醫院當中；而教學的樣態則恰好相反：大學裡的教學屬於公共的義務教育；醫院裡的教學則變成是私人的、競爭的、付費的教學。這是因為知識獲取的規範和專業覺察培育的規則，尚未重合：觀看方式與教導觀看的方式，還沒有銜接。醫療實務場域被分成兩半，一邊是完全開放的自由領域，也就是居家診療，另一邊是一個封閉的場所，封鎖在它所揭露的物種的真理當中；學習場域二分為傳授知識的封閉領域，與真理在其中自行表述的自由領域。醫院則輪流扮演這雙重角色：對醫師的目光來說，這裡是彰顯系統性真理的場所，對形塑知識的大師而言，它是可以自由進行實驗的地方。

1791年8月，大學關門；9月，國家立法議會解散。這些複雜機構的曖昧性質將會被消解。吉宏德派黨人推崇一種藉由其運作本身便能自我節制的自由；所有曾受益於舊有事物秩序的人們，都來襄助這個立場，他們盤算著，在缺乏任何組織的情況下，儘管不一定能恢復特權，至少可以再度發揮昔日的影響力。像莒宏‧梅奕安（Durand

---

24.　卡巴尼斯（P.-J.-G. Cabanis），《醫院觀察報告》（*Observations sur les hôpitaux*），巴黎，1790，頁32-33。

Maillane）這樣的天主教徒，兜努（Daunou）或席暉司（Sieyès）等昔日在俗司鐸修會[xii]成員，或折衷派如傅夸（Fourcroy），都是科學與藝術教學極端自由主義的支持者。就他們看來，龔多謝（Condorcet）計畫威脅要重建一種「令人生畏的行會」[25]；可能令甫廢除的「哥德式大學與貴族式學院」[26]重生；自此，無庸等待多時，即將連結成一個「或許比人民理性甫推翻的那個更令人生畏的」聖職網絡[27]。個人發起的行動取代了行會主義，把真理帶到所有它可以獲得真正自由的地方：「把天才所需要的全部權力和自由還給他；宣告他可享有無時效限制的權利；慷慨施予各地對自然瞭若指掌的譯者公開的榮譽和獎賞；不要把容易熄滅的知識火光，限縮在狹隘的小圈子裡。」[28]不要機構，只要給予充分自由，「凡在文學藝術方面學識淵博的公民，都可以在法蘭西共和全境之內的每個角落傳授知識」。除了年齡、經驗、公民的崇敬之外，不再需要任何考試或文憑作為專業能力的證明。凡是想教授數學、藝術或醫學者，只須向市鎮政府申請公民證和清廉證明：如果該人有需要，且值得受到幫助，他也可以向地方政府部門申請借用教學與實驗器材。這些自由傳授的課程，將在徵得教師同意的情況下，由學生支付學費；但是市鎮政府可以發送獎助學金給值得接受幫助的學生。在經濟自由主義的競爭體制當中，教學與希臘古老的自由概念重新發生連結：知識自發地藉著聖言傳遞，而內存至高真理的聖言會得勝。彷彿是為了給予自己的夢想一種無法抵達的鄉愁印記，也像是為了賦予它一個更希臘式的，以便使人無法攻擊其意

圖，因而更容易隱藏其真正目的的縮寫名詞，傅夸在教學二十五年後提出建議說，累積長年教學經驗且備受尊崇的教師，在他們漫長的晚年，應該被奉養在公共會堂[xiii]裡，就像最終被一個更美好的雅典所認納的蘇格拉底們一樣。

弔詭地，反而是山岳派黨人及與侯貝斯皮耶[xiv]最親近的那群人，捍衛與龔多謝計畫相近的想法。在勒裴勒提耶（Le Pelletier）被暗殺之後，他的計畫由侯貝斯皮耶重新提出，然後候姆[xv]（在吉宏德派失勢以後）也提出類似的計畫，他們都規劃了由中央集中管理的教學體制，其中的每一個環節都由國家控制；就連山岳派裡都有人擔心「有人建議要把新生代關在四萬個城堡當中」[29]。公共教育委員會委員布齊耶

25. 莒宏・梅奕安（Durand Maillane），吉翁姆（J. Guillaume），《國家公民議會公共教育委員會會議紀錄》（Procès-verbaux du Comité d'instruction publique de la Convention），卷一，頁124。

26. 傅夸（A.-F. Fourcroy），《科學與藝術自由教學報告》（Rapport sur l'enseignement libre des sciences et des arts），巴黎，共和二年，頁2。

27. 如前引，頁2。

28. 如前引，頁8。

29. 聖福瓦（Sainte-Foy），《山岳報》（Journal de la Montagne），第29號，1793年12月12日。

xvi，在賈可邦派黨人xvii的支持下提出一個折衷方案，既不像吉宏德派黨人的版本那麼無政府主義，也不像勒裴勒提耶和侯姆的版本那麼嚴格。他在「公民不可或缺的知識」和「社會所需的知識」之間做出重要區分；倘若公民缺乏前者，則無法成為自由人，因而國家必須給予公民教育，正如它必須賦予他自由一般；對於後者，國家「必須盡力扶植，但立場不可同於前者，它不應組織、也不應控制這些知識的發展；因它們服務於集體，而不是為了培育個人」。醫學跟科學、藝術一樣，都屬於這類知識。全國有九個城市將創立衛生專業學校，每所學校有七名「教員」；但巴黎的那所擁有十四名。此外，「一名衛生官員將在專為婦女、兒童、瘋子和性病患者開設的醫院裡授課」。這些教員將支領國家薪水（年薪3,500古斤銀），並由「與公民站在一起的區政府行政官們」[30] 所選派的評審團遴選。如此一來，公共意識將可在這樣的教學中自由表達，並獲得它所預期的效用。

當熱月政變來臨，所有醫院資產被國有化，行會被禁止，學會和學院被廢除，大學、連同醫學系所和專科學校，都不復存在；但國家公民議會議員並無暇讓他們已通過的救助政策正式實施，亦未能限制醫學自由執業，或界定何謂執業所需的職能，遑論確立醫療教學形式。

此等困難不免令人感到驚訝，只要稍微想一下，上述每一個問題在十多年當中都曾經被充分討論，並有各式各樣的解決方案被提出，在在顯示早已出現了針對這些問題的理論意識；更何況，立法議會早

就已經確立了從熱月政變到執政府（Le Consulat）時期人們再度提出的解決方案中所內含的基本原則。

在這一整個時期之中，欠缺一種必要結構：這個結構原本可以統整已經由個別觀察、病例檢查、疾病日常實踐所界定的經驗形式，以及理應更適合在醫院裡，而非在大學系所內或在疾病行經具體世界的完整路徑上傳授的教學形式。人們不知如何以話語重建只能藉由目光看見的已知事物。**可見**之物，非**可說**之物，亦非**可傳授**之物。

即使醫學理論在半世紀以來已有許多改變，也出現大量嶄新的觀察結果，但醫學所指向的對象型態仍然是相同的；認識及知覺主體的位置維持不變；概念的形成仍是依據同樣的規則。或者應該說整體醫學知識遵循二種規則：其一，是根據病態物種疾病分類圖表，進行詳細的個別而具體的覺察；其二，是一種屬於氣候與地方醫學的全面而持續的量化紀錄。

醫學教學與技術層面的全面重組，因著一個核心缺陷而遇到障礙：缺乏一個一致且統一的嶄新模式，以形構醫學的對象、知覺與概念。若想實現這樣的深層變革，意味著醫學的政治與科學體制必須合

30.　傅夸，如前引。

一。然而，大革命時期的改革派分子僅促成理論主題形式上的統一，事後再根據這些主題重新組合業已建立的知識元素。

這些浮動的主題，令醫學知識與實踐的統一性成為必要；它們為統一性指出了一個理想境地，但自身卻也成為實現這個理想境地的主要障礙。存在一個透明、無隔閡，向著受過訓練、但擁有特權與能力的目光徹底開放的領域的想法，驅散了它自身在面對被賦予權力的自由時所遭遇的困境：在自由之中，疾病必須讓自己現身為未曾改變的真相，並且在沒有攪擾的情況下，讓醫師看見；值此故，在醫療上投注資源，又反過來受其教導及監控的社會，必將不再受疾病的侵擾。這便是**自由觀看**的偉大神話，它在對**發現**（découvrir）保有忠誠的同時，獲得了**毀滅**（détruire）的效能；被純化的目光帶來純淨；掙脫陰影之後，它驅散陰影。啟蒙運動中隱涵的宇宙論意涵在此仍然發揮作用。我們才剛開始指認它究竟擁有何種權力的醫學目光，尚未從臨床知識中取得新的執業條件；它不過是啟蒙思潮辯證中移轉到醫師眼睛上的一個片段而已。

出自一種與現代醫學命運相連的效應，在大部分人們的心目中，臨床將繼續被認為隸屬於啟蒙和自由，這兩個事實上迴避它的主題，而較不會被歸類在實際上讓它誕生的逐步推理結構中。人們很自然地認為臨床是在這自由的園地中生成，在那裡，醫師和病患出自共同意願齊來相會，在那裡，當理論靜默的時刻，僅憑藉著觀看的通透清明便能進行觀察，亦是透過這觀看，從大師到徒弟，經驗的傳承盡在不

言中。就在這個把臨床的豐碩果實，歸功於科學、政治和經濟自由主義的歷史版本勝出的同時，人們忘卻了多年以來，恰是意識形態主題阻礙了臨床醫學的組織發展。

i. 法國大革命後，於1792年9月22日正式成立法蘭西第一共和國，該日即為共和元年元月一日，共和二年即西元1793年9月22日至1794年9月21日。

ii. 賈克·特農（Jacques Tenon, 1724-1816）法國著名外科醫師，曾為皇家科學院成員，大革命時期曾任國家立法議會代表，並擔任公共救助委員會主席，主持法國首次全國性的醫院調查研究。目前位於巴黎二十區的特農醫院，在1870年興建時，即按照他在著作《巴黎醫院紀實》中的規劃而創設。

iii. 比塞特醫院（Hôpital Bicètre）位於巴黎南部近郊，目前行政區域屬於馬恩河谷省克姆林－比塞特（Kremlin-Bicètre）市內。比塞特在十三世紀時先後是國王和主教領地。1632年，路易十三下令在已頹圮的堡壘和城堡上興建傷兵醫院，後來陸續用作孤兒院、收容所、監獄、精神療養院等。目前隸屬於巴黎市立聯合醫院，以神經科、精神科和內分泌科著名。

iv. 座落於目前巴黎十三區的薩爾培特利耶醫院（L'Hôpital de la Salpêtrière）是巴黎第一家大型醫院，於十七世紀中葉由彈藥庫改造而來。初期曾關押乞丐、精神病患等社會邊緣人，1684年起亦成為女性罪犯的專屬監獄。法國大革命爆發後，醫院部分完全停止運作，但院中塞滿了罪犯和精神病患，關押人數最多時曾高達一萬人。1964年與鄰近的憐憫醫院（L'Hôpital de la Pitié）合併為憐憫－薩爾培特利耶醫院（L'Hôpital de la Pitié-Salpêtrière）。

v. 熱月（Thermidor），原意為法國大革命時期訂立的法蘭西共和曆的第十一個月，相當於7月19至20日至8月17至18日。此處指的是發生在共和國第二年熱月 8至10日，也就是1794年7月26至28日間爆發的政變，通常被稱作「熱

月九日政變」，為法國大革命重要分水嶺。此政變爆發的主因，乃共和元年間，許多吉宏德黨派（Les Girondins）中傾向善待皇室與貴族成員的溫和改革派黨人，遭到激進改革派賈可邦黨派（Les Jacobins）的恐怖追殺。隔年熱月，當時賈可邦派主要領袖侯貝斯皮耶（M. Robespierre）繼而提出一項嚴格審判共和國敵人的法令，即牧月22日法令（俗稱大恐怖法），但反遭反革命派密謀推翻。不久侯貝斯皮耶與二十一位親信，以及七十多名巴黎公社成員陸續被補，並遭到處決，自此史稱「大恐怖」時期落幕，資產階級與親貴族的溫和派重新掌權，國家公民議會亦進入了所謂的熱月公民議會（Convention thermidorienne）階段。

vi. Les Girondins常譯為吉倫特派，但此音譯與法語發音不符，因而採用與原發音較接近的吉宏德派黨人，是法國大革命時期參與推翻王朝的黨派之一，因主要領導人物來自法國西南部吉宏德省而得名。黨派成員主要的政治立場支持有限度的民主共和，十分抗拒底層階級參與民主決策過程。

vii. 山岳派黨人（Le Montagnards）為法國大革命時期國會中左翼黨派成員。大革命時期的國家立法議會上，主要對立的兩大黨派為吉宏德黨與山岳黨派，前者成員主要為政治立場較為開放的貴族與資產階級，信奉自由主義與共和精神，但主張對王室寬容；山岳派則較為激進，認為政策與資源分配應該更加考慮社會底層的人民。山岳派名稱來源的一個說法是，法國國會座位配置為階梯式，激進左派黨人都坐在左上方，而得其名。吉宏德派則被稱為平原派。

viii. 共和曆第八個月，相當於4月20或21日至5月19或20日。

ix. Messidor共和曆第十個月，相當於6月19或20日至7月18或19日。

x. 此處提到的三種學位為法國舊時大學每年修業完成，通過結業考試所頒發的學位，不同於現代法國大學體制頒發的各級修業證書。Bachelier現在指的是

通過高中畢業會考，取得大學申請入學資格的考生；Licence是大學第三年修業完成並通過考試時頒發的學位；Docteur，則為大學第四年maîtrise學位取得後，才有資格申請的博士研究學位。由於法國大學學制不同於台灣慣用的美國學制，並無相對應的學位名稱，暫譯為業士、學士、博士。

xi. 傅柯在此處連續用了三次字面意義為「自由」（libre）這個形容詞，分別指涉公民、國家和醫療，按照連結的介系詞及行文脈絡的語意，無法統一譯詞，在此分別譯為「免於…」、「自由」和「恣意」。

xii. Oratoire是聖菲利普‧內立（Philip Neri）於十六世紀羅馬創立的天主教在俗司鐸修會，此修會成員（oratorien）跟一般需要宣誓過禁慾、簡樸生活的神父不同，以在俗身分宣教。

xiii. 古希臘時期，公共會堂（Le Prytanée）是城邦中集政治、宗教、司法等重要功能的公共場所。

xiv. 侯貝斯皮耶（Maximilien de Robespierre, 1758-1794），法國律師、政治家，是法國大革命時期左翼山岳派最重要的領導人之一，為賈可邦俱樂部創始成員，但也是大革命時期最具爭議性的政治人物。他提倡自由、平等人權，主張解放奴役制度，讓底層階級人民、有色人種參與共和民主決策過程。然而，在國家公民議會的公共安全委員會主政時，主張對政治異議者（所謂「共和國敵人」）採嚴刑峻法，而被視為恐怖統治主要首腦。

xv. 夏爾勒－吉爾貝‧侯姆（Charles-Gilbert Romme, 1750-1795），法國大革命時期重要政治人物，較為人所知的事蹟包括負責起訴國王路易十六，創制法蘭西共和曆等。

xvi. 嘉布里耶爾‧布齊耶（Gabriel Bouquier, 1739-1810），法國詩人、畫家，政治人物，法國大革命時期國家公民議會議員，負責統籌教育事務。

xvii. 賈可邦派黨人（Les Jacobins）為法國大革命時期最重要的全國性政治社團

「賈可邦俱樂部」（Club des Jacobins）成員的簡稱。最早於1789年4月底，由即將參與路易十六在凡爾賽召開的全國三級會議的布列塔尼代表所創立，名曰布列塔尼俱樂部（Club breton），隨即向其他區域代表開放，因聚會地點位於巴黎市中心的賈可邦修道院而得其名，可謂籌謀、推動法國大革命的思想與行動核心。最初，俱樂部的目的是為了提供支持共和思想的全國制憲議會代表們，在每次會議前事先討論、交換意見的場合。俱樂部擴張迅速，在1789年12月，會員數目已從一開始的兩百名成長到逾千名，1790年10月起，並出版刊物《憲法之友會》（Sociétés des amis de la Constitution），刊物編輯臺亦擔任全國會務協調及決策角色。賈可邦俱樂部在國會影響力的全盛期在1792到1794年間，1793年末，全法有近六千個結盟社團。1794年11月，隨著俱樂部基進左派領袖侯貝斯皮耶在該年7月爆發的熱月政變中失勢，被送上斷頭臺，此組織亦頓然瓦解。

第四章

臨床的年歲

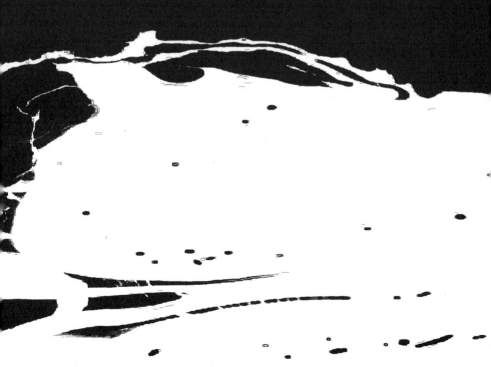

直接在病患床畔學習醫學知識的原則，不早於十八世紀末。許多（倘若不是所有的）醫療改革，都是以作為知識首要來源及恆定規範的臨床經驗之名而推動。而不斷改變的，是讓臨床經驗發生、將它銜接成可被分析要素，並形成系統化闡述的篩選標準。改變的不僅是疾病名稱和症狀叢集，也包括運用在病患身上的基礎知覺規則，觀察所朝向的對象場域，醫師目光所及的表面和深處，以及指引目光的整個導向系統。

　　然而，從十八世紀開始，醫學在訴說自身歷史時出現了一種傾向，彷彿病患的床向來都是一個恆常且穩定的經驗場域，而與此對立的，是不斷在變動中的理論和知識體系，它們以抽象思辨遮蔽了臨床顯然事實的純粹。彷彿理論面向才是促成持續改變的元素，是令醫學知識開展它所有歷史變異的起點，是衝突與消翳之地；彷彿是在理論元素中，醫學知識彰顯了它脆弱的相對性。反之，臨床似乎一直是令醫學知識正向累積的元素；彷彿是對病患恆久的觀看，這已行之千年、卻又每時每刻不斷更新的關注，才讓醫學不至於因為它一個又一個的理論臆測而完全消失，而能確保它的續存，並逐漸獲得一種確定，又未曾竟全的真相的面貌。簡言之，彷彿是這樣的觀看，令醫學得以在歷史喧嘩的情節下、在延續的歷史性中順利發展。醫學彷彿讓真理與時間，在臨床的不變之中結合。

　　據此，便出現了十八世紀末、十九世紀初醫學史中所匯集的，一切帶著神話色彩的敘事。人們說，在臨床之中，醫學找到了它源生

的可能性。在人類誕生的黎明，在一切虛妄的信仰和所有體系出現以前，醫學已經完整地進駐苦痛與令苦痛緩解的立即關係當中。但是這樣的關係出自本能和感受性的成分，更勝於出自經驗；它是在個人進入社會網絡之前，由他自己為自己所建立的關係：「病患的感受性教導了他什麼樣的姿勢可以讓痛苦減輕或更加折磨。」[1]

正是這種並非以知識作為中介而建立的關係，被健康之人察覺到；這樣的觀察本身並不是為了獲得一種未來可用的知識而做出的選擇；它甚至連意識的覺醒都不是；它是在立即、盲目的情況下完成：「一個隱密的聲音在此對我們說：靜觀自然」[2]；當這樣的觀察不斷重複發生，又在人與人之間傳遞之後，它才變成一般意識形式，每個人同時是它的主體和客體：「所有的人都在毫無區別地實踐這樣的醫學……每個人獲得的經驗傳遞給其他人……這樣的知識由父傳子」[3]。在成為知識以前，臨床曾經是人類與自身的一種舉世皆然的普遍關係：這是醫學極致的幸福時代。當書寫與祕傳被開創之後，醫學知識

1. 龔堂（Cantin），《呈國家公民議會改革計畫》（*Projet de réforme adressé à l'Assemblée Nationale*），巴黎，1790，頁8。

2. 如前引。

3. 寇克立‧雷特森（J. Coakley Lettson），《醫學源起史》（*Histoire de l'origine de la médecine*），法譯版，巴黎，1787，頁7。

只在一個特權群體中散布，而觀看與話語之間立即的、無障礙亦無界限的關係被拆散，此即衰敗的開始：我們曾經知道的事物，不再向他人流傳，只通過深奧知識的祕密傳承，保留給醫療實務所用[4]。

無疑地，在很長的一段時間裡，醫學經驗曾經保持開放，並且知道怎麼在觀看與知識之間找到可以避免錯誤的平衡：「在久遠的年代，醫療藝術直接在它的對象面前傳授，而年輕學徒在病患床邊學習醫學這門科學」；學徒經常直接住在醫師家中，學生早晚伴隨老師訪視他的顧客[5]。希波克拉底大概是這種平衡的最後見證人，同時也是最曖昧的代表人物：西元第五世紀的希臘醫學基本上就是這種普世、立即臨床的法典；它形成了最初對於臨床的全部意識，就此而言，它也會跟最初的經驗一樣「簡單而純淨」[6]；但正因為它將臨床經驗組織成系統化體系，以便「增益」並「精簡求學歷程」，一個嶄新的面向便被引入醫療經驗中：一種可以按照字面述說、但盲目的知識面向，因為它欠缺觀看。這種不觀看的知識，是所有錯覺的根源：一種被形上學纏身的醫學就此成為可能：「在希波克拉底把醫學化約成體系之後，觀察被放棄，而哲學被引進。」[7]

這便是讓漫長的醫學體系史得以發生的屏蔽過程，裡面充滿了「許許多多彼此對立和矛盾的各種派別」[8]。正為此故，歷史自我銷毀，碩果僅存的只有時光毀滅的標記。然而，在毀滅的歷史之下，另一段歷史保持警醒，它對時間更為忠誠，因為更接近起源的真理。在它之中，不引人察覺地匯集著臨床暗啞的生命。它寓居於「思辨

理論」[9]之下，維持醫療實務與知覺世界的接觸，為它開啟真理的立即景象：「自古至今，都曾存在這樣的醫師，他們藉由人類精神自然而然就擁有的分析能力，便可從病患的外觀推論出他個人獨有的特性，因而僅專注於研究症狀……」[10]。靜止不動，但總是最貼近物的臨床，推動了醫學真正的歷史性運動；臨床使體系黯然失色，但這經驗在拆穿體系虛妄性的同時，卻也為它累積著真理。如此，便織構著一種豐饒的連續性，它確保病理現象「在不同世紀中，都能保有這項

4. 如前引，頁9-10。

5. 莫思卡提（Moscati），《論實務醫學之系統運用》（*De l'emploi des systèmes dans la médecine pratique*），法譯本，史特拉斯堡，共和七年，頁13。

6. 馬鴻（P.-A.-O. Mahon），《臨床醫學史》（*Histoire de la médecine clinique*），巴黎，共和十二年，頁323。

7. 莫思卡提，如前引，頁4-5。

8. 如前引，頁26。

9. 德哉梅里斯（J.-E. Dezeimeris），〈臨床〉（Clinique），《醫學史辭典》（*Dictionnaire historique de la médecine*），巴黎，1828，卷一，頁830-837。

10. 黑緤特（J.-B. Regnault），《國家醫學機關評論》（*Considérations sur l'État de la médecine*），巴黎，1819，頁10。

科學永不間斷的均一性」[11]。對立於隸屬否定的批判時刻的體系,臨床是知識的正向時刻。不需要創造臨床,只需重新發掘它:它早已經和醫學的最初形式同時出現;它構成了醫學的完滿狀態;因而只需否定那些否定它的,毀滅那些相對於它而言是虛無的──即體系的「威望」──最後,應任由它「享有它應有的權利」[12]。那麼,醫學將會與它的真理齊平。

這類常見於十八世紀末的理想敘事,必須要參照晚近臨床機構與臨床方法的設立,才能被真確的理解:這個敘事同時賦予它們普世性與歷史性地位。敘事彰顯了它們擁有在實際上只有負向事件──遺忘、幻象、遮掩──的連續歷史發展中,令永恆真理恢復其地位的價值。事實上,這種重寫歷史的方式本身,迴避了更加複雜的歷史。說它遮蔽了這段歷史,是因為它服膺於這個詞的舊有用法,而把臨床方法化約為任何一種個案研究;藉此,它授權了所有日後的簡化看法,認為應把臨床視為單純的個人檢查,彼時如此,今日亦然。

為了瞭解臨床經驗的意義與結構,首先必須重新撰寫能夠呈現臨床經驗如何在其中致力於組織工作的醫療體制史。一直到十八世紀最後的那些年,這段歷史仍然只是以接續年表的方式做極為有限的呈現。

1658年,法蘭絲瓦・德・拉・伯耶[i]在萊頓醫院(hôpital de Leyden)[ii]設立了一間臨床學校:據此,他出版了一部題為《醫院學院》(*Collegium Nosocomium*)[13]的評論集。他最著名的繼承者是布爾

哈弗ⁱⁱⁱ；然而，極可能在十六世紀末的帕多瓦^{iv}已經開始有臨床講座教授教席。無論如何，主要是由布爾哈弗和他的弟子們，從十八世紀的萊頓開始，啟動了蔓延至全歐的開設臨床教席與創立臨床專業學校的運動。再者，亦是布爾哈弗的徒弟們在1720年推動了愛丁堡大學的改革，按照萊頓模式建立了臨床教學中心；隨後，倫敦、牛津、劍橋、都柏林，皆起而仿效[14]。1733年，有人請范·史維登^v擬定在維也納醫院設立臨床教學中心的計畫：擔任中心主任的是布爾哈弗的另一名學生德哈恩（de Haen），其後，先後由史多爾（Stoll）和希爾登布蘭德（Hildenbrand）繼任[15]；哥廷根也追隨此一範例，布蘭迭耳

11. 馬鴻（P.-A.-O. Mahon），《臨床醫學史》（*Histoire de la médecine clinique*），巴黎，共和十二年，頁324。

12. 如前引，頁323。

13. 萊頓（Leyden），1667。

14. 艾金（J. Aikin），《醫院觀察評論集》（*Observations sur les hôpitaux*），法譯版，巴黎，1777，頁94-95。

15. 斯朵爾克（A. Störck），《醫學院研究所》（*Instituta Facultatis medicae Vivobonensis*），維也納，1775。（斯朵爾克〔Anton von Störck, 1731-1803〕，奧地利醫師，草藥專家，莫定草藥毒性研究的現代醫學臨床試驗基礎。）

（Brendel）、弗蓋爾（Vogel）、巴爾丁傑（Baldinger）與法蘭克（J.-P. Franck）接連在那裡任教[16]；在帕多瓦醫院，有幾張病床是特別為臨床教學設置的，並由柯尼普斯（Knips）擔任教授；在帕維（Pavie）負責籌劃臨床教學中心的提梭（Tissot），在1781年11月26日就職講課中便宣告了創設計畫[17]；1770年左右，拉卡先涅（Lacassaigne）、布旭（Bourru）、吉爾貝兒（Guilbert）與寇隆比耶（Colombier）想要以私人名義自行募資，籌建一間有十二張病床，全數保留給急性病患的健康之家；那裡的主治醫師將同時擔任實務教學工作[18]；但是這項計畫失敗了。對於以醫學院、醫師們構成的整體而言，沿襲舊習，也就是在城市中，由最著名的顧問級醫師們，以個別名義收費傳授實務教學，對他們有更大的好處。最初的臨床教學是在軍醫院中進行；1775年建立的醫院規章的第十三條規定，每學年必須包括一門「軍隊與衛戍部隊中主要常見疾病之實務與臨床課程」[19]。卡巴尼斯引述莒伯列爾（Dubreil）在卡斯翠（Castries）元帥支持下創建的布列斯特海軍醫院的臨床教學中心作為例子[20]。最後，我們也注意到哥本哈根在1787年創立了一個臨床產科教學中心[21]。

看起來，這就是事情接續發展的情形。為了瞭解它的意義，並掌握它帶出的問題，首先必須重新探討重要的觀察結果，才可能減緩問題的嚴重性。病例檢查、詳細的觀察紀錄、說明潛在病因的解釋報告，在醫學經驗中是相當古老的傳統；因此，臨床的組織工作並非伴隨醫學個別事實的發現而展開；文藝復興以降所撰寫的無數臨床案例

彙編足資證明。另一方面，直接在實務現場進行教學的必要性，也受到很大程度的肯認：實習醫師到醫院巡診探視，被認為是理所當然的事；而且有部分實習醫師住在醫院裡，在醫師的指導下行醫，以完

16. 德哉梅里斯（J.-E. Dezeimeris），〈臨床〉（Clinique）篇，《醫學史辭典》（*Dictionnaire historique de la médecine*），巴黎，1828，卷一，頁830-837。

17. 提梭（S. A. D. Tissot），《醫學研究論文集》（*Essai sur les études de médecine*），洛桑，1785，頁118。

18. 寇隆比耶（Colombier），《軍法法規》（*Code de Justice militaire*），卷二，頁146-147。

19. 按國王命令擬定之史特拉斯堡、梅茲與里爾軍醫院規章，豪德席爾克（P. Haudesierck）（1775），引自布林（Boulin），《獻給醫學史回憶錄》（*Mémoires pour servir à l'histoire de la médecine*），巴黎，1776，卷二，頁73-80。

20. 卡巴尼斯（P.-J.-G. Cabanis），《醫院觀察報告》（*Observations sur les hôpitaux*），巴黎，1790，頁31。

21. 德孟坷（J.-B. Demangeon），《哥本哈根三重機構聯合收容所歷史圖像》（*Tableau historique d'un triple établissement réuni en un seul hospice à Copenhague*），巴黎，共和七年。

成他們的學業[22]。在此情形下，這些醫療機構究竟有何新穎和重要之處，以至於受到十八世紀，尤其是該世紀末的人們如此的重視？究竟這樣的臨床原型（proto-clinique）與曾經和醫學融為一體的自發性實務工作，以及後來由一種試驗形式、分析方法和教學型態組織而成的一貫的複合式臨床整體，存在什麼樣的區別？我們是否可以為這個臨床原型指明一個特定的結構？這個結構無疑是專屬於與它同時代的、十八世紀的醫療經驗。

　　1. 這個臨床原型不僅是接連的、集體的病例研究：它必須將疾病學整合為有組織的整體，並使它易於被感知。如此，臨床便不會像醫師的日常實務工作一樣，可能對任何人開放，亦不會如後來在十九世紀那樣，變得過度專業化：它既非被選擇為研究對象的事物所形成的封閉領域，亦非必須得接收的資訊所構成的開放統計場域；它將自我圈限在理想經驗的教學整體中。它並不擔負呈現病例、指陳最嚴重的點和個別特徵等任務，而是展現疾病循環的完整路程。在很長的時間裡，愛丁堡臨床教學中心一直是此類型的模範：它的設計使得「看起來最適宜教學的病例」[23] 都能在那裡被集合起來。在成為病患與醫師、待解讀的真理與無知相會的地點之前，

為了使這樣的相會能夠發生，臨床**必須先在體質上形成結構完整的疾病學場域**。

2. 臨床原型與醫院銜接的模式很奇特。它並不是直接以醫院的樣貌出現，某種選擇原則在臨床診所[vi]與醫院之間畫下區分的界線。這樣的選擇不純粹是量化的；雖然按照提梭的想法，一間臨床診所最理想的床位不應超過三十張；[24] 但它也不只是質化的，即使它確實特別重視某些具有高度教學價值的個案。經過揀選，臨床的性質本身改變了疾病呈現的方式，以及疾病與病患的關係；在醫院，我們處理的是身上都帶有某種疾病的個人；醫院醫師的角

---

22. 比方在法國公立療養院（Hôpital Général）的情況即是如此；整個十八世紀，外科醫師學徒住在薩爾培特利耶醫院，跟隨外科醫師巡診，施予一些簡單的醫療照護。

23. 艾金（J. Aikin），《醫院觀察評論集》（*Observations sur les hôpitaux*），法譯版，巴黎，1777，頁94-95。

24. 提梭（S. A. D. Tissot），〈臨床醫院建立紀實〉（Mémoire pour la construction d'un hôpital clinique），收錄於《醫療研究論文集》（*Essai sur les études médicales*），洛桑，1785。

色是在發現病患身上的疾病；疾病的內在性經常使它深埋在病患體內，如密碼文件般隱藏著。相反地，在臨床教學中心裡，我們遇到的是疾病，身上帶著疾病的人無關緊要：在場的是疾病本身，出現在屬於它自己的病體，即在它的真理的體內，而不是病人的身體當中。「不同疾病被當作文本」[25]，病患只是讓有時複雜難辨的文本可以被閱讀的媒介。在醫院，病患是疾病的主體，亦即在此的重點是**病情**；在臨床中心，只有範例是重要的，病患對疾病來說是它的意外，是疾病強占的過渡性客體。

3. 臨床並不是為了發現未知的真理而設計的工具；從某個角度來說，臨床是為了掌握已獲知的真理並呈現它，令它以有系統的方式被揭露。臨床是一種疾病學劇場，在一開始，學徒手中並不握有鑰匙。提梭規定讓學徒花時間自己尋找入門之鑰。他建議把臨床教學中心的每位病人交給兩位學生照顧；就讓他們獨自「以禮節、溫柔，以令這些可憐的不幸人兒深感安慰的良善」[26] 檢視他。首先，他們會詢問病人的家鄉在哪？那裡盛行什麼樣的風土病？從事什麼行業？有過什麼樣的病史？這次發病一開

始的情形？服用過哪些藥物？他們將檢查生命徵象（呼吸、脈搏、體溫），基本生理功能（口渴、食慾、排便），生物功能（感覺、思考、睡眠、疼痛）；他們也必須「觸診下腹部，以檢查臟腑狀態」[27]。但是，他們究竟要找什麼？什麼樣的詮釋原則引導著他們的檢查工作？在觀察到的現象，習得的前例，與注意到的障礙和缺陷之間，到底有什麼樣的關係呢？除了讓我們能夠說出一個疾病名稱的東西之外，別無它物。指稱一旦完成，我們將能輕易地推論出病因、預後和醫囑，「同時自問：病患體內到底出了什麼問題？為此故，有什麼是而需要改變的？」[28]。相較於日後的檢查方法，提梭所建議的檢查法並不減少其嚴謹度，只有一些細節上的差異。這種檢查法與「臨床檢查」的差別在於，

---

25. 卡巴尼斯（P.-J.-G. Cabanis），《醫院觀察報告》（*Observations sur les hôpitaux*），頁30。

26. 提梭，如前引，頁120。

27. 同上，頁121-123。

28. 同上，頁124。

它並不對生病有機體進行逐項清查；只檢查那些能協助找出理想關鍵的成分——此關鍵具有四項功能，包括一個指稱方式，一種一致性原則，一種演化法則和一部箴言大全。換句話說，瀏覽受苦身體的目光，唯有透過**稱名**所具有的教義時刻，才能與它尋覓的真理會合；而此稱名內含著雙重真相：第一重，是既隱藏又早已現身的關於疾病的真相，第二重，很明顯是由推論得知的，關於結局與援用手段的真理。因此，具有分析和綜整能力的並不是目光本身，而是一種來自外部的論述知識中所內涵的真理；對於擁有警覺目光的學生來說，這真理如同一種獎賞。在這樣的臨床方法當中，被覺察事物的厚度裡僅隱藏著進行命名的、專橫而簡潔的真相，它做的不是**檢查**，而是解碼。

4. 在此情況下，我們可以了解為何臨床只有一種方向：從高到低，從既已建構的知識向下抵達無知。在十八世紀，臨床僅以教學形式存在，而且是以相當限縮的形式存在，因為那時候的人們不認為醫師自己有能力藉由臨床方法，每時每刻讀懂大自然置放在疾苦中的真理。當時的臨床，是指師傅向徒

弟傳授知識的狹義教學工作。臨床本身尚未構成一種經驗，而是一種把過去經驗濃縮成使他人受用的精華。「教授指導學生對對象進行觀察時應該遵照的順序，俾使對象能更清楚地被看見，並且更深刻地印在腦海中；他縮減了他們的工作；讓他們從他的經驗中獲益。」[29] 臨床全然不仰賴目光**發現**任何事物；它不過是以**展現**的方式強化**解說**的藝術[vii]。從1781年起在主宮醫院教授外科臨床課程的德佐（Desault），就是如此理解臨床的；「在聽眾眼前，他讓人帶來最嚴重的病患們，為他們的疾病做出分類，分析疾病的特徵，描述行動方案，施行必要的手術，解說這些程序的步驟與動機，指出每日發生的改變，並呈現處理過的部位術後痊癒的狀態……或者，在失去生命跡象的大體上，講解病情的惡化何以讓手術無效。」[30]

29. 卡巴尼斯（P.-J.-G. Cabanis），《醫院觀察報告》（*Observations sur les hôpitaux*），巴黎，1790，頁30。

30. 波提（M.-A. Petit），〈頌讚德佐〉（Eloge de Desault），《心之醫學》（*Médecine du coeur*），頁108。

5. 然而，德佐的範例顯示，這樣的話語即使在本質上以教學為目的，無論如何還是接受了事件自身的審判和它帶有的風險。在十八世紀，臨床仍未成為一種醫學經驗結構，但至少在作為一種試煉的意涵上，它仍然屬於一種經驗：是一種對於必須經由時間證成的知識的試煉，也是對於醫囑究竟有效與否的試煉，並且，這樣的試煉是在由學生們組成的陪審團面前展開：如同一場在證人面前展開的比武大賽，爭鬥的對象是有主見的疾病，儘管教條的話語賦予它名稱，它仍然擁有自己專屬的言語。因此，大師上課的內容甚至可能轉而對自己不利，而大自然在大師徒勞的言語之上，宣講著另一套教學課程。卡巴尼斯如此解釋學到糟糕教訓的課堂的意義：如果教授弄錯了，「他的錯誤很快會被大自然揭發……大自然的言語無法遏抑或變質。錯誤甚至經常比成功來得更為有用，正因為這些錯誤，讓原本在他們腦海中可能只留下稍縱即逝印象的種種圖象，變得更為無效。」[31] 因此，當大師的指示失敗，當時間讓它變得不值一提時，大自然脈動的真實樣貌才能夠被指認：知識的言語保持緘默，人們

開始觀看。在過去，這種臨床試煉高度誠實，它用一種每日更新的契約，把自己跟決定自身命運的賭注綁在一起。在愛丁堡臨床教學中心，學生在筆記簿裡記下診斷結果、每次巡診時病患的狀態及每天服藥的情形。[32] 提梭也建議寫日誌，他在提交給菲爾米昂（Firmian）伯爵、描述何為理想臨床教學中心的報告中寫著，應該出版每年的日誌紀錄。[33] 如此，用來指稱的知性與綜整性話語，便朝向一個充滿各種可能情況的場域開放，而對這些情況的觀察紀錄則形成一部觀察編年史。

31. 卡巴尼斯（P.-J.-G. Cabanis），《醫院觀察報告》（*Observations sur les hôpitaux*），頁30。

32. 艾金（J. Aikin），《醫院觀察評論集》（*Observations sur les hôpitaux*），法譯版，1777，頁95。

33. 提梭（S. A. D. Tissot），〈臨床醫院建立紀實〉（Mémoire pour la construction d'un hôpital clinique），收錄於《醫療研究論文集》（*Essai sur les études médicales*）。

我們可以看見，臨床機構的設立或籌劃，依然過度衍伸自既已構成的知識形式，因而缺乏自身動力，亦無法藉由一己之力帶來醫學知識的整體轉變。它無法靠自己發掘新對象、形成新概念，亦無法找出其他運用醫學目光的方式。它推動並組織醫學論述的特定形式，而未曾創造一套嶄新的論述與實踐。

　　因此，在十八世紀，臨床擁有比單純案例知識更為複雜的形象。然而，它並未在科學知識運動中扮演特殊角色；它構成了一種連結醫院場域的邊緣結構，卻不具備跟醫院一樣的組態；它把目標設定在實務教學，但對於這項實務，它做的比較是摘要而不是分析；它把所有經驗圍繞著口語揭示的各種手法聚攏起來，但口述揭示不過是簡單的經驗傳承形式，而且就展演形式而言相當落後 。

　　然而，在世紀末的最後幾年當中，臨床將遽然重構：它將脫離它在其中誕生的理論脈絡，進入一個不自限於一種**知識**被**傳誦**的應用領域，而與此知識生成、自我驗證、自我完成的場域並存：它將與全部的醫療經驗形成一體。但是，為了達成這個目標，它必須握有新的權力，脫離把它當成教訓來傳授的言語，它必須獲得解放，以開啟一種探索運動。

i. 法蘭絲瓦・德・拉・伯耶（François de La Boe〔原姓名拼法應為 Franciscus de le Boë〕, 1614-1672），生於德國之醫學家、化學家、解剖學家，長時間寓居聯省共和國（即今日荷蘭），並任教於萊頓大學，以創立血液循環學說著稱。

ii. Leyden為荷蘭萊頓（Leiden）的另一拼法。

iii. 布爾哈弗（Herman Boerhaave, 1668-1738），荷蘭植物學家、化學家、醫師、人道主義基督徒，被譽為荷蘭希波克拉底，是現代醫學與臨床教學的創始人之一。

iv. Padoue，義大利文拼法為Padova，為義大利北部帕多瓦省首府。

v. 范・史維登（Gerard Van Swieten, 1700-1772），十八世紀荷蘭醫師，布爾哈弗的學生。

vi. Clinique這個法文字具有多重意涵，在前文中，臨床主要指涉的是涵括實務知識和實作整體的抽象概念，此處則意指根據臨床概念的演化而組織的具體建置機構，即型態與功能上應與大型醫院和療養院做出區分的臨床教學中心。在當代日常法語脈絡中，這個詞也指「診所」。

vii. 法文中，montrer這個動詞具有「展現」的意涵，在展現這個字的前面加上dé-（去除、解除）的字根，則成為 意為講解、示範的démontrer動詞。

第五章

醫院的課程

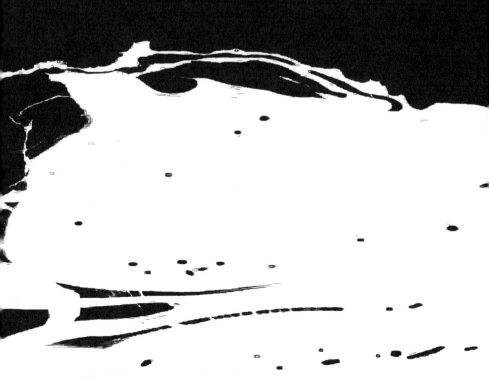

在醫學辭典「弊端」條目中，維克－達吉爾（Vicq d'Azyr）[i] 把在醫院內進行教學的規劃，視為解決醫療培訓問題的統一方法；對他來說，那是務必達成的主要改革：「疾病和死亡提供了醫院內十分重要的學習。我們是否利用這機會？是否撰寫在那裡重創許多受害者的疾病的歷史？是否在那裡傳授觀察與治療疾病的藝術？是否在那裡設立了臨床醫學講座教授的職位？[1]」

然而，在很短的時間當中，教學改革的意義將大幅擴張；它被賦予了重新組織所有醫療知識的效能，並在疾病知識之內，創立了未曾知曉或業已遺忘、但更為基礎又更具決定性的經驗形式：臨床，且唯有臨床，能夠「為現代人重建阿波羅與艾斯庫拉匹烏斯[ii]的聖殿」[2]。傳授與**解說**的方式，將轉變為教學與**觀看**的方式。

在十八世紀末，作為培訓常規體系的教學法，直接與表徵及意念連貫的理論銜接。童年，事物與人們的青春時代，擁有一股曖昧的力量：它說出真相的誕生；也考驗、修正著關於人類遲來的真相，令它貼近自身裸露的狀態。孩童成為最能立即幫助我們瞭解成人的大師，因為真正的培訓就等同於真實的創生本身。在每個孩子身上，所有事物都不辭勞苦地重複青春樣貌，世界亦與它誕生時的原初形式重新接觸：對第一次見到嬰孩的人來說，他永遠不會是個成人。當眼睛解除了它老舊的親屬關係，便可以在最貼近事物與年齡基準的地方張開；對於所有感官與所有知識，它擁有可以不靈活（malhabile）的資格（habilité），敏捷地重複著心不在焉的無知。耳朵有它的偏好，手

有紋路和皺摺；與光線有著親緣性的眼睛，只禁得起它的當下。讓人可以重新與童年連接、歸返真理永恆誕生時刻的，是目光中那明澈、有距離、開放的天真。這就是為什麼十八世紀哲學欲將其起源建立在兩大神祕經驗上：身處不知名國度的異鄉觀眾，以及恢復視力的天生盲者。但裴斯塔洛齊[iii]與成長小說（*Bildungs-romane*，德）也都屬於童年－目光這個大類別。世界的言說，透過每時每刻都像是第一次張開看見的眼睛而被顯露。

當熱月政變一發生，卡巴尼斯和龔堂的悲觀看來受到了確認：可預見的「掠奪」[3]到處皆是。從戰爭之初，尤其是從1793年秋天的大規模起義開始，許多醫師自願或被徵召投身軍伍；江湖術士便完全「無拘無束」[4]。一份在共和二年霧月26日呈給制憲議會，由波瓦松

---

1. 維克－達吉爾（Félix Vicq d'Azyr），《作品集》（*OEuvres*），巴黎，1805，卷五，頁64。

2. 德孟坷（Demangeon），《醫學精進方略》（*Du moyen de perfectionner la médecine*），頁29。

3. 龔堂，（D.- M.-J. Cantin），《呈國會改革計畫》（*Projet de réforme adressé à l'Assemblée Nationale*），巴黎，1790，頁13。

4. 柳爾特（P.-J. Lioult），《被揭穿的江湖郎中》（*Les charlatans dévoilés*），巴黎，共和八年，未編頁數的前言。

涅爾組內某位名叫卡宏的人撰寫的連署書當中，猶在揭發學院訓練出的醫師當中存在鄙俗的「庸醫」，人民亟需免於受到這些庸醫的傷害[5]。但這份憂懼很快就改變了屬性，被視為危險的變成了不具醫師身分的庸醫：「大眾成為一群沒有受過足夠訓練的個體的受害者，他們假借權威自詡為醫術大師，隨意開藥，對數以千計的公民的生命帶來危害。」[6]在像厄爾這樣的省分，違法行醫所釀成的災難，嚴重到迫使收到警訊的督政府提交五百人院[iv]審理，政府並於共和四年獲月13日與共和六年雪月24日，二度要求立法機關限制這種危險的自由：「喔！公民代表們，國家發出母性的呼喊，而督政府即是它的發聲器官！恰是在這個問題上出現了緊急狀態：某種角度的目光，可能導致許多公民的死亡判決。」[7]。由於貧苦病患愈來愈難住院就醫，草率的醫師與老練的江湖郎中的問題便更加可怕。醫院財產國家化的過程中，有時甚至把現金也充公，並且逼得許多醫院庶務（如土魯斯、第戎）不得不乾脆把他們無法再供養的院民趕走。傷兵或軍人病患占據許多機構的床位：區政府對此表示十分滿意，因為他們再也不需要為醫院尋找資金來源：在波瓦提厄（Poitiers），1793年7月15日，主宮醫院打發走200名病患，好把床位讓給受傷的戰士，他們的膳宿費用由軍隊負擔[8]。社會現實迫使疾病的去醫院化，並以奇特的方式令這個趨勢與革命大夢匯聚，不僅未曾重建某種病理本質的真理，以藉此減緩疾病，反而使災情更加慘重，而且任人民失去保護，孤立無援。

　　熱月黨政變結束後、督政府設立初期，無疑有為數眾多的退伍軍

醫官開始在城市或鄉鎮中行醫。但是這波新進駐的醫療人力品質參差不齊。

許多軍醫官接受過的訓練和實務經驗十分不足。共和二年,公共安全委員[V]會曾經要求大眾教育委員會草擬一項行政命令,界定「儘速為共和國軍隊之需求培訓軍醫官」[9]的方式;但是情況實在太過緊急,所有志願加入者都被錄用,並就地培訓不可或缺的工作人員,除了一級軍醫官被要求必須證明具備相關學經歷以外,其他人員的醫療

5. A. N. 17, A 1146, d. 4. 引自亞伯特・梭布爾(Albert Soboul),《共和二年巴黎無褲黨》(*Les Sans-Culottes parisiens en l'an II*)(譯按:無褲黨〔Sans culottes〕乃法國大革命時期貴族和中產階級對於工人階級抗爭者帶戲謔意味的貶稱,指這些下層貧民沒有體面褲子穿便上街頭),巴黎,1958,頁494,註127。

6. 共和六年雪月24日督政府致五百人院咨文,引自巴黑雍(Baraillon)芽月6日報告。

7. 共和五年霧月22日與雙月4日。

8. 洪波(P. Rambaud),《共和五年前波瓦提厄的公共福利政策》(*V Assistance publique à Poitiers jusqu'à l'an V*),卷二,頁200。

9. 吉翁姆(J. Guillaume),《國家公民議會公共教育委員會會議紀錄》(*Procès-verbaux du Comité d'instruction publique de la Convention*),卷四,頁878-879。

知識，都是以速成的方式，直接在現場逐步做經驗傳授。這些所謂的醫師還在軍隊時，已經因為犯了許多錯誤而被責罵[10]；他們如今在缺乏上級監督的情況下為一般民眾行醫，造成了更慘重的損害；比方人們提起這位在克勒茲省（La Creuse）行醫的軍醫用砒為病人催瀉，而導致多位病患死亡[11]。全國上下，人們要求必須設立監控機制，並且訂定新法：「倘若你們授權二流、三流……醫師、外科醫師和藥劑師，不須通過新的審核考試就分頭執業，不就等於任憑多少無知的殺人犯淹沒整個法國？……尤其是在這種殺人的社會中，永遠能找到最被信任又最危險的江湖郎中，他們恰好是法律最應該特別監督的一群人。」[12]

為了對抗這樣的情形，保護型機構應運而生。某些營運情況十分不穩定的機構乃來自民間。某些巴黎最溫和的分區，仍然恪遵山岳派的格言，「不再有貧民，就不再需要醫院」，繼續要求派給個別救助，讓病患在家裡接受治療[13]；但最貧困的另一群人，也就是面臨生計匱乏，以致無法接受居家照護的人們，則不得不提出興建醫院的要求，使貧苦病患能夠在那裡得到接待、餵養與治療；他們希望回到以往收容所濟貧的原則[14]；的確有些救濟之家被創建，但是完全不是由政府發動，而是以民間會社和人民議會募得的資金所籌建[15]。相反地，熱月政變之後，運動反而是由上層開始推動。受過教育的階級、知識分子圈，無論是重新執政或終於取得政權，都希望恢復具有保護社會秩序和個人性命潛能的知識的優位。在許多大城市裡，「被眼前

各種惡行惡狀所驚嚇」，並「為法律的沉默所苦惱」的行政機關，不再等待立法權做出決斷，而自行決定建立監督那些聲稱在行醫的人們的控管機制；它們創設由舊體制醫師所組成的委員會，以判別新進成員的學歷、知識素養和經驗[16]。尤有甚者，某些已遭廢除的醫學院，

10. 巴黑雍（J.-Fr. Baraillon），《致五百人院報告》（*Rapport au Conseil des Cinq-Cents*），共和六年芽月6日，頁6，關於截肢醜聞。

11. 如前引。

12. 《波赫歇致元老院意見書》（*Opinion de Porcher au Conseil des Anciens*），共和六年葡月16日會議，頁14-15。（譯按：此處的波赫歇Porcher應為 Gilles Porcher de Lissonay醫師，於大革命時期棄醫從政。）

13. 由隆巴赫分區提出，參見梭布爾，如前引，頁495。（譯按：法國大革命時巴黎共分成四十八個分區，每分區因居民職業與社經地位的組合差異，經常有不同政策意見）

14. 武裝分子、傷兵與勒泊勒提耶（Lepeletier）分組於國民議會致詞（如前引）。

15. 社會契約分組建立之產婦濟貧收容所。

16. 帕斯托黑（E. Pastoret），《大眾教育委員會軍醫考試暫行模式報告》（*Rapport fait au nom de la Commission d'instruction publique sur un mode provisoire d'examen pour les officiers de santé*），共和五年熱月16日，頁2。

繼續以接近地下組織的方式運作著：離職教授們聚集想繼續學習的學生，並讓他們陪同巡診；若教授在醫院負責某個部門，就在病床旁傳授知識，亦可藉此評估學生們的專業能力。這樣純屬私下傳授的學業結束以後，甚至曾出現頒發非官方證書的情形，以嘉獎並認證某位學生已成為真正的醫師，同時將他與其他人區分開來。這樣的情形發生在溫和派色彩特別明顯的省分，像是卡昂（Caen）或杜厄（Douai）。

蒙佩利爾（Montpellier）提供了一個無疑是相當罕見的例子，各種反應形式在此遭逢：我們看到同時出現了為軍隊培訓醫師的必要，對舊政體培育出的醫療專業的運用，民間會社與行政體系的介入，以及自發的臨床經驗雛形。前大學教授博穆（Baumes），因著他的經驗和共和理念，被指派到聖艾洛伊（Saint-Éloi）軍醫院執業。他的職務包括在軍醫官候選人當中挑選出能夠勝任者；但因為沒有開設任何課程，醫學生尋求民間會社的支援；後者透過連署，向行政區公所爭取到在聖艾洛伊醫院裡創設臨床課程，並指派博穆擔任教學工作。次年，即1794年，博穆出版了他的臨床觀察與教學成果：「疾病的治療方法隨著它們在醫院學年出現的時間點而定。」[17]

這無疑是個特例，但未嘗減損其意涵。就在這些來自不同社會階級、體制結構，由各式各樣差異極大的技術或科學問題所引發的各種壓力與要求的遭逢和交錯之中，一種經驗正在形成。表面上，它僅僅是讓十八世紀業已開始發展的臨床傳統，以唯一可能的救贖之道的姿態重新為世人所見。然而，箇中所涉及的內涵已然不同。在這幾近地

下化的狀態所促使並保護的自主運動當中，所謂臨床的回歸，實際上是首次將同時具有混合及基礎性質的醫療場域組織化的過程：混合，是因為醫院的日常實踐經驗與一般的教學形式在此相會；基礎，則是因為迥異於十八世紀的臨床，它不涉及一種既已成形的經驗與需被教導的無知在事後相遇；而是涉及一種對知識對象的重新配置：一個真理在其中教導自身的領域，並且以同樣的方式呈現在經驗老到的觀察者與學徒們仍然素樸的目光中；無論是對前者或後者來說，都只有一種語彙：醫院，在這裡接受檢查的病患形成的系列本身就是學校。如此，舊醫院結構與醫學院的雙雙廢除，讓教學和具體經驗現場發生了立即的會通；但不僅於此，這樣的廢除也抹除了曾經作為真理傳承主要時刻的教條論述；讓學院的話語沉默，取消**講座教授職位**，使得在老舊語言、在隨著外在情勢動盪以致有些盲目的實務暗影之下，逐漸締結成一套具有新規則的論述；它必須為一種不再自滿於察看，而從事探索與發現的目光，重新排列組合。在這匆促向臨床求援的行動裡，另一種臨床誕生了，那是即將成為十九世紀的臨床。

17. 博穆（A. Girbal），《論蒙佩利爾臨床醫學中心之精神》（*Essai sur l'esprit de la clinique médicale de Montpellier*），蒙佩利爾，1858，頁7-11。

因此，我們毋須驚訝，何以在制憲議會告終時，完全圍繞著臨床而組織的醫療主題，驟然超越了一直到1793年以前都位居強勢的關於自由執業的問題。老實說，這現象無涉於一種反作用（即使它引發的社會效果整體而言確實是「反動的」），亦非一種進步（即使作為實務與科學的醫學，就許多層面而言皆為獲利者）；它涉及的是一種在特定歷史脈絡中，對於「自由行醫」的組織再造：在這個被解放的領域裡，向目光展露的真實的必要性將界定專屬於它的機構與科學的結構。應該不單純出自政治機會主義，無疑亦是出自對於體系一致性的曖昧忠誠，因而隱約覺得這樣一致性不可因著各種事件的曲折發展而做出讓步，這同一位傅夸在共和二年起身反對所有重建「哥德式大學與貴族學院」[18]的計畫，並且在共和三年時表示，希望醫學系所的暫時廢除能夠帶來「改革與改善」[19]；必須阻止「害死人的江湖行醫和野心勃勃的無知在四處設下陷阱，讓輕信之人受苦」[20]：這正是直至當時一直缺乏的，「醫術的實務本身，病患床邊的觀察」必須成為新醫學的根本。

熱月黨和督政府把臨床當成醫學機構重組的重要主題：對於他們來說，這是一種終結執業完全自由所導致的危險經驗的手段，但也是賦予它正面意義的方式，並且亦符合部分人士的願望，這是一條重建些許舊政體結構的道路。

一、共和三年霜月14日措施

傅夸曾經負責向制憲議會呈報巴黎一家醫療衛生學校的情形。他當時提出的辯護詞值得我們注意，尤其是因為後來它們幾乎一字不差地被收錄在行政命令的制定理由當中，雖然後來正式投票通過的行政命令已經在多處遠離了當初的立法意旨和精神。此法令的主旨在於根據中央公共工程學校的模式，創設遍及全法國的統一學校，為醫院、尤其是軍醫院培訓所需的醫官：君不見，才十八個月內，已有六百名醫師喪命軍旅？除了出自這項緊急需求，及須立刻終止庸醫危害的必要性之外，尚須排除反對這項措施的重要理由，這些理由主要是擔憂這項措施將可能重建舊時同業公會的雄風，並恢復它們的特權：醫學是一項實務科學，它的真理和成功對國家整體有益；創設一間學校，

---

18. 傅夸（Fourcroy），《科學與藝術自由教學報告暨行政命令草案》（*Rapport et projet de décret sur l'enseignement libre des sciences et des arts*），共和二年，頁2。

19. 傅夸（Fourcroy），《公共安全暨大眾教育委員會致國民議會報告》（*Rapport à la Convention au nom des Comités de Salut public et d'instruction publique*），共和三霜月七日，頁3。

20. 如前引。

就不會只讓一小撮人受益，而可經由有專業能力的中介者，使國民感受到真理的益處：「這是為了活化」——報告者說的時候，顯露出些許文體風格和思想上的窘態——「令各種技藝與科學的勤奮活動，得以在社會體的所有支脈中通暢循環的各種管道」[21]。然而，保證醫學能夠在此意義下被理解（即一種對於全體國民有用的知識）的，是它和大自然立即的關係：不同於傳授書本上艱澀知識的舊有醫學系所，新的學校將成為「大自然的聖殿」；在那裡將不再教導昔日大師們自以為瞭解的知識，而是日常操練所彰顯的、向所有人開放的真理形式：「實務、操作，將配合理論箴言傳授。學生將接受化學實驗、解剖、外科手術，以及儀器操作等訓練。少閱讀，多看多做」，即接受實務本身的訓練，而且就在病患床邊：這就是學習真正的「醫術」[22]，而不是徒然的生理學。

因此，臨床成為嶄新的醫學組織化過程中，維繫科學一致性，確保社會用途與政治純淨性的根本時刻。在醫學如今被保證的自由當中，臨床即是它的真理。傅夸提倡在三種醫院裡（人道收容所、軍隊收容所、醫學校附設醫院），負責臨床教學的教授們應獲得足夠的酬勞，好讓他們可以全心全力奉獻於斯[23]。一般民眾將可大量進入新的衛生醫學校就讀：希望如此一來，那些缺乏足夠訓練就執業行醫的人們，可以自發地到這裡補足他們的經驗。無論如何，每個行政區將挑選出「操行良好、道德純善、熱愛共和國並仇恨暴君，擁有一定文化水準、特別是與醫術相關的先備科學知識」的學生，他們會被送到中

央醫學校，好讓他們在三年的培訓後成為醫官[24]。

在外省，傅夸原本只建議設立專科學校。法國南方的民意代表反對這樣的安排，他們要求蒙佩利爾也必須設立中央醫學校。最後，艾爾蒙要求史特拉斯堡也應設立，以至於共和三年霜月14日行政命令內文，即包括三間醫學校的創設，修業時程都設為三年。在巴黎，「初級班」第一學期修習解剖學、生理學、醫學化學，第二學期則修生藥學、植物學、物理學；在學年當中，學生必須進到醫院去「養成查看病患的習慣，學習治療病患的一般作法」[25]。「中級班」首先上解剖學、生理學、化學、藥劑學、外科醫學，然後是生藥學、內外科病理學；在第二年當中，學生將可在醫院「受僱以照顧病患」。最後，在

21. 傅夸（Fourcroy），《公共安全暨大眾教育委員會致國民議會報告》（*Rapport à la Convention au nom des Comités de Salut public et d'instruction publique*），頁6。

22. 如前引，頁9。

23. 如前引，頁10。

24. 如前引，頁12-13。

25. 《巴黎醫學校課程總覽》（*Plan général de l'enseignement dans l'École de Santé de Paris*），巴黎，共和三年，頁11。

最後一學年當中，會進行各科總複習，藉由業已獲得的醫院實習經驗，他們可以開始從事正式的臨床工作。學生們將被分配到三種醫院，每四個月進行一次輪替。臨床工作包含兩部分：「在每位病患床邊，教授將花必要的時間進行問診，以妥適地檢查病患；他將令學生注意疾病的診斷徵象與重要症狀」；接著，在階梯教室，教授將講述在病房中觀察到的疾病的總史：他將指出「已知、可能，與潛藏的」病因，說明對預後的看法，給予「生死交關」、「積極治療」或「柔適療法」[26]的指示。

是次改革的特色在於，圍繞著臨床進行的醫學的重新平衡，實與理論的擴大教學相應。當我們在界定從病患自身出發的實務經驗時，即在強調必須把特殊的知，與一個普遍的知識體系相連。巴黎新醫學校用來評述霜月14日行政命令的兩個首要原則寫著，這所學校將讓學生「從無生命身體的基本結構，到器官組織與生命最複合式的現象，完整地認識動物經濟學」；它將致力於呈現活生生的身體與組成大自然的萬物之間存在何種關係[27]。另一方面，理論教學的擴大，使得醫學觸及一系列的實務問題與迫切需求：藉著揭露人類與存在的物質條件之間的連帶關係，醫學將呈現如何「可能以人類所能期待的極限，長久維持一種不被疾苦侵擾的存在」；它將顯現「醫術進入社會秩序的接觸點」[28]。因此，臨床醫學並非閉鎖在初級實徵主義中，試圖以有條理的懷疑論，把所有知識、所有教學，都化約為可見的觀察而已。在這最初的時刻，當醫學自我界定為臨床時，亦同時立刻自我界

定為大自然的繁複知識，以及社會中的人的知識。

二、共和五年及六年的改革與討論

　　霜月14日決定的措施，遠遠未能解決所有的問題。醫學校向大眾開放招生，原本是為了吸引訓練不足的醫官，藉由自由競爭效應讓江湖郎中和許多資格堪慮的醫師們消失。結果事與願違：醫院數量過少，除了公費學生以外，缺乏考核程序，在在阻礙了合格醫師行業的建立：共和四年穫月13日、共和五年霧月2日與霜月4日、共和六年雪月24日，督政府被迫四度提醒議會自由行醫，執業醫師訓練不佳，以及缺乏有效立法所造成的災害。因此，必須要找到一種針對自大革命以來即開始行醫的醫師們的控管制度，同時擴增新設立醫學校的人員募集、嚴謹度及影響力。

　　另一方面，新醫學校本身的教學亦引發批評。從課程設計涵蓋的範圍來看，可謂極度好高騖遠，尤其是修業年限跟舊政體時期一樣

26.　　如前引，頁39。

27.　　如前引，頁1。

28.　　如前引，頁1-2。

只有三年：「要求太高的話，將達不到任何效果。」[29]不同課程之間並沒有統整性：因此，巴黎醫學校的學生一方面研習症狀與病徵的臨床醫學，另一方面，杜布雷卻在內科病理學課堂上傳授最傳統的物種醫學（最普遍的病因，然後是「疾病的每個綱和主要分組所具有的一般現象、性質和特徵」；他重複說著「要對疾病屬、種做相同的檢視」）[30]。至於臨床課程，無疑未能符合眾人對訓練效果的期待：學生太多，病患也太多：「人們快速地在病房內移動，在巡視後簡短講幾句話，然後匆忙離開，而這便是我們所謂的臨床實習教學。在大醫院裡，我們通常看到許多病患，卻只看見很少的疾病。」[31]

　　最後，懷抱一切苦衷，自詡為勤奮不懈的散播者，卻隨著大學在1792年八月一起消失的醫學學會，為了更強力地要求恢復依據專業能力界定、且受法律保障的醫療職業，在霜月14日法之後不久陸續恢復運作。首先是在共和四年芽月2日由蝶居內特[vi]、拉斐思（Lafisse）、貝爾納・沛樂帖（Bernard Pelletier）與勒維耶（Leveillé）共同創立的健康醫學會；這個學會原本設置的宗旨只是做為一個自由、中立的訊息機關：以便迅速傳播觀察結果與經驗，將知識擴及所有治療技藝的從事者，簡言之，即為了設想一種以國家為尺度的大型臨床，並在其中進行觀察與實踐。學會的第一份簡介單張上這麼寫著：「醫學乃建立在唯有經驗可做為其基礎的訓示之上。為了要匯集這些訓示，必須有觀察者協助。於是，自從學術社團遭到摧毀後，許多醫學分支便萎靡不振。但是在法定建制的政府的庇蔭下，這些社團將重新增長且繁盛，

而政府對於觀察家與實務工作者自行組織學會，自然樂見其成。」[32] 即在此精神下，深信「人們的孤立……不利於全人類集體利益」[33] 的醫學會出版了《定期彙編》，不久之後，又另外為國外醫學文獻出版了專冊。但是，這個匯集普遍訊息的關切，無疑在最初便彰顯了它真正的顧慮：在醫師當中，重新聚集那些專業能力已經通過一般研修歷程認證的醫師們，並且爭取重新界定醫學自由執業的界線：「且勿讓我奪走歷史上這個慘痛的記憶：在法國，一隻蔑視教義又野蠻的手，粉碎了為醫學崇拜而設的聖壇！儘管自古以來的盛名為其歷久不衰的成功作證，這些行業依然消失殆盡。」[34] 這個揀選意味大過訊息流通

29. 巴黑雍（J.-Fr. Baraillon），《致五百人院報告》（*Rapport au Conseil des Cinq-Cents*），共和六年芽月6日，頁2。

30. 《巴黎醫學校課程總覽》（*Plan général de l'enseignement dans l'École de Santé de Paris*），共和三年，頁31。

31. 《巴黑雍意見書》（*Opinion de J.-Fr. Baraillon*），於五百人院會議（共和六年芽月17日），頁4。

32. 第一期《巴黎醫學會定期彙編》（*Recueil périodique de la Société de Santé de Paris*）所附簡介。

33. 《定期彙編》（*Recueil périodique*），卷一，頁3。

34. 如前引，卷二，頁234。

意涵的運動蔓延到外省：在里昂、布魯塞爾、南錫、波爾多、格勒諾勃（Grenoble）等地，都成立了學會。同年穫月五日，另一個學會在巴黎舉行創會會議，與會者包括阿里貝爾[vii]、畢夏[viii]、布烈通諾[ix]、卡巴尼斯，蝶居內特、莒樓伊特龍[x]、傅夸、拉黑[xi]與皮內爾[xii]。比起健康醫學會，它更明確地表現出對新醫學的選擇：必須對那些不夠格卻擠進醫學聖殿者關上大門，他們是趁著「大革命最初徵兆出現時，醫學聖殿有如雅努斯神殿打開了左右兩扇門，群眾只需奔向大門便可進入」[35]；然而，尚需改革共和三年起在各個學校實施的教學方法：匆促且拼湊式的訓練，讓醫師們無法具備任何確實的觀察與診斷方法；因此人們想要「以哲學思辨、逐步推理的方法，取代未經思考的不規律與輕率態度」[36]。面對大眾輿論，這些學會自外於督政府和各級議會，但至少在後者心照不宣的默許，加上開明資產階級代表與親政府思想家的持續支持之下[37]，它們將掀起一場輿論戰。在這場運動裡，臨床概念將出現另一種相當迥異於共和三年立法者所引進的意涵。

　　督政府憲法第356條規定著「法律須監督與公民健康相關之職業」；所有的爭議，即以這項看似承諾了監控、限制和保證的法條為名而被引發。在此無法討論箇中細節，我們僅點出辯論的癥結在於是否必須首先重新組織教學，然後才訂立醫學執業條件，或者相反，應首先純化醫療行業、界定實務規範，接著才訂定必要的研修課程。兩種論點之間出現明確的政治分歧；未曾真正或離國家公民議會傳統者，如多諾[xiii]、科多爾的普利約爾[xiv]，便希望藉由更開放的醫學教育

體制，納入軍醫官和所有非正規醫師；但以卡巴尼斯和帕斯托黑[xv]等人為核心的其他人，則希望盡速重建一個封閉的醫療行業。在督政府成立初期，前者的接受度較高。

改革的初步計畫是由共和三年憲法起草人之一多諾所擬訂，他在國家公民議會上曾獲得吉宏德派黨人的支持。他並不想更動霜月行政命令的主要內容，但他希望能夠在外省二十三家醫院另外開設「補充性質之醫療課程」[38]：在那裡，實務工作者可以精進他們的知識，並可由地方政府對其專業能力進行認證後，獲得執業許可：「諸君之意不在恢復行會，而在於強制要求專業能力證明，既然未受一日醫學校薰陶之人亦可成為醫師，諸君可要求所有候選人提出鄭重專業知識保

35.　《示範醫學會紀實》（*Mémoires de la Société médicale d'émulation*），卷一，共和五年，頁11。

36.　如前引，頁IV。

37.　1798年三月起，卡巴尼斯以法蘭西學會（Institut de France）的名義出席五百人院議會。

38.　多諾（P-C-F Daunou），《致五百人院議會專門學校設立報告》（*Rapport à 'Assemblée des Cinq-Cents sur l'organisation des écoles spéciales*），共和五年花月25日，頁26。

證：如此一來，諸君即可在保障個人自由執業權利與捍衛公共安全權利之間取得協調。」[39] 自此，較往昔更明確地，臨床儼然成為醫師培訓與醫療能力界定問題的具體解決方式。

改革幅度極微，且對共和三年原則保持忠誠的多諾計畫，遭到一面倒的批評，巴黑雍甚至封之為「貨真價實的謀殺籌劃」[40]。幾個星期之後，大眾教育委員會提交另一個由卡雷斯（Calès）擬定的計畫。這個計畫的精神內涵已截然迥異：為了使在計畫中隱而未顯的醫師行業的重組獲得接納，它起而反對在城市醫師、「足以應付鄉間所有需求的」外科醫師，和被委託照護孩童的藥劑師之間，做出區隔[41]。未來將在巴黎、蒙佩利爾、南錫、布魯塞爾和昂傑（Angers）等城市創辦的五間學校，必須為醫師、外科醫師和藥劑師開設共同課程。將分六次階段考試來檢核學習成果，學生自行選擇適合的時機參加考試（外科醫師則僅需通過三次考試）。最後，每個省份都將選拔醫師和藥師組成公共衛生委員會，「以做為一切關乎醫術與公共衛生議題之徵詢對象」[42]。以建立更加合理的教學為藉口，好透過更多的系所、以統一的方式傳授給所有投入公共衛生領域的人們，卡雷斯計畫的主要目的，是重建一個透過教學體系和常規化考試做資格認證的醫師行業。

卡雷斯計畫獲得巴黑雍與維德（Vitet）等醫師們的支持，但接下來卻也輪到它受到猛烈攻擊，外部的攻擊來自公開宣稱對國家公民議會提出的措施感到滿意的蒙佩利爾醫學校，來自議會內部的則是所有忠於共和三年精神的議會代表。事情的進展延宕許久。趁著反革命勢

力受到果月18日政變的反制，科多爾的普利約爾，前公共安全委員會成員，取得了將卡雷斯計畫送回大眾教育委員會重審的機會。他責怪臨床在此計畫中不受重視，並且退回至舊時醫學院的教學方式：然而，「學生光是聽和讀是不夠的，他們還必須看、觸摸，尤其必須練習實作，且養成習慣」[43]。藉由這場論辯，普利約爾取得雙重策略優勢：一方面，在學術層次，他使得那些自1792年起或多或少充當醫師而獲取的經驗成為有效。另一方面，透過強調這樣的臨床教學是多麼的昂貴，他建議僅在巴黎辦理醫學校即可，而非一昧追求數字提升，卻犧牲了教學品質。其實，這樣的說法不過是回歸到傅夸計畫的最初

39. 如前引。

40. 巴黑雍（J.-Fr. Baraillon），《致五百人院報告》（*Rapport au Conseil des Cinq-Cents*），共和六年芽月6日，頁2。

41. 卡雷斯（J.-M. Calès），《健康專門學校報告》（*Rapport de J.-M. Calès sur les Écoles spéciales de Santé*），共和五年牧月12日，頁11。

42. 如前引，第43至46條。

43. 《普立約爾針對醫學校創設計畫提出之程序問題》（*Motion d'ordre de C. A. Prieur relative au projet sur les Écoles de Santé*），共和五年霧月12日，五百人院會議，頁4。

版本。

　　然而此間，就在武裝政變即將發生的前夕，在被揭發為保皇黨政變首謀之一而被迫流亡之前，帕斯托黑讓五百人院通過了一項關於醫師執業的法令。一個由兩名醫師、兩名外科醫師和一名藥劑師組成的審核委員會，被責成在三間醫學校裡，對所有想要在他們管轄區域內執業者進行考核；並且「所有目前正在行醫，卻未依法通過舊法所規定之考選程序者，須在三個月內參加補考」[44]。

　　這五年來所有的醫療相關設置都被逐一檢查修正，而這項工作是由受過舊制醫學校培訓的考核委員會來擔任；醫師將可再次控管他們自己的任用規定；由他們自己組成界定評量專業能力準則的職業整體。

　　上述原則雖然獲得了認定，醫學校的數量過低，卻讓施行變得困難；普利約爾認為，要求把學校數量降得更低，將使帕斯托黑法令不可能實施。無論如何，這項法令將形同具文，才投票通過四個月不到，督政府再度被迫請立法者正視不受控的醫療行為如何讓公民暴露在危險之中：「必須制定積極法強制要求長時間的研修，並且嚴加考核想從事任何一種醫療相關行業的人；使知識技能與經驗的熟練獲得敬重，而令經驗不足和輕率受到抑制；願公開刑罰讓貪婪之人驚恐，並懲處類似於謀殺的犯罪行為。」[45]共和六年雪月17日，維德向五百人院重提卡雷斯計畫的綱要：設置五間醫學校；每個省分設立一個衛生委員會，以監控傳染病疫情「及管理維護居民健康的資源，並參與

教授的選拔；在固定日期舉行共分四期的系列考試」。唯一真正的創新，是創立臨床測驗：「醫師候選人將在病患床腳報告疾病種類特徵及應給予的治療。」如此，在一個獨特的機構框架中，理論知識的準則，與非得跟經驗和熟練度相連的實務的準則，首度合而為一。維德的計畫並不允許自1792年起執業的非正規軍的醫療行為，逐步整併或融入至正規醫療中；但是他理論上承認正規求學階段裡的醫院實務經驗所具有的價值。被承認的不是純憑經驗的非正規行醫，而是正規醫學下經驗累積的價值。

卡雷斯計畫在共和五年時顯得過度嚴格；接下來，維德提出的版本，雖受到卡雷斯和巴黑雍的支持，亦引發同等的反對聲浪。這樣的情形清晰地顯示出，在改革所遮蔽的問題沒有獲得解決以前，任何一種教學改革都是不可能的：即醫學自由執業的問題。卡雷斯計畫被退回之後，巴黑雍向五百人院提出一項決議案，令此前未曾言明的意涵表露無遺：倘若不具新制醫學校或舊制醫學院認證之資格，無人可行

44. 《帕斯托黑之軍醫官考試臨時報告》（*Rapport fait par Pastoret sur un mode provisoire d'examen pour les officiers de Santi*），共和五年熱月16日，頁5。

45. 督政府致五百人院議會書，共和六年雪月24日。

使醫術[46]。元老院的波爾薛主張相同的論點[47]。問題就被置放在這樣的政治與概念僵局當中；至少，所有這些討論讓問題真正的爭議點得以見天日：問題不在於醫學校的數量，也不在教學內容，而是醫學作為職業的意義本身，以及界定這項職業應具備的經驗所擁有的特殊地位。

三、卡巴尼斯的介入與共和十一年的重新組織

按照時序，卡巴尼斯提交醫療治理報告的時間，是在巴黑雍計畫的提出，及元老院葡月開會討論之間，也就是共和六年穫月4日。實際上，這文本已經屬於另一個世紀；它劃下了意識形態將在政治與社會重建工程中，扮演積極、且經常是決定性角色的時刻。就此方面而言，卡巴尼斯關於醫療治理的條文，在精神上比較接近執政府[xvi]的改革方案，而不是接近同時期發生的爭論。雖然他試圖定義令實際的解決之道發生的條件，但他更致力於概要地給予醫療職業一個理論。

在立即的實務層面上，卡巴尼斯一舉處理了兩個問題：醫軍官的問題和考試的問題。

對於首席軍醫官，他們毋需通過新程序就可以開始執業，至於其他的軍醫官，便必須通過特別為他們辦理的考試；考試的內容僅包括「醫學基礎知識，及其從事專科之相關知識」。至於一般醫學研修的專業認證考試，則必須包括筆試、口試，與「解剖學實作、手術，及

內、外科臨床醫學」。專業能力標準訂下之後，便可以挑選讓公民生命安全無虞的醫師們；如此一來，醫學便成為一種封閉的職業：「所有未通過學校考試，或未經過特別考核委員會認證而行醫之人，將處以罰鍰，倘若再犯，則須入獄服刑以為懲戒。」[48]

條文主要內容關乎一個核心問題：就本質上而言，何謂醫療職業？問題在於需為它劃定一個封閉且專屬於它的範疇，而不返回到舊政體的行會結構，也不再落入類似國家公民議會時期的國家掌控形式。

卡巴尼斯在廣義的工業中區分出兩種產品範疇。某些工業的性質有如由消費者自行判斷其效用者，亦即大眾意識本身足以評定其價

46. 巴黑雍（J.-Fr. Baraillon），《致五百人院報告》（*Rapport au Conseil des Cinq-Cents*），共和六年芽月6日。

47. 波爾薛（G.-C. Porcher），《關於軍醫官考試臨時意見》（*Opinion sur le mode provisoire d'examen pour les officiers de Santé*），元老院，共和六年葡月16日。

48. 卡巴尼斯（P.-J.-G. Cabanis），《致五百人院醫學治理臨時報告》（*Rapport du Conseil des Cinq-Cents sur un mode provisoire de police médicale*），共和六年穫月4日，頁12-18。

值；這個被輿論訂定的價值居於產品之外，並無祕密、錯誤或迷思可言，因為它存在共識之中。藉由法令來訂定價值的意念，除了想從外部對它強行賦予價值以外，並不具任何意義；唯有自由生成的價值才是真正的價值：「在一個運作良好的社會狀態下，工業的自由不應該遇到任何阻礙；它必須擁有完整而無限制的自由；再者，因為一個工業的發展唯有在它對大眾有益的情況下，才可能對培育它的人有益，這就意味著，在此，公眾利益與個人利益完全相融。」

然而，有些工業的產品及其價值，並不仰賴集體評價：可能是因為它的產品屬於用來制定其他商品價值的種類（比如貴重金屬），也可能是因為它牽涉到個別的人，任何錯誤將為他帶來致命的後果。如此，當一個工業產品作為商品標準，或是當它關乎共識集體內部成員的性命時，它的價值便不能靠共識來訂定。在這兩種情況裡，工業產品都具有無法立即可見的固有價值：因而，容易發生錯誤與詐欺的情形；因此，必須要審慎測度。但是，如何給予有能力的大眾一項本就預設需要專業能力的測量工具？必須委託國家擔任監控工作，但這樣的監控並非針對每一項產出的物品，而是針對生產者本身：必須確認他的才能、道德價值，有時也包括「他供給物品的真正價值與良善」。

因此，必須像監視唯利是圖的金銀商賈[xvii]般監視醫師，也就是像那些不直接生產財富，而是處理衡量或生產財富之物的次級工業從事者：「這就是為什麼醫師、外科醫師和藥劑師，都尤其必須同時在知

識、能力、道德習慣方面通過嚴格考核……這不是在束縛工業，亦並非侵犯個人自由。」[49]

　　卡巴尼斯的提案未被接納；但這項提案的根本軸線其實已經勾勒出未來將通過的解決方案，也決定了醫學直到二十世紀仍然保有的自由且被保護的職業地位。訂定醫療執業相關規定的共和十一年風月19日法，符合卡巴尼斯提出的主題，更廣泛地來說，亦符合思想家們所提出的主題。它為醫療體系設想了包含二層級的階序結構：第一層是在六所醫學校的其中一所取得資格的醫學博士與外科博士，第二層是軍醫官，這就把卡巴尼斯原本想讓後者暫時併入醫療體系的構想制度化了。博士們在通過四項考試（解剖學與生理學；病理學與疾病分類學；生藥學；衛生與法醫學）之後，根據他們想成為醫師或外科醫師的意願，需要再通過內科或外科臨床考試。至於將執行「最普通的醫療照護」的軍醫官們，則僅需就讀三年醫學校；而且這並非必要；他們只需要證明擁有五年一般醫院或軍醫院的實務經驗，或在醫師身邊擔任學徒或私人助手六年。他們將由省級考核委員會進行考試。所有不屬於上述兩種類別卻仍逕行執業者，將可懲處罰金或坐牢。

49.　　如前引，頁6-7。

從共和六年到十一年，這一連串含括意念、計畫、措施的運動，具有關鍵性意義。

1. 為了界定醫療行業封閉的特性，人們終於不再沿用舊有行會模式，也避免了對醫療行為本身的控管，這樣的監控與經濟自由主義相抵觸。淘選原則與控管建立在專業能力概念上，也就是建立在一整套標明醫師應具備特質的潛在可能性：知識、經驗，以及卡巴尼斯所說的「公認的正直」[50]。醫療行為的價值就等同於執行醫療行為之人的價值；它固有的價值隨著生產者受到社會認可的品質而定。如此，在顯然受到亞當·史密斯啟發的經濟自由主義的內部，一項職業自我界定為既自由又封閉。

2. 然而，在這個強調專業知能的世界中，還是引入了水準的區分：一邊是「醫學博士」，另一邊是「軍醫官」。原本在醫師、外科醫師，內科、外科，知道的與看見的專業之間的舊有差異，被新的區分蓋過而成為次要。被區分的已不再是對象，或對象顯現的方式，而是知的主體所具有的經驗水準。無疑地，原本在機構當中，醫師與外科醫師之

間就已經存在顯著的階序關係：但這樣的差異乃衍伸自客觀專業活動領域的原始差異；現在，這差異挪移到專業活動的質性指標上。

3. 這樣的區別有一個客觀的關聯項：軍醫官將照護「積極勤奮的人民」[51]。在十八世紀，人們認為常民百姓，尤其是鄉下人，過著一種比較簡單、比較符合道德、比較健康的生活，因此他們容易罹患需要外科醫師介入的外部疾病。自共和十一年起，這個區分變得主要以社會為考量：照護經常遭遇「原發性意外」與「單純身體不適」的人民，不需要「理論學識深厚」的人，有經驗的軍醫官綽綽有餘。「醫術史如人類歷史，證明了事物本質跟文明

---

50. 卡巴尼斯，如前引。

51. 引自卡宏（J.-C.-F. Caron），《行醫反思》（*Réflexions sur l'exercice de la médecine*），巴黎，共和十二年。

社會秩序一樣，皆要求必須做出這樣的區分。」[52]
依循經濟自由主義的理想秩序，才能的金字塔呼應
著社會階層的交疊。

4. 在執業行醫者當中，究竟做出區分的根據為何？
一名軍醫官的主要養成是他從事**實務**工作的那幾
年，最長可達六年；醫師，則需在他所接受的理論
教學之外補充**臨床經驗**。無疑地，正是這個在實務
與臨床之間的區分，構成了共和十一年立法中最新
的部分。軍醫官被要求擁有的實務，是一種**控制下
的經驗主義**：即從看中學的實作知識；在此，經驗
被整合到知覺、記憶和反覆練習的層次，也就是範
例的層次。在臨床方面，則涉及更細緻而複雜的結
構，經驗的整合是在與知道同步的觀看中發生；自
此，一整套關於對象場域的新編碼系統開始運作。
我們把實務工作向軍醫官開放，但也將臨床奧祕的
傳授保留給醫師。

這個對於臨床的新定義與醫院領域的重新整頓有關。
　熱月黨和督政府在上任最初便重新檢視立法機構的自由主義原
則；德勒夸[xviii] 在共和三年熱月11日，抨擊醫院資產國有化法令迫使

國家單獨承擔社會救助的責任，但這樣的責任原本應該「在富裕人士的監護下，由大眾的惻隱之心來捍衛」[53]。從共和四年兩月到芽月，政府派發了一系列通函給地方行政機關，主要是為了重申自大革命爆發前或大革命初期就已經出現的，反對入院治療原則的道德與經濟批評（在院治療疾病費用升高，院內養成懶散風氣，失去父母依恃的家庭面臨財務窘困與心理悲凄等）；人們希望增加居家醫療救助[54]。然而，情勢已變，人們不再如以往一致相信這些批評是成立的，也不再夢想一個不存在收容所和醫院的社會：悲慘境況實在太普遍 —— 共和二年，巴黎已有超過六萬名貧民，而且人數不斷增加中；人們過度擔憂爆發民眾運動，極力防堵被分派的醫療救助被政治利用，以至於不敢將整個救助體系完全寄託於此。為了醫院的存續，也為了維持醫學的威望，必須找到一種兼容自由主義原則與社會保護需求的結構，

52. 傅夸（A.-F. Fourcroy），《共和曆十一年風月19日致立法機構演說》（*Discours prononcé au corps législatif le 19 ventôse an XI*），頁3。

53. 引自昂貝爾（J. Imbert），《法國大革命與帝國時期醫療法》（*Le droit hospitalier sous la Révolution et l'Empire*），頁93，註94。

54. 如前引，頁104，註3。

只是在此社會保護具有模稜兩可的雙重意義，一方面是以財富保護貧困，另一方面是保護富人免於被窮人攻擊。

熱月黨所主導的國家公民議會的最後一項措施，包括在共和四年霧月2日暫時停止醫院資產國有化法令的執行。根據德勒夸共和四年葡月12日的新報告，共和二年23日法確定被撤銷：已售出的資產必須以國家資產替換，如此一來，政府便卸除了全部的責任：所有的醫院都恢復民間法人身分；它們的組織和管理工作則交給區政府行政單位，後者將負責任命由五位委員組成的執行委員會。醫院的社區化解除了國家救助的義務，讓小範圍的群體擔負起與窮人的連帶感。每個社區需為它自己的貧困負責，並設法保護自己免於貧困。在窮人與富人之間，在義務與補償制度之間，不再由國家法律作為連結，而是由一種定位在區政府層級，隨空間變異、隨時可撤銷的契約，因此，也就更接近自由合意的範疇。

大約在同一時期，一種更加隱藏、更加怪異的類似契約，靜悄悄地在照護窮人的醫院和培育醫師的臨床之間締結。這裡再次顯現了大革命的最後幾年，人們——有時是一字不漏地——重新提出在革命爆發前夕已經成形的計畫構想。臨床的構想所引發的最大道德難題如下：我們究竟有何權利把出自貧困而不得不來醫院尋求醫療救助的病患，轉換成臨床觀察對象？在此之前，他懇求獲得專為他設想、以他為絕對主體的協助；現在，人們要求他成為被觀看的客體，而且是相對的客體，因為在他身上所看到的是為了更加瞭解其他客體。尤有甚

者：臨床，藉由觀察，是為了做研究；而這個追求創新的部分便開啟了風險之門：艾金強調[55]，一位在民間執業的醫師必須經營自己的名聲；他走的路就算無法確保萬全，必須永遠顧及安全；「在醫院裡他則避開了這樣的束縛，而能以嶄新的方式發揮他的長才」。訂立下述原則莫非改變了醫療救助的根本精神：「在許多方面，醫院病患成為實驗課程上最適當的受試者？」[56]

若以事情在其中取得平衡為前提，會認為這樣的安排不曾對苦難應獲得的自然權利，或對社會之於貧困應盡的義務，造成任何損害。自此，醫院場域變得模稜兩可：就醫師與病患之間非契約關係的性質來說，這裡理論上是自由的，且開啟了進行實驗時無動於衷的態度；但就一般人和具有普世形式的貧困之間那不明確、卻有迫切性的契約關係來說，這裡又充滿了義務與道德限制。倘若醫院的醫師不願放棄對病人的尊重而從事理論實驗，是因為當他一開始入院工作時便有了一個決定性的道德經驗，這劃定了他實務工作的範圍，且不受限於封

55.　艾金（J. Aikin），《醫院觀察評論集》（*Observations sur les hôpitaux*），法譯版，巴黎，1777，頁104。

56.　如前引，頁103。

閉的責任體系。「在踏進悲慘與疾病共同於其中煎熬的收容所時，他感受到的痛苦情緒，交織著積極的憐憫之情，渴望帶來紓解與撫慰的炙熱慾望，以及源自成功、被四溢的幸福景像抬升的私密愉悅。如此，他將學會虔誠、人道與憐憫。」[57]

然而，觀看而知曉，示範以教學，豈非施加在那要求紓解而非被呈現的受苦身體上的無聲暴力？並且，這暴力恰因它的靜默而更顯浮濫？病痛是否可以是一場展演？它可以，不僅可以，甚至因著一種微妙權利的力量而成為必須，理由在於，沒有人可能單獨存在，窮人比其他人更加不可能，因他們必須依靠富人作為媒介才能獲得救助。疾病唯有在他人帶著他們的知識、資源和悲憫介入時才有機會獲得療癒，病患只有在社會中才可能被治癒，所以一部分人的疾苦被轉換為另一部分人的經驗是正當的；如此，病痛接納展露的力量亦是正當的：「受苦之人不曾停止作為公民……他被化約成苦難史這件事對他的同類而言是必要的，因為這段歷史將使他們知道自己正受到何種疾苦的威脅。」拒絕提供自己作為教學客體的病患，「將成為不知感恩的人，因為他享受了取自於社群的優惠，卻未曾付出感恩的回報」[58]。此種交互性結構，為富人描繪出救濟住院貧民的益處：付費以獲得醫療照護，他的付出使我們更加了解他自己所可能罹患的疾病；對窮人表現出的善意，將轉化為可應用於富人的知識：「慈善捐贈將緩和窮人的疾苦，由此產生的學識又回過頭來維護富人。是的，好行善的富人，慷慨之人，這名躺在您為他設立的床上的病患，目前遭受著

您自己可能即將罹患的疾病；他可能被治癒或喪生；但無論事情如何發展，他的命運可以啟發您的醫師，並且拯救您的性命。」[59]

　　這就是財富與貧窮兩造在臨床經驗的組織內所訂定的契約條款。醫院在這樣的經濟自由體制之中，找到了使富人感興趣的可能性；臨床則構成簽約另一方的累進償還；它代表窮人支付由富人合意提供的醫療資本額所衍生的利息；這份利息應被理解成厚重的附加稅，因為它同時包含付給科學的**客觀利息**，以及付給富人的**生命利息**，作為報償。當前來醫院尋求緩解的受苦狀態翻轉為展演時，私人創設的醫院就會變得有利可圖。拜臨床觀看的效用之賜，提供協助最終是可獲得回報的。

57. 莫女黑（J. -J. Menuret），《論培養優良醫生之道》（*Essai sur les moyens de former de bons médecins*），巴黎，1791，頁56-57。

58. 匈伻・德・蒙托（N. Chambon de Montaux），《提升醫院對國家效益之道》（*Moyen de rendre les hôpitaux plus utiles à la nation*），巴黎，1787，頁171-172。

59. 莒・洛宏（J. Du Laurens），《提升醫院效益暨增進醫學之道》（*Moyens de rendre les hôpitaux utiles et de perfectionner la médecine*），巴黎，1787，頁12。

這些富含前革命特徵、並在當時反覆被提出的主題,重新在督政府的自由主義中找到它們的意義,而且在此時獲得立即的應用。共和七年,藉著說明哥本哈根產科臨床教學中心如何運作,德孟坷在所有出自羞恥或審慎而提出反對意見的人們面前,強調這所臨床教學中心僅收「未婚女性,或自稱如此的女性。從外部看來,沒有比這更好的構想了,因為這個階級的女性的羞恥心被認為是最不敏銳的。」[60] 如此,這個道德上卸除武裝、對社會造成巨大危險的階級,卻可能為許多令人尊敬的家庭帶來極大益處;道德將在對道德的蔑視中獲得報償,因為女性「既無法從事善行,至少能貢獻於培育優秀醫師,加倍回報她們的恩人」[61]。

醫師的觀看,源自一筆緊緊嵌扣在自由主義世界財務交易體系中的儲金。

60.　德孟坷(J.-B. Demangeon),《哥本哈根三合一收容所歷史圖像》
　　　(*Tableau historique d'un triple établissement réuni en un seul hospice à Copenhague*),巴黎,共和七年,頁34-35。

61.　如前引,頁35-36。

i.　菲力克斯‧維克－達吉爾（Félix Vicq d'Azyr，1748-1794），法國十八世紀醫師暨解剖學家，比較解剖學創始者，第一位當選為法蘭西學院院士的醫師。

ii.　Esculape, Aesculapius，古羅馬醫神。

iii.　約翰‧亨利‧裴斯塔洛齊（Johann Heinrich Pestalozzi, 1746-1827），瑞士教育家，又稱平民教育之父，擅長運用貼近人民經驗的創新教學模式，提高人民學習動議，他所發揚的「腦手心並用」教學方法，在十八世紀末有效地大幅降低瑞士的文盲率。

iv.　法國大革命時期，依據共和三年憲法所設立的下議院，成員共五百名，通稱五百人院。

v.　法國大革命後，法國面臨嚴重內憂外患，為了捍衛共和國，國家公民議會（la Convention，又譯國民公會）於1793年設置第一個公共安全委員會（Comité de salut public），以穩定局勢。

vi.　惹內－尼可拉‧莒弗立詩，蝶居內特伯爵（René-Nicolas Dufriche, baron Desgenettes, 1762-1837），法國軍醫官，淋巴系統解剖學專家，大革命時期支持吉宏德派黨人。

vii.　尚－路易‧馬利‧阿里貝爾（Jean-Louis Marie Alibert 1768-1837），巴黎醫學院教授，法國皮膚科創始者，曾為路易十八世與查理十世御醫。

viii.　馬里－法蘭絲－瓦扎維耶‧畢夏（Marie François Xavier Bichat, 1771-1802），法國病理解剖學家，被譽為現代組織學之父。

ix.　應該是皮耶‧布烈通諾（Pierre Bretonneau, 1741-1811），法國著名外科醫

師。

x.　吉翁姆‧莒樸伊特龍（Guillaume Dupuytren, 1777-1835），法國著名病理解剖學家、外科醫師，曾為查理十世御醫。

xi.　多明尼克－尚‧拉黑（Dominique-Jean Larrey, 1766-1842）法國外科醫師，急診創建者，拿破崙一世御醫。

xii.　菲立普‧皮內爾（Philippes Pinel, 1745-1826），法國神經科暨精神科醫師，被譽為精神醫學之父，最早為精神疾病做出分類，主張以人道主義觀點精神病患進行治療，可謂心理治療先驅。

xiii.　皮耶‧多諾（Pierre Daunou, 1761-1840），法國神父、歷史學家、檔案管理學家、政治人物，思想開明，為法蘭西共和三年憲法起草人之一，倡導教育大眾化，共和四年霧月三日在國民制憲議會通過的大眾教育法即經常被稱為多諾法。

xiv.　克拉德－昂湍‧普立約爾－莒維爾諾瓦（Claude-Antoine Prieur-Duvernois, 1763-1832），人稱「科多爾的普立約爾」，法國軍事專家，中央高等公共工程學校創辦人之一，大革命時期國家公民議會代表。

xv.　艾曼紐耶‧德‧帕斯托黑（Emmanuel de Pastoret, 1755-1840），法國法學家、政治人物。大革命時期，先後擔任國民立法議會及五百人院主席，在保守右派陣營中屬於溫和改革派，因參與共和四年葡月13日（1795年10月5日）保皇派起義而被迫流亡。風波平息後回到法國，成為法蘭西學院法學教授，1814年第一次王朝復辟受封為侯爵。晚年辭去所有官位，致力於兒童教育。

xvi.　執政府（le Consulat, 1799-1804）為共和八月霧月政變後，原本由五位領導者共治的督政府（le Directoire）被推翻，執政府由未來將於共和十二年（1804年）稱帝的拿破崙所主導。

xvii.　Orfèvre，製作金銀器的工匠或販賣金銀器的商人，法文諺語中的引申義有唯

利是圖之人的意思。

xviii.　德勒夸（Jean-Baptiste Delecloy, 1747-1807），律師及公證人，為大革命時期國家公民議會代表，屬於吉宏德派中的平原派，在恐怖統治時曾被囚禁，熱月政變後，先後擔任五百人院、元老院和立法議會代表。

第六章

徵兆與病例

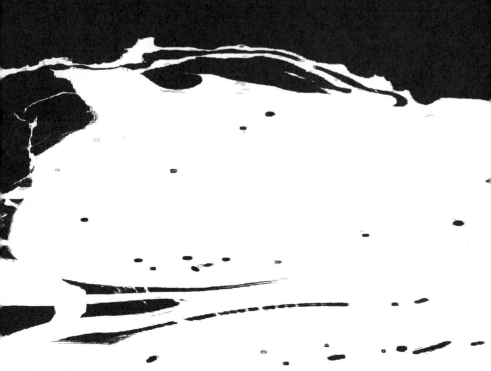

臨床領域無法度量的涵蓋範圍如下：「從症狀的混淆及不明當中，釐清疾病原理及原因；認識疾病的性質、形式及併發症；一眼便區別出疾病的所有特點及顯現出的差異；透過敏捷而細膩的分析，區分開與此疾病無關的部分；預見在病程期間會出現的有益及有害的事件；掌握自然所帶來的有利時機進行治療；評估生命的力量及器官的運作狀況；根據需求，增加或降低它們的能量；精準決定何時動手治療、何時適合束手以待；在幾個各具優、缺點的治療方法中穩當地做出取捨；選擇施行之後，收效最快、最令人滿意、最有把握的方法；善用經驗；把握時機；合併所有機運，計算一切風險；成為病人及其疾病的主人；減緩其苦；安撫其憂；揣度他們的需求；包容他們的任性；小心對待其個性，順其意願而號令之，非如統治奴隸的暴君，而像一位關切孩子命運的溫柔父親。」[1]

如果我們將這麼一段一本正經又滔滔不絕的文字與另一段格外簡潔卻恰能與之呼應的文字對照的話，它的意思就更清楚了：「應該盡可能如其所是地，讓科學以視覺為本」[2]。從不明狀況中緩慢的明朗、始終審慎閱讀關鍵的部分、計算時間及機會，再到對病人心的掌握、父親威望的挪用，如此多的權力都是搭建起觀看之主宰權的不同形式。眼睛知道並決斷，眼睛統御。

無疑地，臨床並非首次以觀看的操作及決斷來主導科學的嘗試。自從十七世紀下半葉，自然史便矢志根據自然界萬物可見的特徵對它們進行分析及分類。整個古代及中世紀所累積下來的知識「瑰

寶」——其所關切的是植物之功效、動物之效力，以及一些隱密的對應與交感——這一切從約翰·雷[i]以來，皆落到自然學家知識的邊緣。相對於此，人們所需認識的是那些「結構」，也就是形式、空間布局、元素數量及大小：自然史的任務是找出這些結構，將它們轉譯到一套論述之中，並且保存、比對及合併它們，以便一方面確定生物之鄰近性及親緣性（因此，這涉及受造萬物的一體性），另一方面快速辨識出任何個體（因此，這涉及它在受造萬物當中的獨特位置）。

臨床對觀看的要求跟自然史一樣多。不僅是一樣多，且在某種程度上兩者所要求的是相同的東西：看、分別特徵、辨識相同與不同的東西、將它們重新分組、按照種或科之差異進行分類。十八世紀醫學在部分程度上所遵循的自然學模型至今依舊活躍。索瓦濟曾經立志

1.　杜馬（C.-L. Dumas），《亨利·福杰之讚》（*Éloge de Henri Fouquet, Montpellier*），蒙佩利爾，1807，引用於博穆（A. Girbal），《論蒙佩利爾臨床醫學中心之精神》（*Essai sur l'esprit de la clinique médicale de Montpellier*），蒙佩利爾，1858，頁18。

2.　波提（M.-A. Petit），〈醫院中行善之道〉（Discours sur la manière d'exercer la bienfaisance dans les hôpitaux），1797年11月3日演講，收錄《論用心醫學》（*Essai sur la médecine du cœur*），頁103。

成為疾病方面的林奈[ii]，這個往日夢想在十九世紀仍舊沒有完全受到遺忘：在病理學領域裡，醫生長期做著標本採集的工作。然而，除此之外，醫學的觀看則是依據一種新模式組織起來的。首先，它不再單單只是任何一位觀察者的觀看，而是由醫療體制所背書及認可的醫生的觀看，一位擁有決斷及介入能力的醫生的觀看。其次，這樣的觀看不再受限於結構的狹隘分析框架（形式、布局、數量、大小），而能夠、且必須掌握顏色、變化、細微異常，同時永遠對偏離現象保持警戒。最後，它是一種不自滿於只去看到那些明顯可見內容的觀看；它還應該能夠指出機會與風險；醫學的觀看是精於計算的。

無疑的，把十八世紀末臨床醫學單純視為長期受到錯誤知識所拖累的觀看終於回返其純粹性，這樣的看法並不是正確的。它所涉及的不單單只是這種注視的位移或對其能力更細緻的運用。而是就在認識主體（sujet connaissant）根據一種新模式重新展開自我組織、自我調整並運作的同時，一些新的客體也開始納入醫學知識當中。因此，並不是疾病概念的率先改變，而帶動辨認疾病方式的改變；也不是特徵描述系統（système signalétique）發生調整後，進而在理論方面也跟著調整；而是疾病與觀看——疾病向觀看呈現自身，同時也組構了觀看——這二者關係整體的、更深層的改變。在這個層面上，理論和經驗之間、方法和成果之間是無法劃分的[iii]；必須讀出可見性之深層結構，目光可及的場域與觀看的目光，即在這可見性中透過**知識規則**（codes de savoir）而發生關聯；我們將在本章中探究這些深層結構的兩

種主要形式：徵兆的語言結構以及帶有隨機性質的病例的結構。

在十八世紀的醫學傳統中，疾病透過**症狀**（symptômes）和**徵兆**（signes）呈現給觀察者。兩者間的區別既在於它們擁有不同的語意值（valeur sémantique），也在於它們在形態學（morphologie）上的不同。症狀——這是它尊榮地位的來源——是疾病自我呈現的形式：在所有可見的事物中，它是最接近於根本的；相對於疾病不可及的本性，它是首要的轉譯。咳嗽、發燒、胸脅痛及呼吸困難並非胸膜炎本身——胸膜炎本身從未被感官察覺，而「只在推理之下揭露」——但它們共同構成了胸膜炎的「基本症狀」，因為它們得以指出一種病理狀態（與健康相對）、一種病態本質（例如與肺炎有別），以及一種近因[iv]（在此是漿液積液）[3]。這些症狀讓疾病略為退隱（en retrait）、既可見又不可見的不變形貌**透顯**（transparaître）出來。

徵兆宣告著：預後，將會發生什麼；既往，已經發生了什麼；診斷，現在正在發生什麼。從徵兆到疾病之間伸展著一大段距離，徵兆無法在跨越它的同時不凸顯它，因為徵兆總是用拐彎抹角，且經常是

3.　參考齊默曼（Zimmermann），《醫學經驗論》（*Traité de l'expérience*），法譯本，卷一，巴黎，1774，頁197-198。

出乎意料的方式現身。它無法讓我們認識什麼（connaître）；充其量，我們可以透過它逐漸勾勒出一種辨認（reconnaissance）。在摸索中，某種辨識從隱蔽之向度中浮現：脈搏洩露了血液循環不可見的力量及節奏；或再者，徵兆揭示了時間，如同指甲發青無誤地宣告死亡，或在腸熱症（fièvres intestinales）的情況下，第四天的發作預示了痊癒。穿越不可見，徵兆指示著最遠的、檯面下的及最終的狀況[v]。在它之內，攸關結局、生死及時間的問題，而與這個不動如山的，這個既定的、隱蔽的，這個症狀透過現象之顯露而重建（restituer）的真相無關。

如此，十八世紀轉譯了疾病之雙重實在——自然的與戲劇的；如此，十八世紀確立了一種知識的真相及一種實踐的可能。這是一種美好而平靜的結構，其中自然－疾病系統——以其根植於不可見的可見形式，與時間－結局系統——藉由可見的標記對不可見進行預測——達成平衡。

這兩套系統為它們自身而存在；它們的差異是基於其性質不同的事實[vi]，醫學感知循此而展開，但並未構成它。

臨床方法的形成，跟醫生的觀看在症狀與徵兆場域中登場有關。對於觀看的組構權（droits constituants）之認可，導致症狀與徵兆之間絕對區別的抹除，並形成如下的公設（postulat）：自此之後，對於毫不掩蔽、亦無保留，直接從實在中顯現的所指（signifié）而言，能指（signifiant）（指症狀與徵兆）將是完全透顯的（transparent），而

所指之存有——疾病之核心——也將在能指可被理解的句法（syntaxe intelligible du signifiant）中展露無遺[vii]。

一、症狀構成一個能指、所指不分的基層

症狀之外，不再存在病理本質：疾病中的一切即是它自身的現象；在這樣的情況下，症狀扮演著自然之素樸、原初的角色：「它們的集合（collection）便形成了人們所謂的疾病。」[4] 症狀就只是完全向觀看呈現的真相，別無其他[viii]；它們之間的關聯及地位並不回歸到一種本質，而是指出一種僅具有組成原則（principes de composition）和或多或少固定的延續形式的自然總體性：「一個疾病是一個整體（un tout），因為人們可以確立它的組成元素；它有其目的，因為人們可以計算其結果；因此，它是一個坐落在侵入及終結範圍內的整體。」[5] 因此，症狀失去作為主宰性指標[ix]的角色，它現在只不過是一種顯現法則的現象；它緊貼在自然的層次上[x]。

4.　普松奈（J.-L.-V. Broussonnet），《徵兆學基本表》（*Tableau élémentaire de la séméiotique*），蒙佩利爾，共和六年，頁60。

5.　奧迪貝－蓋爾（Audibert-Caille），《論類比法在醫學中之運用》（*Mémoire sur l'utilité de l'analogie en médecine*），蒙佩利爾，1814，頁42。

然而，情況並非全然如此：緊鄰症狀之處有某物指陳著病態，因而令它有別於有機生命上純粹、簡單的現象：「現象是指健康或病態身體上任何顯著的變化；因此，需劃分出屬於健康的現象及指出疾病的現象：後者很容易與疾病的症狀或可感的表象相混淆。」[6] 單單透過這種與健康形式的對立，症狀便脫離了做為自然現象（phénomène naturel）的被動性，而成為疾病的能指，也就是說，症狀主動被併入疾病的整體，正因疾病只是症狀之集合。這當中有著一種奇特的模稜兩可性質，因為在其能指作用中，症狀既指向現象間的關聯，亦指向構成現象總體性及共同存在形式的東西，也指向將健康與疾病區分開來的絕對差別；因此，藉由一種循環辯證，症狀指陳它所是的總體性，而藉由它的浮現[xi]，症狀也意味著非其所是的排除。作為純粹現象，症狀是疾病唯一的性質，而疾病亦構成症狀作為特定現象的唯一性質，兩者不可或離。當症狀是自身的能指時，它因此在雙重意義上成為所指：自身的所指及疾病的所指，後者賦予了它特性而讓它與非病態現象對立[xii]；然而，它作為所指時（無論是被它自身還是疾病指涉），症狀只能從更早的、不屬於它範疇的一個動作中獲得其含義：一個既將它總體化（totaliser）[xiii] 又抽離（isoler）的行為，亦即，事先將它轉化為徵兆的動作。

　　症狀結構中的這種複雜性在整個自然符號哲學（philosophie du signe naturel）[xiv] 中普遍可見；臨床思想只是將一套概念模組，移植到實務工作那更精簡，也時常更為混淆的語彙中；對於此概念模組，孔狄亞克

（Condillac）^{xv}完全掌握其論述形式。在臨床思想的整體平衡上，症狀大致起著行為語言（langage d'action）^{xvi}的作用：它跟行為語言一樣，都嵌在一種自然狀態的整體運動中；它的表現力就跟帶有初始語言形式的「本能」一樣的原始、自然而然[7]^{xvii}；它是處於外顯狀態下的疾病，如同行為語言是人在激昂狀態下的感受本身，激昂令感受延長、維持，並將之轉為外在形式，而這個外在形式與內在真相是一脈相承的。但是，除非有一個從別處來的動作介入，在概念上，這個直接語言不可能在另一個人的注視之下出現意義：藉著將意識賦予兩個不具言說能力、被想像為處於立即運動機能狀態的主體[8]，孔狄亞克預先投入了這個動作；又，藉著將此一動作嵌入屬於本能的溝通與同步運動，他隱藏了它特殊及主宰的性質[9]。當孔狄亞克以行為語言作為話語（parole）的起源，他透過剝除話語所有的具體形貌（語法、單字，甚

6. 普松奈，如前引，頁 59。

7. 孔狄亞克（Condillac），《論人類知識之起源》（Essai sur l'origine des connaissances humaines），收錄於《全集》（Œuvres complètes），共和六年，卷一，頁262。

8. 如前引，頁260。

9. 如前引，頁262-263。

至聲音），悄悄的將內存於言說主體（sujet parlant）每一個行為中的語言結構置入其中。如此，他便可以從中得出言語本身，因為他已經預先加入了語言的可能性。在臨床上，在症狀的行為語言，與徵兆的明確語言結構之間，也有著同樣的關係[xviii]。

二、在意識的介入下，症狀轉換為徵兆

徵兆與症狀是同一件事、訴說著同樣的東西：唯一的差別是徵兆所說的這個同樣的東西就是症狀本身[xix]。在其物質性實在的層面上，徵兆等同於症狀本身；症狀是徵兆不可或缺的形態支撐。因此，「不存在沒有症狀的徵兆」[10]。但是，使徵兆成為徵兆的因素與症狀無關，而是屬於來自別處的活動。因此，基本上「所有症狀都是徵兆」，「但不是每個徵兆都是症狀」[11]，因為症狀之總體性永遠無法窮盡徵兆之實在。這個將症狀轉化為能指元素，並且清楚地將疾病指陳為症狀之立即真相的操作，是如何發生的呢？

這是透過一項令經驗場域總體性每時每刻都成為可見，並且消除當中所有不透明結構的操作：

這項操作透過有機體的比較而總體化（totaliser）：發腫、發紅、發熱、疼痛、發脹、緊繃感成為蜂窩組織炎（phlegmon）的徵兆，因為我們將一隻手與另一隻手比較、一個人與另一個人比較[12]；這項操作回憶正常的功能運作：冰冷的氣息是動物體熱消失之徵兆，因而是

「生命力根本衰弱及崩壞將至之徵兆」[13]；這項操作記錄著同步或接續發生的頻率：「舌苔白厚、下唇顫抖與想吐之間有著什麼關聯？我們不清楚，但觀察顯示出前兩種現象常伴隨著想吐的狀態，這足以使它們在未來成為徵兆。」[14]

最後，超越這些最初的表象，這項操作仔細檢查身體，並透過大體解剖讓不可見的成為可見：因此，大體檢查顯示，在帶有咳痰的肺炎病例中，疼痛突然停止及脈搏逐漸減弱是肺部「肝樣變」（hépatisation）的徵兆。

因此，在這種敏於差異、同時性或接續性及頻率的觀看之下，症狀變成徵兆。這是自發地進行鑑別的操作，致力於總體性與記憶，並兼具計算性；因此，這是一舉將元素與元素間的連結接合起來的動

10. 朗德雷－波維（A.-J. Landré-Beauvais），《徵兆學》（*Séméiotique*），巴黎，1813，頁4。

11. 如前引。

12. 法瓦赫（Jean Pierre Favart），《論醫學判別》（*Essai sur l'entendement médical*），巴黎，1822，頁8-9。

13. 朗德雷－波維（A.-J. Landré-Beauvais），如前引，頁5。

14. 如前引，頁6。

作。因此，說到底，這只不過是孔狄亞克所說的分析落實在醫學知覺上的實踐。在此處及在他那裡，所謂的分析難道不是單純的涉及「組合（composer）和分解（décomposer）我們的觀念，以進行不同的比較，並通過這種方式發現觀念之間的關係，以及它們可以產生的新觀念」[15]嗎？分析和臨床觀看也具有這個共同特點，即組合與分解只是為了揭露出一種安排，即自然秩序本身：它們的巧妙手法（artifice）在於僅以重建原初性（l'originaire）的動作進行操作：「這種分析是各種發現背後真正的祕密，因為它讓我們返回事物的源頭」[16]。就臨床而言，這源頭就是症狀的自然秩序，是其接續發生或交互決定之形式。在徵兆和症狀之間，在基本同一性的背景下，存在著一個關鍵差異：徵兆就是症狀本身，只是在其原初真相之中。最後，在臨床經驗的視野中，可以看到一種既無掩蔽亦無保留的徹底閱覽的可能性：對於一位知識將「臻至最完美程度的醫生」來說，「所有症狀都可能成為徵兆」[17]：所有的病理表現都訴說著清晰、有條理的語言。人們最終將達到孔狄亞克所說的那種科學知識客觀而成熟的形式，這是一種「圓滿完成的語言」（langue bien faite）。

三、疾病存有的真相完全可被表述

「根據脈搏、體溫、呼吸、心智功能、面部特徵改變、神經或痙攣問題、生理欲求的降低而得出的外部徵兆，透過它們的不同組合，

形成多多少少分明或十分清晰的個別圖表……從開始到結束，疾病必須被視為一個不可分割的整體、一個由特定症狀組成的固定整體、以及一個由不同階段所構成的接續過程。」[18] 它所涉及的不再是提供據以辨識疾病的**什麼**，而是從文字的層面上，重建一個涵蓋疾病全部存有的歷史。與疾病在症狀中的徹底呈現相對應的，是病理存有向描述語言的句法毫無阻礙的透顯：這就是疾病結構與勾勒它的語言形式之間根本上的同構性[xx]。描述行為完全有能力掌握存有，反之，存有不會只在症狀的，**因此**是基本的顯現中被看見，卻不被一種作為事物的言說自身的語言所掌握。在物種分類醫學中，若沒有二維「圖表」的中介，疾病的性質及其描述便不可能相對應；在臨床中，**被看**（être vu）

15. 孔狄亞克，如前引，頁109。

16. 如前引。

17. 德摩西－德萊特（Demorcy-Delettre），《論致力於醫學之完善的分析》（*Essai sur l'analyse appliquée au perfectionnement de la médecine*），巴黎，1810，頁102。

18. 皮內爾（Ph. Pinel），《臨床醫學》（*La médecine clinique*），第三版，巴黎，1815，導論，頁VII。

和**被說**（être parlé）自始就在疾病外顯的真相當中相通，也就是說，疾病的整個**存有**就在臨床裡。疾病只在可見的東西裡，因此，也就只在可表述的東西（énonçable）裡存在。

臨床運用了在孔狄亞克思想中基本的感知行為（acte perceptif）及言語元素（élément du langage）之間的關係。正如同哲學家的分析，臨床醫生的描述道出了意識操作與徵兆二者之間的自然關係所給予的東西。在這樣的重新運用裡，事物自然連貫的秩序述說著；言語的句法不但沒有破壞時間的邏輯必然性，反而在其最原初的連結中重建了它們：「分析不過是按照順序連續觀察一個客體的種種性質，以便在思想當中賦予它們共時性秩序（ordre simultané），而這些性質就在這共時秩序中存在……這個秩序是什麼？大自然自己做出了指引；自然在這個秩序中給出了萬物。」[19]真相的秩序跟言語的秩序是同一回事，因為兩者都在必然及可表述的形式——即**論述的**（discursive）形式——裡重建了時間。被索瓦濟賦予一種隱晦的空間意義的疾病史，在此取得了時序的向度。在這種新知識的結構中，時間**歷程**（cours du temps）所具有的角色，就跟分類醫學中疾病分類表的扁平空間一樣。

原本在自然與時間之間、在顯現者與宣告者之間的對立消失[xxi]；疾病的本質、它的症狀及它的徵兆三者間的區別也消失了；最後，讓疾病既顯現又隱退，讓它在遠處及不確定當中洩露的作用與距離也消失了。疾病擺脫了這種以可見物使疾病不可見，又透過不可見使疾病被看見的旋轉結構[xxii]，以便讓自己消散在大量的、窮盡疾病意義的

可見症狀中。醫學場域裡將再也沒有那些沉默的、既定的、隱退的疾病類種；醫學場域所迎向的對象，總是說著一種在存有及意義上皆與對它進行解讀的目光合一的言語——一種被讀與讀不可分的言語（langage indissociablement lu et lisant）。

作為觀念學（idéologie）[xxiii] 之同構物，臨床經驗為觀念學提供了直接的應用場域。並非是如同循著孔狄亞克所設想的軌跡般的，醫學終於再度重視被感知事物的經驗面向；而是在臨床中，如同在分析裡，真實的骨架是按照言語模式來描繪的。臨床醫生的觀看及哲學家的思想具有類似的力量，因為他們都預設了一種同一的客觀結構：在其中，存有之總體性全然顯露在作為存有能指－所指的外顯現象中；在其中，可見內容與外顯內容在一種至少是潛在的同一性中會合；在那裡，被感知內容（perçu）與可感知內容（perceptible）可以在某種言語中完整的被重建，這種言語的嚴謹形式說明了它們的源頭。醫生論述性及反思性的感知，與哲學家對於感知的論述性反思，在此精確地疊合，因為**世界對他們而言是言語的等同物**[xxiv]。

19.　孔狄亞克（Condillac），引述皮內爾，《疾病哲學分類學》（*Nosographie philosophique*），巴黎，共和六年，導論，頁xi，。

醫學，一種不確定的知識（connaissance incertaine）：這是一個歷史悠久的主題，十八世紀對此特別關注。這當中存在醫術與無生物知識之間的傳統對立，在這方面，不久前的歷史仍舊如此強調著：「人的科學處理的對象過於複雜，它包含了大量差異性很大的事實，它處理著過於微妙、數量過多的元素，因此它無法總是給予它生產出的大量組合方式，如物理及數學科學那般所具有的一致性、明確性及確定性。」[20] 這種不確定性是對象方面的複雜性、科學方面的不完美的表徵；在這種對象極端細微而項目又過於豐富的關係之外，醫學的推測性（caractère conjectural）並未被賦予任何客觀的基礎。

面對著這樣的欠缺，十八世紀在最後幾年間，完成了一項知識上的成就。在拉普拉斯（Laplace）[xxv]的年代，無論是在他的影響之下或是在同一類型的思想運動中，醫學發現不確定性（incertitude）可以在分析上獲得處理，其方法就是將不確定性視為某些可單獨分離出來的、可能被精確計算的確定度之總和。如此，這種傳統上被認為與數學知識截然不同的模糊及負面的概念，便轉而成為一個正面概念，成為某種計算技術可以處理的範圍。

這種概念上的扭轉具有關鍵性：它讓醫學成為一個可以進行調查的場域，當中任何被觀察到的、被分離出來，然後被對照於一個整體的事實，都可以在整個事件序列中占有其位置，而這些事件所形成的收斂或發散原則上是可以測量的。這種扭轉將每個受到感知的元素變成一個**被登錄的事件**，而令事件被置於其中的不確定演變成為一個**隨**

機序列。它為臨床場域帶來了一種新的結構，在其中臨床所面對的個體不單單是一個病人，而是可在所有同樣受其影響的患者身上無限重複的病理事實（fait pathologique）；在其中，檢查項目的繁多不再只是為了查看有無矛盾或進行確認，而是為了獲得漸進的、並且在理論上無止盡的收斂；在其中，時間終於不再是導致遮蔽、需要有預測能力的知識加以控制的不可預見因素，而是一個需要被整合的面向，因為正是在時間進行的過程中，它帶入了組成序列的元素，如此便增加了確定程度。藉由機率思維的引入，醫學徹底革新了醫學領域的**感知價值**（valeurs perceptives）：醫生在其中施展注意力的空間，成為一個沒有限制的、由可分離事件所組成的空間，而事件之間的關聯形式便是這個序列的秩序。原則上，病理類種與生病個體之間、封閉空間與不確定時間之間的簡單辯證被解開了。醫學不再致力於在有感的個體性之下去看見本質真實[xxvi]；它現在的任務是在一個開放領域中、無止盡地去感知事件。這就是臨床。

20.　杜馬（C.-L. Dumas），《論人的科學未來的進展》（*Discours sur les progrès futurs de la science de l'homme*），蒙佩利爾，共和十二年，頁27-28。

但是，在這個時期，這套圖式既沒有徹底實現，也沒有獲得反思，甚至沒有以絕對連貫的方式被確立。與其說它是一套整體結構，不如說它是一些並置在一起、但未曾尋得共同基礎的結構性主題。儘管前一套模態（徵兆－言語）的連貫性經常不夠明朗，卻是確實的。相較之下，現在機率的概念不斷被援引作為說明或論證形式，但是機率所達到的連貫程度卻很薄弱。箇中原因不在於機率的數學理論出了什麼問題，而在於讓這套理論可以適用於此的條件還不足：在醫院場域仍處於醫學經驗的邊緣位置，以至於看起來經常難脫諷刺畫或哈哈鏡的時代裡，要比照人口或一系列天文事件，對生理或病理事實進行普查，在技術上仍是不可能的。要在概念上掌握醫學機率，意味著需要認定醫院領域的有效性，然而醫院領域卻又必須在已經具備機率思維的情況下，才有可能被認可為一種經驗空間。這是何以確定性計算會停留在不完美、不穩定並失之局部的狀態裡，以及何以這種計算會與它固有的技術主張相違背，而建立在一種混淆不清的基礎上。如此，卡巴尼斯[xxvii]便試圖為當時臨床所運用的、發展中的工具提出辯解，他所援引的概念，其技術及理論水平均屬於一個更早時期的沉積[xxviii]。他把原本的不確定概念放在一旁，只為了重新活化自然模糊且自由的豐沛概念，然而這並不會比不確定性概念來的更為恰當。這樣的自然「不具任何精準的內容：它似乎想要保留某種自由度，以便將有規則的自由留給那些它推行的運動，絕不允許這些運動脫離秩序，只是讓它們更多樣、施予它們更多的恩典。」[21] 不過，這段文字真正重

要及關鍵的部分在它的註釋裡：「這樣的自由度完全符應醫術在實踐時允許自己擁有的自由度，或者毋寧說它提供了醫術實踐的分寸。」

卡巴尼斯歸諸自然運動的不準確性只是留下一個空白，讓一種關於**病例**感知的技術框架可以在此落腳與建立。以下是其主要階段[xxix]：

1. **組合之複雜性** —— 十八世紀的疾病分類學（nosographie）隱含了一套經驗組態，儘管現象在具體呈現中如此混亂及複雜，它們仍然或多或少直接從屬於本質，而本質的一般性越高，複雜性就越低：綱比種更簡單，種總是比實際存在的疾病更簡單，疾病則有著各種現象，在特定個體身上又會出現各種變化。到了十八世紀末，在一種與孔狄亞克的主張同類型的經驗定義中，簡單性不再存在於根本的一般性中，而是存在於與料（donné）[xxx] 這個原初層次上，在數量少但無限重複的元素上。就發燒而言，概念上模糊的綱並非可理解性

21. 卡巴尼斯（Cabanis），《醫學的確實程度》（*Du degré de certitude de la médecine*），第三版，巴黎，1819，頁125。

原理（principe d'intelligibilité）；而是呈現在所有具體病例中，那些構成發燒所不可或缺、數量有限的元素。簡單形式的組合變異（variété combinatoire）形成了經驗上的多樣性：「在每個新病例中，人們以為這是一些新的事實；但這只是不同的組合方式，只是不同的細微差異：在病理狀態裡，只有數量不多的基本事實，所有其他的事實都來自這些基本事實的混合及強度上的差異。它們出現的順序、它們所具有的重要性、它們的各種關係便足讓各式各樣的疾病誕生。」[22] 因此，個別病例所顯現的複雜性，不再被歸咎於那些無法控制的變化，這些變化不僅擾亂了根本真理，也要求必須透過忽視現象及抽象化的指認動作才能解讀它們；如果可依據形成一種組合的各種原理來分析複雜性的話，也就是說，如果我們可以界定出組成這個複雜性的所有元素的整體及此組成的形式，這種複雜性便可透過毫不保留地忠實於所有它呈現的事物，在自身當中被掌握及辨識。因此，認識就是去重建自然進行連結的運動。正是在這個意義上，關於生命的知識與生命本身皆遵循著相同的生成法則（lois de genèse）──而在分類思維中，這種巧合只能在出

神入化的悟性中發生一次；現在，知識的進步與生命的進程有著相同的來源，且居於相同的經驗生成演變中：「自然欲吾等之知識來源與生命來源相同。為了活著，必須接收感官印象；為了認識，亦須接收感官印象。」[23] 此處和彼處的發展法則就是這些元素組合的法則。

2. 類似性原理（principe de l'analogie）——對這些元素的組合研究揭示了共存或接續發生的類似形式，讓我們可以辨識出症狀及疾病。種及綱的醫學也運用了同樣的方式進行關於病理現象的解讀：從一個病例到另一個病例，人們辨識出身體失調的相似性，正如同從一株植物到另一株植物上辨識出它們的生殖器官所呈現的樣貌。然而，這些類似性比較僅僅針對靜態的形態學資料[xxxi]：所涉及的是整體輪廓相互吻合的被感知形式，一種「了無生氣

22. 　　如前引，頁86-87。
23. 　　如前引，頁76-77。

的、不變的物體狀態，這是與運作中功能的實際性
質無關的狀態」[24]。臨床觀看賴以在不同病患身上
辨識出徵兆及症狀的類似性，則屬於另一種性質；
它們「首先出現在單一疾病不同組成部分之間的關
係中，接著是在一個已知疾病與一個有待探究的疾
病之間的關係裡。」[25] 在這樣的概念下，類似性不
再是基於或多或少相近的親緣性而產生的相似性，
並且會隨著距離本質的同一性愈遠，而逐漸失去類
似性；這是基於元素間關係的同構性質：在此，類
似性以一個組成元素之間會發生交互作用的關係系
統為對象，即以一種功能運作或功能障礙為對象。
如此，呼吸困難會以形態上差異不大的情況，遍見
於肺結核、哮喘、心臟疾病、胸膜炎及壞血病等疾
病中：然而，若固守在這種類似性上將是不切實際
且危險的；有益於指明症狀的類似性，是一種與其
他功能或失調之間所維持的關係：肌肉無力（出現
在水腫的情況中）、皮膚瘀青發紫（類似於淤血所
導致的皮膚青紫）、身體上出現斑點（如在天花中
的情況）及牙齦腫脹（如牙結石所引起的相同情
況），共同形成一個群集（constellation），其中諸
種元素的共存指明了敗血病所特有的功能交互作用

^{26}。正是這種關係間的**類似性**讓人們得以在一系列的病人當中**識別**（identifier）出一種疾病。

不僅止於此：在同一種疾病中、在同一位病患身上，類似性原理讓我們可以從其整體上掌握住疾病的獨特性。繼交感的概念後，十八世紀的醫生也同樣地使用、更濫用了「併發症」的概念。這個概念讓人們總是可以找到一種病理本質，因為他們可以把與本質真相發生矛盾的部分視為干擾，而從表現症狀的範圍中排除掉。在這樣的情況下，胃熱症（fièvre gastrique）（發燒、頭痛、口渴、上腹不適）儘管伴隨著虛脫、排泄失禁、脈搏微弱而間

24.　歐迪貝－蓋爾（J.-M. Audibert-Caille），《論類比性在醫學中的用處》
（*Mémoire sur l'utilité de l'analogie en médecine*），蒙佩利爾，1814，頁13。

25.　如前引，頁30。

26.　布魯列（C.-A. Brulley），《論醫學推測之道》（*De l'art de conjecturer en médecine*），巴黎，1801，頁85-87。

歇、吞嚥困難而發生，它仍舊與其本質相符：這是
因為「併發」了衰弱性發燒（fièvre adynamique）所
致[27]。以嚴謹的方式來使用類似性，應該可以避免
這種在區分及合併上的任意性。在同一個病理整體
裡，我們可以在不同症狀與「產生它們的外部原因
或內部原因」[28]的關係中發現某種類似性。因此，
就以許多疾病分類學學者視之為一種併發症的膽汁
型胸膜肺炎（péripneumonie bilieuse）來說：即使人
們察覺到在「胃部不適（gastricité）」（導致消化
方面的症狀及上腹疼痛）與肺部器官輕微發炎（其
引發炎症及所有的呼吸問題）之間存在著一種關係
的對應性，位置不同並且看似屬於不同病態本質的
症狀區段，卻讓我們可以判別出是哪一種疾病：當
中涉及的是一個有著一體連貫性的**複合形貌**（figure
complexe），而不是由不同本質交織所形成的**混合
實在**（réalité mixte）。

3. 發生頻率的感知——醫學知識的確定性與它探究
的病例數量成正比：這種確定性「如果是從充足的
概率質量中取得，那麼它會是完整的」；但是如果
全然不是從足夠多的病例中所做出的「嚴格的演

繹」，那麼這種知識仍「停留在臆測與有可能的層次；它只是特定觀察的單純表達。」[29] 醫學的確定性不是建立在受到完整觀察的個體性上，而是建立在整體瀏覽過個別事實後形成的眾多性之上。

藉由其眾多性，系列便成了一種收斂性指標。索瓦濟將咯血（hémoptysie）歸在出血一類中，而肺結核則歸入發燒：這是一種符合現象結構的區分方式，任何症狀上的連結都無法對此提出質疑。但是，假如肺結核－咳血的組合（儘管根據不同的病例、條件及時間，存在著許多分離的情況）在整個系列中達到一定的數量密度，它們的從屬性將超越單純的偶然相遇或任何的隔閡、超越甚至現象的外顯樣貌，而成為本質性關係：「正是在對於出現頻率最高的現象所進行的研究中，在對於它們的關係及規

27.　皮內爾，如前引，頁78。

28.　歐迪貝－蓋爾（J.-M. Audibert-Caille），如前引，頁31。

29　杜馬，如前引，頁28。

律的接續性中存在的秩序所作的沉思中，我們找到了一般自然規律之基礎。」[30]

個別變異在整合時自動抹除。在分類醫學中，這種個別變化的抹除只有通過一項正向操作才能得到確保：為了達致純粹的本質，必須已經掌握它，並且藉由它來去除過於豐富的經驗內容；即必須通過一種原始的選擇，來「區分穩定不變的部分與變異的部分，以及區分本質與只是純粹偶然的部分。」[31] 在臨床經驗中，人們並不會將變異排除掉，變異會各自散布；它們消失在整體的組態中，因為它們會整合進機率領域；再怎麼「意外」或「不尋常」，它們也永遠不會落在界限之外；即便是異常仍然是一種規律的形式：「對人種的畸形案例或畸形性質進行研究，讓我們見識到自然豐饒的資源，以及它所容許的偏差。」[32]

因此，我們需要放棄一個想法，認為存在著一個理想的與超驗的觀看者，而真實的觀察者多多少少會朝著這種觀看者的才能或耐性趨近。唯一標準的觀察者是眾多觀察者形成的總體性：個別觀點的錯誤會各自分布在整體中，而整體具有它特有的指示能力。觀察者之間儘管有著分歧，然而這些分歧所交

集出的核心甚至能顯現出無可否認的同一性面貌：

「許多觀察者從未以相同的方式來看同樣的事實，
除非自然實際上以同樣的方式呈現給他們。」

在暗處，在一種近似的語彙下，一些概念四處流通，當中我們可以指出的有誤差計算、偏差、極限、平均值。所有這些都表明醫學場域之可見性具有一種統計結構，以及醫學感知的領域不再是物種花園，而是事件域。但一切都尚未成為正式內容。

奇怪的是，正是在構思醫學機率計算的努力中，敗象浮現，失敗的原因將逐漸顯現。

原則上，這個失敗不是出自某種無知，或者對於數學工具太過膚淺的使用[33]，而是來自場域之組織（l'organisation du champ）。

30. 杜布勒（F.-J. Double），《一般徵候學》（*Séméiologie générale*），巴黎，1811，卷一，頁33。

31. 齊默曼（Zimmermann），《醫學經驗論》（*Traité de l'expérience*），卷一，頁146。

32. 杜布勒，如前引，頁33。

33. 例如布魯列便很熟悉伯努利（Bernoulli）、孔多塞（Condorcet）及斯格拉夫桑迪（S'Gravesandy）（譯按：指十八世紀荷蘭數學家Willem Jacob 's Gravesande）的著作，如前引，頁35-37。

4.確定度之計算（le calcul des degrés de certitude）——
「如果有一天發現一種機率計算方法可以恰當的適
用於複雜的對象、抽象的觀念、以及醫學和生理
學當中的可變異元素，那麼醫學場域將很快就能實
現科學所能達到的最高程度的確定性。」[34] 這涉及
一種從一開始，就在觀念領域內發揮效用的計算方
式，它既是將觀念分析為構成元素的原理，同時也
是依據出現頻率而進行的歸納方法；它同時賦予自
己邏輯分解與近似值算術的曖昧身分。這是因為實
際上十八世紀末的醫學從來都不清楚它所面對的是
一個事實系列，其出現及收斂法則只能藉由事實重
複性的研究來決定，抑或是一個由徵兆、症狀及表
現所構成的整體，其連貫性要在自然結構當中尋
找。它總是在**現象病理學**和**病例病理學**之間搖擺不
定。這就是為什麼機率的計算馬上便與症狀元素的
分析混淆起來：以一種非常奇怪的方式，作為一個
群集元素[xxxii] 的徵兆，卻彷彿理所當然的被附上了
機率的係數。然而，徵兆之為徵兆，並非基於從病
例而來的算術，而是在於它與現象整體的關聯。在
數學的外表之下，人們衡量一個圖形的穩定性。從
數學家那裡取得的「確定度」一詞，通過粗略的算

術，意味著一種蘊涵關係[xxxiii]或多或少是必然的。

一個簡單的例子便能清楚把握住這種根本上的混亂。布魯列（Brulley）談到雅克·伯努利（Jacques Bernoulli）[xxxiv] 在《猜測術》（*Ars conjectandi*）中所提出的原則，即整個確定性都可「被視為可用機率來分割的整體（un tout divisible），分割的數量沒有限制。」[35] 如此，女性懷孕的確定性可分為八等：月經的消失；第一個月出現噁心及嘔吐；第二個月子宮變大；第三個月子宮變得更大；然後子宮凸出於骨盆腔；第六等，整個下腹部在第五個月突出；第七等，胎兒的自發性運動，並碰撞子宮內壁；最後，在懷孕最後一個月，胎兒的晃動及位移運動構成了確定性的第八等。[36] 如此，每一個徵兆本身具有八分之一的確定性：前四個徵兆接續發生，構成了二分之一的確定性，「形成了一種所謂的疑似，

34.　杜馬，如前引，頁29。

35.　布魯列，如前引，頁26-27。

36.　如前引，頁27-30。

可以被視為某種平衡點」；顯現出的徵兆若超過於此，可能性便開始了[37]。這種蘊涵關係的算術對於治癒性指標及診斷性徵兆皆有效。一位就診於布魯列的病患想要開刀取出膀胱結石；在支持進行手術的一邊，有兩項「有利的機率」：病患的膀胱狀態良好、結石不大；然而，對立於這兩項，有四項不利的機率：「病人已達六十歲；男性；屬於膽汁型體質；罹患皮膚病。」但是這位當事人不願聽從這個簡單的算術；結果他命喪於手術。

人們想要藉由病例的算術來加權邏輯結構的從屬性 xxxv；人們設想現象與它的指涉物之間的關係，等於事件與它所從屬的序列的關係。會造成這種混淆，全是因為醫生一直爭取的分析概念具有模稜兩可的性質：「如果沒有分析，沒有這條可指點迷津的線索，我們便無法經常穿過曲折的路徑抵達真理之所在。」[38] 而這種分析是根據數學的**知識論模型**及觀念學的**工具性結構**來界定的。作為一種工具，它有助於在複雜的整體中界定出蘊涵關係的系統：「透過這種方法，人們分解、剖析一個主題、一個複合的觀念；人們分別逐一研究這些組成部分；從最重要的部分開始，再來是次要的部分，以及它們之間

各式各樣的關係；如此便可臻至最簡單的觀念」；
然而，依據數學模型，這個分析應該用於測定一個
未知的觀念：「我們檢查組合模式，及這個模式運
作的方式，再加上歸納法的運用，藉此從已知抵達
未知。」[39]

　　塞爾認為臨床甚至只不過是「醫學在病患床邊的作業本身」，而
且，在這種情況下，臨床等同於「醫學實務本身」[40]。遠遠超出重拾
一種古老的醫學經驗主義（empirisme médical），臨床就是具體生命，
是孔狄亞克所提出的分析的最早應用之一。同樣的，在表現出對於系
統及理論的反對的同時，臨床承認它與哲學立即的親緣性：「為什麼
將醫生的科學與哲學家的科學分開呢？為什麼要將兩種有著相同來源

37.　　如前引，頁31-32。

38.　　胡榭－德哈特（Roucher-Deratte），《觀察之技藝》（*Leçons sur l'art d'observer*），巴黎，1807，頁53。

39.　　如前引，頁53。

40.　　塞爾（Chr.-G. Selle），《自然研究導論》（*Introduction à l'étude de la nature*），法譯本，巴黎，共和三年，頁229。

及目標的研究區分開來呢？」[41] 臨床開啟了一個場域，透過將語法結構及機率結構引入病理學領域，而使之成為「可見的」場域。這些結構可以在歷史上確立其年代，因為它們與孔狄亞克及其後繼者是同時代的。藉由它們，醫學感知從本質及症狀的局面中解脫出來，也從同樣曖昧的物種及個體的局面中解脫出來：隨著病人讓疾病的特異性時隱時顯，而令可見與不可見往復擺盪的形貌消失了[xxxvi]。一個具有清楚可見性的領域為觀看敞開。

但這個領域自身，以及在根本上讓它成為可見的事物，難道不具有雙重涵義嗎？它們難道不奠基在彼此交疊、卻又彼此閃躲的形貌上嗎？被移植到徵兆分析裡的語法範式始終是隱含的、未曾正式形式化的被包藏在這場概念運動的深處：它涉及一種**可理解形式的轉移**。而數學模型總是外顯的並受到援引的；它被呈現為一種在它自身之外發生的概念思考過程的連貫原理：意即它所涉及的是在**形式化主題**上的貢獻。但是這種根本上的模稜兩可性質並沒有被清楚的察覺到。觀看落在這個看似解脫束縛的領域，一時之間，它看起來是一種圓滿的觀看。

41.　　杜馬，如前引，頁21。

i.　約翰・雷（John Ray, 1627-1705），英國自然學家。在其著作《植物史》
　　（*Historia Plantarum*）中，他主張按照所觀察之異同來對植物進行分類，向
　　現代生物分類學跨出了重要的一步。

ii.　卡爾・馮・林奈（Carl von Linné, 1707-1778），瑞典自然學家，將為生物命
　　名的二名法系統化（以屬名及種加詞來為物種名命），是現代生物分類學之
　　父。

iii.　從「疾病與觀看」、「理論和經驗」到「方法和成果」，傅柯要強調的是這
　　個轉變不單是主體的，也不單是客體的，而是兩者同時皆牽連其中的，所以
　　他說「疾病向觀看呈現自身，同時也組構了觀看」。

iv.　近因是指與結果直接相鄰的原因，相對於遠因或根本原因。

v.　這也就是本段開頭說的：過去發生什麼、現在發生什麼、未來發生什麼。

vi.　也就是說症狀與徵兆之間的差異是自為且自在的。

vii.　能指（signifiant）及所指（signifié）為索緒爾語言學概念，一般指記號
　　（signe）這個概念的兩個互補面向。所指是記號的指涉內容的心理再現；能
　　指是記號的形式及物質面向的心理再現（附帶一提，在譯文中，我們將作為
　　動詞的signifier譯為指示）。傅柯受到語言學的影響，運用能指及所指的概念
　　來對臨床醫學的知識進行分析。

viii.　指症狀就是現象而已，就是完全可見的真相，它的背後沒有別的東西。

ix.　傅柯稍早提到症狀的尊榮地位（sa place royale），這裡提到症狀原本是主宰
　　性指標（indicateur souverain），當中的royale、souverain都是指症狀在傳

統上被視為是疾病本質的反映者的地位，因此它直指本質、高高在上。

x.　稍早傅柯說到：「這些症狀讓疾病略為退隱、既可見及不可見的不變形貌**透顯**出來。」亦即症狀之後還有著本質。到了此處則說的症狀就是自然，其後別無更根本的東西。

xi.　即症狀是病態性的冒出、浮現，而非單純現象而已。

xii.　這段內容頗複雜，或許可以闡述如下：總的來說，症狀同時是症狀整體及疾病的能指與所指。當症狀本身只是單純的現象，症狀便是一組症狀所形成之整體的能指；當症狀具有病態現象的性質時，症狀便是疾病本身之能指。但是在前者的情況中，作為能指之症狀所指涉的所指也就是症狀（的整體），因此症狀又是其自身之所指；後者，作為能指之症狀所指涉的所指是疾病，但是因為疾病不可觸及，所謂的疾病也就是一組代表它的症狀，在這個意義下，症狀再一次是其自身之所指。

xiii.　總體化就是指將疾病所顯現的症狀聚合起來，構成一個整體。

xiv.　自然符號（signe naturel）指符號本身便帶有內涵，而非被附加或約定俗成的。例如哭聲作為一種符號便攜帶著特定情緒或狀態的表達，其內涵不必然來自賦予。

xv.　孔狄亞克（Étienne Bonnot de Condillac, 1715-1780），法國哲學家。

xvi.　行為語言指：「自然的或人為的符號，藉此取代話語。」參見《法蘭西學院辭典》（http://www.cnrtl.fr/definition/action）。孔狄亞克討論了兩種行為語言：姿態、叫喊。

xvii.　這裡，傅柯將臨床中的症狀與孔狄亞克所討論的行為語言相較，後者認為動作語言來自「本能」，它是與生俱來的一種初始的語言形式。

xviii.　傅柯在此要說的是，症狀有如疾病的行為語言，是疾病的直接語言，本能的語言，這是無法立刻被臨床觀看所理解的語言，症狀要被理解，症狀就必須

成為徵兆，這個轉變不是症狀自身所引致的，而是另一個行為所完成的（這正是下一小節所要談的），而徵兆所涉及的是很清楚的語言結構。

xix. 傅柯這裡同時以斜體標示出：徵兆「說」（dit），症狀「是」（est），正如前一小節所說的，症狀是行為語言，是無法被理解的，症狀是，但不可知，症狀必須成為徵兆，才能透過徵兆而說，宣告其所指。

xx. 同構指不同的化學性物質或礦物之間具有相似的結晶結構，數學上的同構涉及抽象代數上對於兩個集合間具有對射關係，語言學上指語言結構間具有類似的組合關係。

xxi. 也參見前文傅柯關於臨床之前症狀與徵兆二者間差異的討論，第173頁。

xxii. 這句話應回到第174頁來理解。在臨床誕生之前，可見的症狀讓疾病不可見，不可見的徵兆讓疾病被看到。

xxiii 由孔狄亞克提出，觀念學對觀念進行科學探究，包含觀念的本性、觀念與記號（signe）的關係，以及它們在經驗中的起源。這些內容正是孔狄亞克在《論人類知識之起源》所討論的。

xxiv. Analogon，原書中誤植為anolagon，源自希臘文，意為類似物、同功器官。

xxv. 拉普拉斯（Pierre-Simon de Laplace, 1749-1827），法國數學家、天文學家、物理學家，數學機率理論奠基者之一。

xxvi. 指病理類種及分類醫學下的疾病本質。

xxvii. 卡巴尼斯（Pierre Cabanis, 1757-1808），法國生理學家、醫生、哲學家，醫學教育改革者。

xxviii. 這個傅柯所說的屬於一個更古老年代的概念指的是他稍後所說的「不確定性」概念，在「三、疾病存有的真相完全可以被表述」小節中第三段裡，他談到在醫學「徵兆－語言」組態中，「不確定性」被消除。這個概念屬於分類醫學時期的概念，涉及到徵兆與疾病之間難以跨越的距離。

xxix. 本段在原文中與前段不分，然而傅柯在此實際上開啟了一個新主題——病例的感知。為免誤解，另立一段。

xxx. 與料（donné）指直接呈現在精神當中、未經任何加工處理的內容。

xxxi. 這裡的morphologique指形態學的，與前文傅柯探討徵兆的語言學結構時所談的morphologique不同，後者關聯上語言學中針對字形進行研究的形態學，亦稱構詞學。

xxxii. 指將疾病視為一組症狀及徵兆的集合，一種特定的群集。參見175頁。

xxxiii. 蘊涵（implication）指兩個現象之間的邏輯關係，例如「若A為真，則B為真」。例如在下一段中懷孕有著八項徵兆，就是一個「若A（八項徵兆）為真，則B（懷孕）為真」的蘊涵關係。

xxxiv. 雅克・伯努利（Jacques Bernoulli, 1654-1705），瑞士數學家、物理學家。《猜度術》出版於1713年，是組合數學及機率論上的里程碑。

xxxv. 統計學透過係數的加權（pondérer），來確保樣本代表性，或是藉此提高被加權參數的重要性。

xxxvi. 形貌指分類醫學下將疾病視為一種類種（espèce）、一個占據空間及具有特定形貌的物體這樣的看法，但由於疾病不可見，我們看到的總是症狀及生病的特定個體，無法直接看到疾病的本質或疾病的類種本身。而臨床醫學同時「將語法結構及機率結構引入病理學領域」，消除了疾病這種形貌的概念，也消除了當中的模糊，「而使之成為『可見的』場域」。

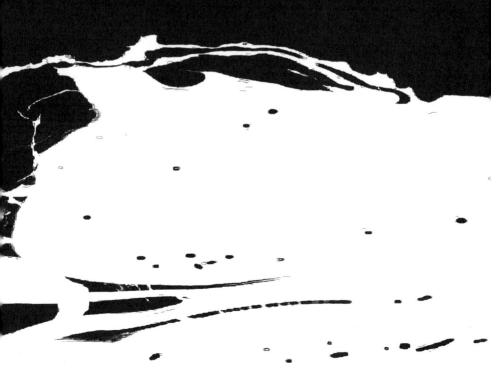

第七章

看到，知道

「希波克拉底[i]只重觀察，鄙視所有系統。唯循著他的足跡，醫學才能臻於完善。」[1]不過，跟傳統相較，臨床對於觀察所認可的特權不僅在項目上更多，而且在性質上也全然有別。這既是一種、先於任何干涉、忠於它接手但不做任何改變的直接性（l'immédiat）的純淨觀看的特權，也是一種具備一整套邏輯框架（armature logique）——這個框架從一開始就驅逐一種未經訓練的經驗主義式純真——之觀看的特權。現在必須要描述這種感知的具體運作。

進行觀察的目光要避免干預：它是沉默而不做任何動作的。觀察讓一切原封不動；對它而言，在顯現的事物裡，沒有什麼是受到遮蔽的。一旦理論在理性上、想像在感官上所引致的障礙被排除，觀察的對應物[ii]從來不會看不見，而是直接可見的。在臨床醫生反覆思索的核心議題中，目光的純淨，與某種讓聽成為可能的沉默有關。體系之高談闊論必須停止：「在病人的床上，所有理論永遠保持緘默或消聲匿跡」[2]；同樣地，也必須限制想像的意見，這些意見預期我們所感知的事物，發現幻想出的關係，並讓感官所無法觸及的東西說話：「能夠在想像的沉默中，在心靈的平靜中，在形成判斷之前，等待一個實際運作中的思辨力得出因果關聯的老練觀察者，何其少啊！」[3]假如目光保持沉默的落在事物上，假如圍繞著它所看到的一切都保持緘默的話，目光將在自身的真相中完滿[iii]，並將通達事物之真相。臨床的觀看具有這種在它看出一幅景象時也聽到一種言語的弔詭屬性。在臨床當中，自我顯現者就其本源而言就是說話者。臨床及實驗之間的對立，

正好涵蓋了我們聽見（因此也就是我們聽得懂）的言語，與我們提出（亦即我們所強加）的問題二者之間的差異；「觀察者……閱讀自然，做實驗者質問自然。」[4] 在這種情況下，觀察與實驗之間相對立、但並不互斥：由第一個導向第二個是自然而然發生的，不過前提是，實驗只在被觀察的事物向它提供的詞彙中、在言語的內部進行質問；而它所提出的諸多問題，只有在它們是對一種本身無問自答的回答，一種不涉及任何先行言語的絕對回答的情況下才能成立，因為從嚴格意義上來說，這個回答是初言（premier mot）[iv]，就其嚴格的意義來說。杜布勒把這個做為無可超越的源頭的特權轉譯為因果關係語彙：「不要將觀察與實驗混為一談；實驗是結果或效果；觀察是手段或原

1. 克里夫敦（Clifton），《古代與現代醫學的狀態》（*État de la médecine ancienne et moderne*），巴黎，1742。譯者前言，無頁碼。

2. 郭維薩（Corvisart），出於郭維薩為奧恩布魯格（Auenbrugger）著作《識別胸部內部疾病的新方法》（*Nouvelle méthode pour reconnaître les maladies internes de la poitrine*）所寫的法譯本前言，巴黎，1808，頁7。

3. 如前引，頁8。

4. 胡榭－德哈特（Roucher-Deratte），《觀察之技藝》（*Leçons sur l'art d'observer*），巴黎，1807，頁14。

因：觀察自然導向實驗。」[5] 進行觀察的目光只在一種雙重沉默中才顯現出它的效能：第一重，是理論、想像，以及所有阻礙可感直接性之事物的相對沉默；第二重，是一切先於可見性言語的言語的絕對沉默[v]。在這種雙重沉默的厚度上，被看見的東西終將被聽見，並且正是因為它們被看見的這一個事實，讓它們可以被聽見[vi]。

就在此時，這個堅守本分，不做出任何可能的干預、實驗性的決定，也不做任何更改的觀看，展現出它的自持與它框架的堅實有關。對它來說，為了成為其所應然，只是謹慎行事或抱持懷疑的態度是不夠的；唯有在它同時是源頭，也就是起點、組合的原理時，它所迎向的直接性才能表述出真相；並且觀看必須把依據某種生成過程生產出來的東西，重建為真相；換句話說，它必須在其自身特有的操作中，再生產出在組合作用過程本身曾經被呈現的東西。正因為如此，它才是「分析性的」。觀察，是在感知內容層次上進行邏輯思考；觀察的技藝「應該是一種對感官的一種邏輯，它特別教導感官的操作及運用。總而言之，觀察應該是與引發我們關注的情況同在，以對象呈現給我們的方式接收它們的印象，並且從中得出公正歸納結果的一種藝術。邏輯是……觀察技藝的基礎，不過這種技藝可以被視為邏輯的一部分，惟其客體（主體[vii]）傾向更為依賴感官。」[6]

因此，我們可以首先大略地將臨床觀看界定為以一種操作邏輯為基礎的感知行為；它是分析性的，因為它重構了組合的生成歷程；不過，正因為這種生成不過是事物本身在原初的沉默中所說出的言語句

法，臨床的觀看便是沒有任何干預而純粹的。觀察活動之觀看與它所感知的事物通過一個相同的邏各斯（Logos）而互通，這邏各斯在此處是整體之生成[viii]，在彼處則是操作之邏輯。

臨床觀察預設了需要組織兩個相互連結的領域：醫院領域及教學領域。

醫院領域，是病態事實以事件獨特性之姿態，出現在包含著它的系列中的領域。直到不久前，家庭依舊是真相不受任何改變而顯現的自然場所；現在人們發現它具有雙重的誤導作用：疾病在此很可能受到對它造成擾亂的治療、飲食方式及所採行的策略所遮蔽；疾病被包圍在種種物質條件所形成的獨特性之中，而無法與其他疾病進行比較。（不過）當醫學知識（開始）根據頻率來加以界定的時候，人們所需要的就不是一個自然環境，而是一個中性的領域，也就是說它所有的部分都是同質的，以便讓比較成為可能，並且它也要是開放的、

5.　杜布勒（F.-J. Double），《一般徵候學》（*Séméiologie générale*），巴黎，1811，卷一，頁80。

6.　舍納比耶（Senebier），《論觀察及經驗之技藝》（*Essai sur l'art d'observer et de faire des expériences*），第二版，巴黎，1802，卷一，頁6。

不帶有任何挑選或排除特定病理事件的準則。在此，必須讓一切成為可能、並且以相同的方式成為可能。「兩間分別收容一百至一百五十名病患的療養院，這是何等的教學資源啊！……無論是發燒或者是惡性或良性的發炎，一會兒來勢洶洶、發展猛烈，一會兒表現輕微、有如潛伏著，除此之外，還有隨著不同年齡、生活方式、季節、相當激烈的情緒起伏而來的各種形式及變化，這是何等多樣的景象啊！」[7] 至於舊的反對意見，認為醫院導致了疾病的一些變化，包括感染其他疾病及對病理形式安排的干擾，這種意見既沒有被解除，也沒被忽視：而是被嚴格廢止，因為對所有的事件而言，這些變化都以一種均等的（uniforme）方式具有價值；因此，透過分析，將這些變化區分開來，並且個別處理它們，這是有可能的；正是透過將地點、季節及不同治療性質所造成的變化區分開來，「在醫院臨床上及整個醫學運作上，我們才有辦法達成一種可能做到的預測與精準度。」[8] 因此，臨床不是一幅疾病在其中絕無遮蔽地顯現自身的密契風景；臨床允許將醫院所造成的改變在常態的形式下整合在經驗當中。如此彰顯了分類醫學過往所稱的**自然**，其實只是異質的人為條件所形成的不連續性；至於所謂醫院造成的「人為的」疾病，它們反而是使得一種朝向病理事件場域的同質性的化約成為可能；無疑地，醫院領域確實不能純粹而一目了然地令真相顯露；然而，它特有的折射效果所具有的穩定性，讓真相的分析成為可行。

在無限的變化與重複的作用下，醫院臨床得以將無關疾病的外

部因素排除掉。而同樣的作用也讓知識重要內容之彙整成為可能：在實際效果中，變異相互抵消，而穩定現象的重複出現則自然而然地描繪出基礎的交集。透過以重複的形式來指明自身，真相指出了可以獲得它的途徑。它通過讓自己被認出（reconnaître）的方式而讓自己被認識（connaître）。「學生……熟悉重覆被看到的各式各樣病變（altérations）絕不嫌多，他的個人實踐接下來會向他呈現出這些疾病的全貌。」[9] 真相顯現之生成，即真相認識之生成。因此，在作為一門科學的臨床與作為教學的臨床在性質上並沒有區別。如此，形成了一個由老師及其學生所組成的團體，其中辨認的行為與認識的努力是在同一個動作中實現。在其結構中、以及在其顯現與取得這兩個面向上，醫學經驗現在有了一個集體性主體；醫學經驗不再以知者與無知者作為區分；它是由一名揭示者與許多觀看揭示的目睹者一起緊密構成[ix]。被說出的內容是一樣；疾病對雙方說著同一種言語。

7.　皮內爾（Ph. Pinel），《臨床醫學》（*La médecine clinique*），巴黎，1815，導論，頁II。

8.　如前引，頁I。

9.　梅吉耶（Jacques-Pierre Maygrier），《醫學學生指南》（*Guide de l'étudiant en médecine*），巴黎，1818，頁94-95。

醫學經驗主體是一個**集體**（collective）結構；醫療場域具有**集合**（collection）特徵：臨床位於兩個整體的交會處；界定臨床的經驗遍及二者碰撞及交互限定出的平面。在這裡，臨床獲得了取之不盡的豐富內容，同時也形塑了它自滿與封閉的形貌。臨床是透過觀看與所探究問題的交會，在事件所構成的無限領域中切割出的區塊。在愛丁堡的臨床中心，臨床觀察包括四組問題：第一組問題有關病患的年齡、性別、體質及職業；第二組問題有關病患所感受到的症狀；第三組問題涉及疾病的起源與發展；最後，第四組問題針對疾病的遠因及早期的事故[10]。另一套做法——曾經施用於蒙佩利爾——旨在對有機體進行所有可見變化的全身檢查：「（1）整體而言，身體各項性質上所呈現出的變化；（2）排泄物中注意到的變化；（3）最後是各項功能運作上所表現出的變化。」[11] 對於這兩種調查的形態，皮內爾提出了方向一致的責難：它們都是沒有止盡的。針對第一種，他反對道：「在大量的問題當中……如何掌握疾病基本及獨有的特徵？」對於第二種，他以相同的方式說道：「這裡列舉的症狀數量何等龐大啊……！這難道不會將我們推入一場新的混亂中嗎？」[12] 要提出的問題數不清；要看的事物無窮盡。如果臨床領域只是單方面任憑言語不停詢問，或是任目光滿足觀看的要求，那麼它便沒有清楚的範圍，因此也就沒有組織。只有當質問及檢查兩者相互扣連，並在它們共通規則的層次上界定醫生與病人的「會面點」，那麼臨床領域才具有界線、形式及意義。對於這個地點，臨床在其發展的初始形式中，嘗試透過三

種方法來確立它：

> **1. 觀察中訴說與感知時刻之交替** —— 在皮內爾所描
> 繪的理想調查綱要中，第一時間的基本指標是視覺
> 的：我們觀察疾病外在表現的現況。不過，在這項
> 檢查中，問診表單已然確立了言語的位置：我們紀
> 錄觀察者直接感受到的症狀；但隨後，我們馬上
> 進一步詢問病人所感受到的疼痛；最後，在被感知
> 的與被訴說的、問題與觀察所混合的形式下，我們
> 察看已知為主要生理功能的狀態。第二個時刻的特
> 徵是言語，但同時也涉及時間、回憶、發展與接續
> 事件。首先是要說出在過去某個特定時刻能夠被感
> 知到的內容（回顧疾病入侵的形式、症狀的先後序
> 列、它們何時以現狀出現，以及已經施用的藥物治

10.　皮內爾，如前引，頁4。

11.　如前引，頁3。

12　如前引，頁5、3。

療）；然後，必須向病患或其周遭的人詢問他的習性、職業及生活史。觀察的第三個時刻再次屬於被感知的時刻；在四個項目下，我們記敘疾病的逐日進程：症狀之演變、新現象出現與否、排泄狀態、以及施用藥物的成效。最後，觀察的最後一個時刻，是話語獨自擅場的時刻：提出病人邁向康復的治療處方[13]。若遇到病患死亡的情況，大多數的臨床醫生——但相較於其他人，皮內爾這麼做的意願較低，後頭我們會明瞭其緣由——會將最後及最決斷性的一刻保留給觀看：遺體解剖。在話語及觀看有規律的交替脈動之下，疾病逐漸宣告其真相，它讓人看見及聽見的真相，其文本雖然只有一種意義（sens），然而卻必須透過兩種感官（deux sens）才能重建它確實無疑的整體性[x]：看的感官與聽的感官。這就是為什麼沒有檢查的問診或沒有質問的檢查都注定是無法達成目標的任務：它們之中的任何一個都無法替對方填補僅能靠它自己填補的空白。

2. 在觀看及言語間確立穩定對應形式的努力——曾經，臨床醫生所面臨的理論及實務問題是：有無可能將疾病分屬於視覺症狀學與言語分析的內容，引

入一種在空間上可閱讀、在概念上具連貫性的表徵
方式。這個問題顯現在一項非常能夠彰顯臨床思維
要求的技術難題：**圖表**（le tableau）。是否可能將
臨床醫生的眼睛在身體表面所感知到的東西，以及
同一位醫師從疾病的基本言語（langage essentiel）
中所聽到的東西，整合到同一張圖表上？也就是整
合在一個既可見又可讀、兼具空間性及語言性的結
構上？無疑的，福迪斯（George Fordyce）在這方
面做了最樸拙的嘗試：在橫軸上，他放上與氣候、
季節、流行疾病、病人的基本體質、特異體質、習
性、年齡及過去意外事故有關的標記；在縱軸上，
他根據不同的器官或功能分別指明各項症狀（脈
搏、皮膚、體溫、肌肉、眼睛、舌頭、口腔、呼
吸、胃、腸、尿）[14]。很明顯的，這種在可見的與

13. 如前引，頁57。

14. 福迪斯（Fordyce），《論醫學觀察新方案》（*Essai d'un nouveau plan
d'observations médicales*），法譯本，巴黎，1811。

可說的事物之間的函數的區別，以及它們在一種分析幾何學的空想中的對應性，在臨床思想的工作上皆派不上什麼用場；這樣的努力唯一具有價值的，是那些涉及放在對應性架構上的問題資料及術語。

表面上看起來，皮內爾所繪製的圖表更為簡單：事實上，這些圖表的概念結構卻更加細緻。就像在福迪斯的圖表上，皮內爾將疾病可感知的症狀項目放在縱軸；不過，在橫軸上，他則指出這些症狀可能具有的意義值（valeurs significatives）：如此，在急性發燒的情況中，上腹部痛感、偏頭痛、極渴，都被歸在胃部症狀學中；此外，虛脫及腹部緊張則顯示出衰弱症；最後，四肢疼痛、口乾舌燥、呼吸急促，並且特別是在晚上發作，是同時罹患腸胃失調和衰弱症的徵兆[15]。如此，每個可見的片段都具有一個意義值，而圖表在臨床知識中的確具有分析功能。不過，很明顯的是，圖表本身並沒有給出或揭示分析結構；分析結構先於圖表，並且每個症狀及其症狀學價值之間的關聯性，是在一種基本的**先驗推理**（a priori）當中被一勞永逸的固定下來；在其看似分析的功能下，圖表的實際作用僅僅是在一個既有概念組態中，將可見的東西各歸其位。因此，

這項工作並不涉及對應性的建立，而是在一個事先就界定好的概念空間中，將可感知範圍所給予的內容單純地加以重新分配。它完全無助於認識；它充其量只能有助於辨認。

3. 徹底描述（description exhaustive）的理想——這些圖表所顯現出來的任意性或循環辯證性，推促著臨床思維在可見的與可說的事物之間尋找另一種對應性形式；這是一種由全然地、也就是在雙重忠實的描述所構成的連續對應性：關於它的對象，這種描述必須確實毫無空隙；在它用來轉譯對象的語言上，它不容許有任何偏離。描述的**嚴謹性**是陳述內容的**準確性**及命名的**規則性**（régularité）合力的結果：根據皮內爾，這就是「目前自然史當中所有其他分支所遵循的方法」[16]。如此，言語被賦予了雙

---

15. 皮內爾，如前引，頁78。

16. 皮內爾，《疾病哲學分類學》（*Nosographie philosophique*），巴黎，共和六年，導論，頁III。

重功能：透過它具有的準確性，言語在每一個可見區段及最能與之準確相應的可說要素之間建立了對應性；而在其描述的角色中，這種可說要素讓一種命名的功能發揮作用，這項功能透過與一套穩定且固定的詞彙做連結，令比較、概括及在整體中定位成為可能。有賴這種雙重功能，描述的工作確保了一種「睿智的審慎，如此得以提升到一般性看法的層次，卻不會將真實性賦予抽象術語」，以及一個「簡單、有規則，並牢牢的建立在各部分之間結構關係或有機功能關係上的安排。」[17]

正是在這**可見的整體**徹底而無殘餘地過渡到**可說的整體結構**的過程中，圖表那過度天真的幾何架構所無法達成的、對於被感知內容的意義分析，終於大功告成。正是描述，或毋寧說是言語在描述當中隱含的轉化（labeur），讓從症狀到徵兆的轉換、從病人到疾病的轉移及從個別性到概念性的通達成為可能。正是在這裡，藉著描述的自發特性，病理事件的隨機場域與它們在其中形成其真相秩序的教學領域[xi]之間產生了連結。描述，是詳細觀察外顯現象出現的秩序，但也是詳細觀察這些現象生成的可理解順序；它同時是看到與知道，因為通過說出所

看到的東西，人們自然而然地將之融入知識中；它同時也是學習怎麼看，因為描述就是給予一支能獲得掌握可見性的言語的鑰匙。因此，孔狄亞克及其追隨者奉為科學知識理想的完熟語言[xii]，不應當像一些過於急切的醫生一樣在計算的語言中尋找[18]；而是應該在這種合度的語言（langue mesurée）中尋找，它同時以它所描述的事物為尺度，也以它用以描述這些事物的言語為尺度[xiii]。因此，必須用另一種夢想取代為醫學語言尋找算術結構的夢想，亦即必須追尋一種以忠實性與固定性，對事物最先及絕對的開放性與審慎使用語意值的嚴格性所組成的內在度量。「在醫學中，描述事實的藝術是至高無上的藝術：在它面前一切都黯然失色。」[19]在臨床思想界定其方法及科學標準的所有努力之

17. 如前引，頁III-IV。
18. 參見本書第六章。
19. 阿馬赫（L. V. Fr. Amard），《知性的關聯》（*Association intellectuelle*），巴黎，1821，卷一，頁64。

上，籠罩著一個巨大的神話，認為存在一個純粹的終極觀看（Regard），它自身便是純粹的終極言語（Langage）xiv：眼睛當會說話。眼睛落在整個醫院場域上，迎接並收集著當中發生的每一樁獨特事件；當它看見，看得更多也更清楚時，它便化身為陳述與教導的話語；事件透過它們的重複及收斂在目光注視下描繪出的真相，將會透過這同一個注視，並按照事件發生的秩序，以教學的形式保留給那些不知道及還沒看到的人。這隻說話的眼睛將成為事物的僕人與真相的主人。人們可以理解，何以圍繞著這些主題，某種醫學祕傳能夠在追求一門絕對開放的科學及實踐的革命性夢想出現之後再度建立起來：從今以後，一個人只有會說終極言語，他才能看見可見的；事物只獻給那些已經進入這個由字詞構成的封閉世界的人；這些字詞之所以能與事物相通，那是因為這些字詞遵守了事物語法中所固有的規則。這個新的醫學祕傳在其結構上、意義上及用法上，都和莫里哀xv劇中講拉丁語的醫生們所授受的那套醫學祕傳不同：彼時，那些艱澀的語彙只是為了不被理解，以及在藥方口訣方面維持著一種職業的行會特權；現在，人們所尋求則是：透過

對這個語言在句法上的正確使用，以及在語意上得來不易的熟稔，來獲得對於事物的操作性掌握。在臨床醫學裡的描述，並無意要讓那些不得其門而入的人掌握到那些隱藏著的或不可見的東西；而是要讓所有人皆視而不見的東西說話，並使它只對那些已經入門受傳、懂得真相話語的人說話。「對於一個如此微妙的科目，人們給了一些箴言，它將永遠停留在群眾所能掌握的範圍之外。」[20] 在此處，在理論性結構的層面上，我們再次碰到其輪廓已經出現在同時代的制度配置中的入門祕傳主題[21]：我們處於臨床經驗的核心——即事物在其真相中**表現**之形式，事物真相**入門祕傳**（initiation）的形式；這就是布優[xvi]在四十年後當成稀鬆平常之事而加以表述的：「醫學臨床既可以被視為科學，也可以被視為醫學的教學模式。」[22]

20.　如前引，頁65。

21.　參見本書第五章。

22.　布優（J.-B. Bouillaud），《醫學哲學》（*Philosophie médicale*），巴黎，1831，頁244。

一個聆聽的目光（regard qui écoute）與一個說著話的目光（regard qui parle）：臨床經驗代表了言語及景象之間的一個平衡時刻。這是一個岌岌可危的平衡，因為它立基於一個讓人驚訝的公設上：所有**可見的**都是**可說的**，以及因為它完全是**可說的**，所以它完全是可見的。然而，在臨床上，將可見的推回可說的這種毫無殘留的可逆反性仍處於一種要求、一種邊界的性質，而未達原初原理層次。全面的**可描述性**是一個在眼前而遙遠的地平線；它屬於某種思想上的夢想，遠勝於一個基本的概念結構。

這當中有著一個簡單的歷史原因：作為臨床的知識論模型，孔狄亞克的邏輯本就無法成就一種使可見的與可說的二者完全相符的科學。孔狄亞克的哲學已逐漸從對原始印象的分析轉移到符號（或徵兆）的操作邏輯，再從這種邏輯轉移成一種同時是語言也是計算的知識建構：在這三種層次上，皆以不同的意義運用了**元素**的概念，使得這個概念在整個思考過程中確保了一種曖昧的連續性，但並沒有一個界定清楚、具連貫性的邏輯結構；孔狄亞克從未理出一個普遍的元素理論——無論這個元素是感知性的、語言性的、還是可計算性的；他始終在兩種操作邏輯之間猶豫不決：生成（genèse）之操作邏輯及計算之操作邏輯。由此產生出關於分析的雙重定義：將複雜的觀念簡化為「組合成它們的簡單觀念，並追蹤它們生成過程的進展」[23]；並且「藉由一種計算，也就是說，通過組合和分解概念[xvii]，以便以最有利的方式，將它們與我們所看到的發現進行比較」[24]，來找尋真相。

這種模稜兩可在臨床方法上產生了影響，但臨床方法的實際發展，卻走上了與孔狄亞克的走向正好相反的概念進程：起點及終點二者之間點對點的倒轉。

臨床方法從計算之講求重新退回到生成至上，也就是說，在尋求透過以**普遍的**及嚴格的可計算性來界定可見與可說完全相符的公設之後，它賦予這個公設全面及徹底的**可描述性**意義。基本操作的性質不再是組合分析數學（combinatoire），而是句法轉譯。在這個以相反的方向重複孔狄亞克整套做法的運動中，倘若與布魯列的分析相比較，卡巴尼斯的思想為之帶來的見證，可謂無人出其右。布魯列意圖「視確定性為可隨意切分為各種機率的整體」；「因此，一個機率是一種確定度，也就是從確定性當中區分出來的一部分，就如同把部分從整體中區分出來一樣」[25]；因此，醫學的確定性必須通過機率的組合分析來獲得；只是，在給出規則之後，布魯列宣告自己力有未逮而不再

23.　孔狄亞克，《論人類知識之起源》（*Essai sur l'origine des connaissances humaines*），頁162。

24.　如前引，頁110。

25.　布魯列（C.-A. Brulley），《論醫學推測之道》（*De l'art de conjecturer en médecine*），頁26-27。

延續這個研究主題，應該交由一位更有名望的醫生來闡明[26]。根據所有跡象判斷，他這番話所說的醫生極可能是卡巴尼斯。然而，在他的《醫學革命與改革一瞥》（*Révolutions de la médecine*）中，科學的確定形式並未被界定為一種計算類型，而是一種其價值在本質上屬於表達性的組織；它不再涉及建立一種計算，藉此從機率出發而達到確定性，而是確定一套句法，以便從被感知的元素出發而達到論述的一致性：「一門科學的理論部分因而必須是對於組成這門科學的所有事實的分類、及各項事實之間關係的連貫性的簡單表述；可以這麼說，它應該是這些內容的概要表達。」[27] 但是，雖然卡巴尼斯在醫學整體建設中為概率計算留下了位置，他只是把它視為構成科學論述整體建構的眾多元素之一而已。布魯列試圖要達到孔狄亞克在《計算語言》（*Langue des calculs*）中所提出的目標；而卡巴尼斯儘管引述了這本著作，但是從認識論的角度而言，他的思想反而完全與孔狄亞克《論人類知識之起源》中的立場一致。

人們可能會想——而所有這一代的臨床醫生都這麼認為——事情發展至此就告一段落，並且在這個層次上，在可見之組合形式與可說之句法規則之間輕易地達成平衡是可能的。然而，這只是一段短暫的狂喜時光、沒有明天的黃金歲月，在那時，看、說，以及透過說出所見來學習看，三者在一種直接的透明性中互通：這樣的經驗理所當然的屬於科學；而「認識」與「學習」同步前進。觀看的目光至高無上地閱讀著一個文本，它不費吹灰之力地收集到這文本清楚的話語，

以便將之重建成第二種、卻又是同一種論述：可見的內容所給出的話語，不做任何改變地讓人看見。在其至高無上權柄的行使中，目光重拾了自身原已置入它的感知場域的可見性結構[xviii]。

但這種被普遍化的透明形式卻讓言語的地位不透明，或者至少是讓元素系統的地位留在不透明之中，而元素系統卻應當同時是言語的基礎、正當性來源，及靈巧的工具。這樣的一種缺憾 —— 同時也是孔狄亞克所提出的邏輯（Logique）具有的缺憾 —— 打開了一道空間，令一些想要遮掩缺憾的知識論神話開始出現。而它們確實很快就將臨床引導向新的空間，在當中，可見性變得厚重、混濁，在當中，目光撞上晦暗的團塊、無法穿透的體積，撞上硬得像黑石頭的身體。

> **1. 第一個認識論神話涉及疾病的字母結構** —— 十八世紀末，在語法學家眼裡，字母如同分析的理想圖式，以及分解一種語言所得的最後形式；也正因為如此，它構成了學習這門語言的途徑。這套字母的意象，並未在根本上做任何調整，便移置到對臨

26.　如前引。

27.　卡巴尼斯（Cabanis），《醫學革命與改革一瞥》（*Coup d'œil sur les Révolutions et la réforme de la médecine*），巴黎，1804年，頁271。

床觀看的界定上。最小的可觀察片段，這個應當從此出發並且無法回推更遠的片段，就是我們從病患身上得到獨特印象，或者毋寧說是病人身上的一個症狀；這個片段無法由其本身來表意，唯有進入與其他元素的組合當中，它才獲得意義與價值、開始說話：「特殊、孤立的觀察之於科學，如同字母和單詞之於論述；論述之基礎唯有字母及單詞之協作與集合，需要先研究及沉思其機制與價值，才能恰當及有效的使用之；觀察也是如此。」[28] 疾病的這種字母結構所確保的不只是我們永遠能夠回溯到不可逾越的元素上：它還確保這些元素的數量是有限的，甚至是受到約束的。多樣且看似無限的並不是基本印象本身，而是它們在單一且同一個疾病當中的組合：就像數量有限的、「語法學家在子音這個稱呼下所指稱的變化」便足以提供「思想之精確性給情感表達」，同樣的，對於病態現象，「在每個新病例中，人們以為這些是新的事實，但它們只是不同的組合。在病理狀態中，總是只有為數不多的主要現象……它們出現的順序、它們表現出的分量、它們各種關聯方式，便足以生成疾病的一切變異。」[29]

2. 臨床觀看對疾病存有行唯名論化約 —— 由字母組成的疾病除了其組合順序之外沒有其他的實在。分析到底，各式各樣的疾病回歸在這幾個簡單個體上，所有可以用它們構建的、在它們之上建構的都只是名字（Nom）。而且是有著雙重意義的名字：其一，是在唯名論者批評抽象而一般存有的實體性實在時所使用的意義；而在另一種意義上，更接近言語哲學，因為疾病存有的組合形式是語言學式的。相對於個別而具體的存有，疾病只是一個名字；相對於構成它的孤立元素，疾病具有言語命名的嚴謹構築。詢問一種疾病的本質是什麼，「這就像你問一個詞的本質屬性是什麼」[30]。一個人咳嗽；他吐血；他呼吸困難；他的脈搏快而猛；他的體溫升高：如此多的立即印象，也可以這麼說，如

28. 杜布勒（F.-J. Double），《一般徵候學》（*Séméiologie générale*），巴黎，1811，卷一，頁79。

29. 卡巴尼斯（Cabanis），《論醫學的確實程度》（*Du degré de certitude de la médecine*），第三版，巴黎，1819，頁86。

30. 如前引，頁66。

此多的字母。把這些通通加在一起，它們便形成了一種疾病——胸膜炎：「但究竟什麼是胸膜炎呢？……是這些身體的偶發症狀協力之下構成了它。胸膜炎這個詞只是以一種更簡潔的方式追述它們。」「胸膜炎」自身所承載著的存有並不比這個詞本身更多；它「表達了一個精神之抽象」；但是，就像這個詞一樣，它是一個明確界定的結構，是一個多重的形貌，「在其中，所有或幾乎所有的身體偶發事件都被組合起來。如果少了其中一項或幾項，那就不再是胸膜炎，至少不再是真正的胸膜炎。」[31] 作為名字，疾病被剝奪了存有，但是作為詞，它被賦予了一種組態。對存在進行唯名論的化約釋放了一個恆定真相。這就是為什麼：

3. 臨床觀看以化學為參照類型對病理現象加以化約——直到十八世紀末，疾病分類學學者的觀看是一種園丁式的觀看；人們需要從各種外觀中辨識出特定本質。十九世紀初，另一套模式成為必須：化學操作模式，透過分離出化合物的組成成分元素，這套模式能夠定義化合物，確立與其他集合之間的共通點、相似處及差異處，以此建立一套不再是以

特定類型、而是以關係形式為基礎的分類方式：
「疾病學家不是應當以化學家－礦物學家的系統為
範本，來取代對植物學家榜樣的遵循嗎？亦即只需
對疾病的元素及其最常見的組合進行分類。」[32] 應
用在臨床上的分析概念，我們已經在其中辨認出一
個近乎語言學的意義及一個近乎數學的意義[33]，它
現在將向化學的涵義靠攏：它將以純物體的分離為
目標，並將它們組合的化合物製表[xix]。我們從數學
組合的主題轉至語法的主題，最後轉為化合物的主
題。

而且，通過交互性（réciprocité），臨床醫生之觀
看成為化學燃燒之火的功能等同物；通過它，現象
之本質純粹性可以現身：它是真相之分離劑。就
像燃燒過程只在熊熊火焰中才透露它們的祕密一

31. 如前引，頁66。

32. 德摩西－德萊特（Demorcy-Delettre），《論致力於醫學之完善的分析》
（*Essai sur l'analyse appliquée au perfectionnement de la médecine*），巴黎，
1810年，頁135。

33. 參見本書第六章。

樣，而一旦火熄滅了，去質問灰燼──**殘渣**（caput mortuum）──中還能夠留下什麼是徒勞的，同樣的，真相是在臨床醫生施放在現象上的聲音行為（acte de voix）及極度清明的目光當中顯現出來：「對於醫生而言，重要的一點也不是去知道病態燃燒所剩下的遺物，重要的是知道燃燒的性質。」[34] 臨床觀看是一種將事物焚燒到它們終極真相的觀看。引領它進行觀察的注意力，以及讓它能夠訴說的動作，最終都被納入這弔詭的燃燒行為中。這個它自然而然便能讀出其論述、以重建其本貌的實在，並不像人們所設想的那麼表裡一致：它的真相呈現在一種遠遠不僅是閱讀的分解作用之中，因為所涉及到的是釋放出一個隱含的結構。從現在開始，我們看到，臨床已經不僅是要去閱讀可見的：臨床要去發現祕密。

4. 臨床經驗將自己等同於一種高超的敏感度──醫學觀看不是一隻知性之眼的觀看，能察覺到現象底下純粹不變的本質。這是一種對具體事物可感性的觀看，一種在一副又一副的身體之間瀏覽、整個軌跡都位在可感的外顯現象所組成的空間中的觀看。

對臨床而言，所有真相都是可感的真相：「在病人的床上，所有理論幾乎永遠保持緘默或消聲匿跡，以便讓位給觀察及經驗；嘿！如果不是奠基於我們感官所匯集訊息而得的結果，那麼經驗及觀察要靠什麼獲得呢？如果沒有這些忠實的嚮導，它們會變成什麼樣子呢？」[35] 如果這種知識並未在直接運用感官時就立即被給予，如果這種知識能夠深入並具有掌控能力[xx]，那麼這不是因為它發生垂直位移（dénivellation）而讓它可以通達這知識之外的其他東西：這要歸功於完全內在於它自己領域中的一種主宰力；它永遠只在它自己的層次上深入，也就是純粹的感官感受力的層次；因為意義永遠只出於感官。但究竟什麼是「這往往勝過最廣闊的博學和最堅實的指導的醫生的瞥視？那豈非感官頻繁、有條不紊及允當執行的結果，及其衍伸而來的在應用中

---

34. 阿馬赫（L. V. Fr. Amard），《知性的關聯》（*Association intellectuelle*），巴黎，1821，卷二，頁389。

35. 郭維薩（Corvisart），出於郭維薩為奧恩布魯格（Auenbrugger）著作《識別胸部內部疾病的新方法》（*Nouvelle méthode pour reconnaître les maladies internes de la poitrine*）所寫的法譯本前言，巴黎，1808，頁VII。

展現出的靈巧、在回報上的敏捷、在判斷上偶爾如此迅速的篤定等，所有這些看似同時發生、而我們以拿捏分寸（tact）一詞來涵蓋的行為？」[36] 如此，這種知識之感官感受力，儘管它隱含著醫院領域與教學領域二者之結合，以及機率域與真實之語言結構的界定[xxi]，卻凝縮成一種對於直接可感性的頌揚。

整個分析向度在一個美學的單一層面上展開。但這種美學不僅界定了一切真相的原初形式；它同時規定了分析的執行規則；再者，它規定了一種藝術行使的規範，在這個意義上，它有了第二個層面的美學意涵。如今，可感性**真相**不僅向感官本身展開，更向一種**高超的敏感度**（belle sensibilité）展開。臨床的整個複雜結構總結於、並完成在一種藝術的快速之上：「在醫學中，一切或者幾乎一切都取決於一瞥或一種美妙的本能之上，確定性毋寧是存在藝術家的感覺本身，而非在藝術的原理中。」[37] 醫學觀看之技術方案蛻變為謹慎、鑑賞力、技巧之建議：必須要具備一種「高度的洞察力」、「高度的注意力」、「高度的準確性」、「高度的靈活性」、「高度的耐性」[38]。

在這個層次上，所有的規則都被懸置，或者毋寧說，那些將建構出瞥視的規則，以一種看起來失序的方式，逐步取代了構成了臨床**觀看**本質的規則。這些規則間的差別很大。觀看實際上涉及一個開放的場域，其主要的動作是按照先後順序進行閱讀：它記錄相關內容並使之成為一個整體（totaliser）；它逐步重新建構疾病的內在組織；它在一個已經是語言世界的世界中開展，這是它何以與聽及說自然而然相近的原因；它形成了說（Dire）的兩個基本面向——被說出的（ce qui est dit）與人們所說的（ce qu'on dit）——之間彷彿是最理想的連結方式。瞥視不會綜覽整個場域：它會落在一個點上，其足堪中心點或決定點；觀看是不停的靈活調整，瞥視則對準直行：它作選擇，它一筆畫出的直線，在一瞬間就切割出了本質；因此，它超越它所看到

36.　如前引，頁X。

37.　卡巴尼斯（Cabanis），《醫學的確實程度》（*Du degré de certitude de la médecine*），第三版，巴黎，1819，頁126。

38.　胡樹－德哈特（Roucher-Derátte），《觀察之技藝》（*Leçons sur 'art d'observer*），巴黎，1807，頁87-99。

的；它不會受到可感內容直接表現出的形式所蒙蔽；因為它知道如何穿越它們；它本質上是破除迷障的。如果它猛烈的筆直碰撞，是為了打破，這是為了要凸顯，這是為了要揭穿外表。它不會受困於一切語言的濫用。瞥視有如一根指著目標、進行揭露的手指頭那般的沉默。瞥視是非言語性的**接觸**（contact），無疑是純粹觀念性的接觸，但實際上卻更具**撞擊性**，因為它穿透力，深入事物的底層。臨床之眼發現了自己與一種新感官的親緣關係，這種新感官為它制定了的規範及知識論結構；這不再是一隻朝向語言的豎直的耳朵，而是一隻探觸（palper）深處的食指。這是何以會有**拿捏分寸**之隱喻，醫生將不斷以此界定他們的瞥視[39]。

　　在它給自己的這個新意象之下，臨床經驗完成自身的裝備，以便探索一個新的空間：身體之可觸摸的空間，它同時是這個隱藏著祕密、不可見的病損（lésions）及起源奧祕本身的不透明團塊。症狀的醫學逐漸走向衰退，進而在器官、病灶及病因的醫學之前消失，在一個全然由病理解剖學主導的臨床之前消失。這是畢夏的年代。

39.　　郭維薩（Corvisart），如前引，頁122。

i. 　希波克拉底（Hippocrate, B. C. 460-377），古希臘醫師，率先將醫學發展
　　成為獨立學科，創立了自己的學派，在西方醫學的傳統中被視為「醫學之
　　父」。

ii. 　對應方（corrélatif）是傅柯在本書中常常運用到的一個概念，對應方之間具
　　有對應性（corrélation），指兩造之間具有交互隱含的關係，A預設了B，B
　　預設了A。

iii. 　也就是說去除干擾，讓注視回歸其自身即具的真實性中。

iv. 　臨床醫學預設了疾病根本上的語言性及自語能力，因此符合臨床精神的實驗
　　（質問）是一種非問之問，是疾病自語，所謂的初言就是它是疾病自己說出
　　的話，純淨無干擾。

v. 　相對沉默驅除的是阻礙感覺的東西，絕對沉默驅除的是阻礙自然說話（言
　　語）的東西。

vi. 　因為感覺的遮蔽去除了，言語的遮蔽也去除了。而達到這一切只要去除即
　　可。

vii. 　本句原引文有誤，正確為：La logique est… la base de l'art d'observer,
　　mais cet art pourrait être regardé comme une des parties de la logique
　　dont le sujet serait plus dépendant des sens.（參見：https://gallica.bnf.
　　fr/ark:/12148/bpt6k2139355/f9.image）在傅柯引文中出現兩處錯誤：1.將
　　logique改為Logique；2.將le sujet改為l'objet。原文要說的是：觀察的技藝跟
　　邏輯很像，邏輯是思想的技藝，觀察則為感官層面上的技藝，它們個別為思

想或經驗帶來理性規則。因此，觀察之技藝可說是邏輯的一部分，只是它更偏感官層面。

viii.　如一種疾病就是一個整體（ensemble），所以整體指自然當中任何生成出來的東西。

ix.　此一段落內容圍繞在這個句子上：「以重複的形式來彰明其自身，真相指出了可以獲得它的途徑。」真相會自己表現出來，自己被認識，因此「真相表現之發生也是真相認識之發生」。從這個表現就是認識的核心內容，一路貫穿在臨床教學（疾病表現）與臨床科學（主體認識）不分、辨識與認識合一、以及醫學經驗之兩個面向（客體之表現與主體之取得）、醫學經驗中的一個揭示者（疾病表現）與許多目睹者（主體目睹）等方面。

x.　法文單字sens兼有「意義」與「感官」的意思。

xi.　傅柯在前文提到臨床作為科學與臨床作為教學是一樣的，參見頁211及譯註xi。因此，教學領域是真相自我表現的領域。

xii.　參見第六章，頁180。

xiii.　也就是傅柯稍早談到的「雙重忠實」：忠實於被描述的對象，忠實於用以描述的語言。

xiv.　傅柯以起首字母大寫的方式來用regard及langage二字，分別譯為終極觀看及終極言語。

xv.　莫里哀（Molière, 1622-1673），法國劇作家。

xvi.　布優（Jean-Baptiste Bouillaud, 1796-1881），法國醫生。

xvii.　這裡的組合（composer）與分解（décomposer）特別著重在跟加減一樣的性質上，具計算性。

xviii.　本段話頗為費解，我們的詮釋如下：本文的後半都在闡述前段所說的「看、說、以及透過說出所見來學習看」，即一個從看到說、再從說到看的過程：

我們看（＝閱讀文本），從中不費力的讀取了清楚的言語（＝文本所說的），我們再將這個言語重建成言說（＝我們根據這言語來說出到底看到了什麼，所以言說是看了之後說出的），這言說既是次於這言語的（所以是第二）但又與它一致（因此是同一），接著我們再從這言說出發去看，於是我們就在這看中重拾了我們在言說中已經放置的可見性結構（因為言說是我們重建的）。

xix. 就如同化學元素週期表。

xx. 這指這種知識不是被動的獲得而能夠主動深入並掌握事情的發展。

xxi. 醫院領域是各種現象發生的場域，是機率的場域；教學領域是真相表現的領域，是實在之語言結構呈現的領域。這也就是說直感是一種融合這兩方面於一爐的迅即把握能力。

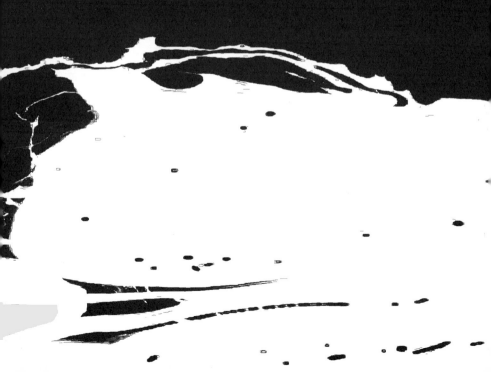

第八章

剖開幾具屍體

歷史學家很早便將新醫學精神依附在病理解剖學的發現上；病理解剖學看起來在根本的意義上界定、體現、涵蓋這種精神，並成為它最有力的表現及最深刻的道理；分析方法、臨床檢查，甚至是學校和醫院的重新整頓，似乎都從病理解剖學上借取它們的意涵。「一個全新的醫學時代剛剛在法國起步……；應用在生理現象研究上的分析，對古代著作重新燃起的興趣，醫學與外科手術的結合，臨床學校的組織等，共同實現了這個以病理解剖學之進步為特徵的驚人革命。」[1] 病理解剖學獲得一個奇妙的特權，它在醫學知識發展的最後時刻，前來賦予它實證性的最初原理。

為什麼會有這種時序上的顛倒呢？為什麼時間會將在道路起點已經包含的、為它開路，並提出正當化理由的東西，擺放在路程的終點呢？一百五十年來，人們一再重複相同的解釋：醫學必須緩慢、小心翼翼地繞過一個巨大障礙，即宗教、道德及愚昧偏見對屍體解剖的一致反對，才能靠近它自己的科學基礎。病理解剖學只能在禁忌的邊界上晦暗不明地生存著，多虧了從事地下知識工作的勇氣，才能夠持續忍受對它發出的詛咒；人們只能在朦朧暮色的眷顧下，懷著對亡者的極度恐懼，進行解剖：「在黃昏時分，夜幕將臨時」，瓦爾薩瓦[i]「悄然潛入墓地，以便在那裡從容不迫地研究生命與毀滅的進展」；另一方面，莫爾加尼[ii]「挖掘著亡者的墳墓，並將手術刀插入從棺材中偷來的屍體。」[2] 接著，啟蒙時代（les Lumières）到來；死亡有權在太陽底下被攤開，對於哲學精神而言，死亡成為知識的對象及來源：「當哲

學將其火炬引入已受文明洗禮的人民之中，它最終獲准對人體冰冷的遺骸投下探索性的注視，這些殘骸，不久前還是蛆蟲卑下的獵物，轉而成為最有用處的真理的沃土。」[3] 這真是屍體美妙的蛻變：曾經，一種冷淡的敬畏任由其腐爛、聽任骯髒的毀滅工作接手；在一個無冒犯之意、只求揭露的果敢舉措中，屍體成為真相形貌最清晰的現身時刻。在生蛆之處，知識向前邁進。

　　然而，從歷史來看，這樣的重建是錯誤的。十八世紀中期，莫爾加尼在進行屍體解剖時並沒有遭遇到任何的困難；若干年之後，亨特[iii]也沒有碰到這方面的問題；他的傳記作者所描述的衝突是屬於軼事，並不涉及原則性的反對[4]。自1754年以來，維也納臨床中心便包

1. 雷耶（P. Rayer），《病理解剖學簡史提要》（*Sommaire d'une histoire abrégée de l'anatomie pathologique*），巴黎，1818，導論，頁V。

2. 侯斯坦（Rostan），《診斷、預後與治療指南初論》（*Traité élémentaire de diagnostic, de pronostic, d'indications thérapeutiques*），巴黎，1826，卷一，頁8。

3. 阿里貝爾（J.-L. Alibert），《自然疾病分類學》（*Nosologie naturelle*），巴黎，1817，卷一，前言，頁LVI。

4. 參照「巨擘的解剖史」（l'histoire de l'autopsie du géant），奧特雷（D. Ottley），〈約翰‧亨特生平〉（Vie de John Hunter），收錄於《約翰‧亨特全集》（*Œuvres complètes de J. Hunter*），法譯本，巴黎，1839，卷一，頁126。

含一間解剖室，就如同提梭[iv]在義大利帕維亞所籌劃的解剖室一樣；在主宮醫院，德佐[v]可以自由地「在失去生命的軀體上展示、講解令醫術失敗的病變」[5]。我們只需回頭看一下馬利法令（décret de Marly）[vi]的第二十五條：「囑令官員及醫院院長提供屍體給教授，以利解剖之示範及外科手術教學。」[6]因此，十八世紀的醫學並不缺屍體，沒有盜墓，也不存在解剖的黑彌撒（messes noires）[vii]；我們身處在正大光明的解剖時代。在十九世紀經常出現的錯覺之上，米修萊[viii]又強加了令它成為神話的所有面向，因此，歷史便將舊政體時期（Ancien Régime）最後的那幾年塗抹上中古世紀的色彩[ix]，亦將德國**啟蒙時代**（l'Aufklarung）的問題及爭論，與文藝復興時期的對立分歧混淆在一起。

在醫學史上，這種錯覺有其確切的意義；它起著事後辯解的作用：如果那些老舊的信仰在如此長的時間裡發揮了如此強大的禁止力量，那是因為醫生們應該自他們對於科學的渴望深處，感受到這種切開屍體的需求受到壓抑[x]。這就是錯誤產生的地方，以及之所以一錯再錯所沒有說出的理由：自確認了病損（lésions）[xi]可解釋症狀，而臨床醫學乃奠基於病理解剖學之日起，便需要召喚一段面貌經過美化的歷史，在其中，至少就科學的嚴格要求而言，屍體解剖必得先於對病人的觀察，如此，觀察才總算獲得其實證性[xii]；當應該如何理解生命的掛念出現時，認識死亡的需求便應當已經存在。因此，在沒有任何事實作為根據的情況下，人們想像出一個解剖在暗處密謀行事，以及圍

繞在富有戰鬥性又受苦受難的解剖學四周所形成的一個志同道合的團體，其隱藏的念頭是在解剖能夠正常的、受認可的、並可以在光天化日之下進行之前，能夠允許臨床先行發展[xiii]。

　　但是歷史的時序無法被彎曲：莫爾加尼在1760年出版了他的《論疾病的部位及原因》（*De Sedibus*），他藉著波奈[xiv]的《墓地：病死屍體解剖》（*Sepulchretum*）的中介，而歸屬於瓦爾薩瓦偉大的傳承世系[xv]；里爾陶[xvi]在1767年的著作中對此做出了摘要說明。屍體屬於醫學場域的一部分，這點並未引發任何宗教上或道德上的爭議。然而，間隔著一塊模糊地帶，四十年後，畢夏[xvii]及其同代人感覺他們重新發現了病理解剖學。如同對奧恩布魯格（Auenbrugger）的發現[xviii]一樣，一段沉潛的時期將莫爾加尼的著作與畢夏和郭維薩（Corvisart）對它的利用區分開來：這正是臨床方法發展成形的四十年。正是在此處，而不是在揮之不去的古老信仰糾纏中，存在著壓抑（refoulement）之所在：臨床是以病理表現、發生頻率，以及時序為對象的一種中性的觀看，

5.　　波提（M.-A. Petit），〈讚頌德佐〉（Éloge de Desault），《心臟醫學》（*Essai sur la médecine du cœu*），1795，頁108。

6.　　參見吉禮貝爾（J. E. Gilibert），《醫藥的無政府狀態》（*L'Anarchie médicinale*），1772，卷一，頁100。

它所專注的是關聯起症狀及掌握症狀的言語，因而它在結構上迥異於對於沉默的、無時間性的身體的調查；臨床對於疾病的原因或部位（sièges）漠不關心：它關注的是歷史，而不是地理。解剖學和臨床的精神並不相同：臨床解剖的一致性得以建立起來且歷史悠久，現在看起來是如此奇怪，因為正是臨床思維在四十年間持續阻礙醫學聽到莫爾加尼的教誨。衝突不是發生在一門年輕的知識與老舊的信仰之間，而是發生在兩種知識的樣貌之間。為了讓喚回病理解剖之聲音可以從臨床內部浮現出來並獲得確立，需要在兩造之間進行一種互相的調整：此端，需要出現地理劃分的新界線，彼端，則需要一種閱讀時間的新方式。在這充滿爭議的結構化調整的終點，關於活的、不明的疾病的知識，便可向亡者明白無疑的可見性調和起來。

然而，對畢夏而言，重新討論莫爾加尼的見解，不意味著告別才剛剛獲得的臨床經驗。相反的，忠實於臨床醫生的方法仍是很重要的，甚至還超越臨床，畢夏跟皮內爾有著一樣的關切，都想為疾病學奠定基礎。弔詭的是，重返《論疾病的部位及原因》裡的提問，卻是從為症狀分組和為疾病理出秩序的問題開始。

如同《墓地：病死屍體解剖》以及許多十七、十八世紀的論文一樣，莫爾加尼的論文根據疾病症狀或疾病起源點的部位分布進行疾病特性的確認；解剖學上的分布曾經是疾病分類學分析的指導原則：瘋癲如同中風，皆歸屬頭部的疾病；哮喘、肺炎及咯血都是接近的類種，因為它們三者皆位於胸部。疾病親緣性建立在有機體相鄰性[xix]原

則上：界定疾病親緣性的空間是局部的。但分類醫學，及隨後出現的臨床，讓病理分析從這種區域論中脫離出來，並為病理分析建構了一種更複雜的、同時也更抽象的空間，它涉及秩序、接續、重合及同構的問題。畢夏的《膜論》（*Traité des membranes*, 1799）[xx]中已提出，且隨後在《一般解剖學》（*Anatomie générale*, 1801）中獲得系統化的重大發現，是一種解讀同時具有器官內、器官間及跨器官屬性的身體空間的原理。解剖元素不再界定空間化的基本形式，也不再透過相鄰性關係來決定生理上或病理上的聯繫路徑；現在它只是初級空間的次級形式，這個初級空間透過捲曲、層疊、增厚等方式構成了解剖元素。這個基礎空間完全由生理組織之薄度所界定；在這方面，《一般解剖學》一共列舉了二十一種生理組織：細胞、運動神經、感覺神經、動脈、靜脈、排泄組織、消化組織、骨骼、髓質、軟骨、纖維、纖維軟骨、運動肌肉、肌肉、黏液、漿液、滑液、腺體、皮膚、表皮及毛髮。膜是由生理組織構成的個別存在，儘管它們通常極薄，但「只能通過間接的組織關係來連接相鄰的部分」[7]；整體的觀看經常使它們與它們所包覆或區隔的器官相混淆；人們過往所做的心臟解剖中並沒有區分出心包膜，肺部解剖沒有區別胸膜；並將腹膜與胃混淆了[8]。但

7.　　畢夏（X. Bichat），《膜論》（*Traité des membranes*），1827年馬榮迪（Magendie）加註版，頁6。

8.　　如前引，頁1。

是，人們不但可以而且必須要從生理組織表面來進行器官體積分析，如果人們想要了解作用方式與病變的複雜性：中空的器官布滿了黏膜，而黏膜上覆蓋著「通常滋潤著其外露表面的液體，這種液體由其結構所固有的小腺體所提供」；心包膜、胸膜、腹膜、蛛網膜是漿膜（membranes séreuses），「以不斷潤滑它們的淋巴液為特徵，它透過滲出而與血液分離」；構成骨膜、硬腦膜、筋膜的膜，則是「沒有液體滋潤」，並且「由類似於肌腱的白色纖維所構成」[9]。

單單憑藉著這些生理組織，大自然以極其簡單的材料進行它的工作。它們是組成不同器官的成分，但它們也穿越了器官，使器官發生關聯，並且在器官之上構成了眾多「系統」，人體在這些系統中找到了它做為一個整體的具體形式。有多少種生理組織，就有多少種系統：在系統中，器官既複雜又沒有止盡的個體性不只消失了，並且瞬間也簡化了。如此，大自然顯現出「各處作法上的一致性，僅僅在結果上是多變的，它吝於運用手段，卻獲得可供揮霍的豐沛效果，從少數幾個基本原理發展出千變萬化的方法。」[10] 介於生理組織和系統之間，器官看起來只是簡單的功能性褶皺，無論是它們的角色功能或是發生的障礙，都全然與構成它們的元素及它們所隸屬的整體相連。必須分析器官的厚度，並將其投射在兩個表面上：具個別性的膜之表面，及具一般性的系統之表面。畢夏以建立在「外在型態、結構、生機屬性及功能等同步形成的同一性」[11] 的生理組織同構原理，來取代支配著莫爾加尼及其前輩的解剖學的器官多樣化原理。

這是兩種在結構上非常不同的感知方式：莫爾加尼想要在身體表面之下感知器官的厚度，其變異的形貌明確指出疾病；而畢夏則是想要將器官體積化約為同質的重要的生理組織表面，即所有次級變化可以在其上找到基礎親緣性的同一性平面。在《膜論》中，畢夏強烈要求必須依據解剖學相似層（nappes de ressemblances anatomiques）如何穿透、包覆、隔開、構成及分解、分離又同時**連結**器官，對身體進行一種整體的快速瀏覽。實際上，它與臨床從孔狄亞克哲學中所借來的感知模式是同一個：找出同時是基本、也是普遍的元素；進行有條理的閱讀，它透過完整掌握分解的形式，從而描述出組合的法則。嚴格說來，畢夏是一位分析師：畢夏將器質**體積**化約為生理組織空間的作法，很可能是在所有對於孔狄亞克之分析（l'Analyse）的應用當中，最接近它給予自己的數學模型的一種。畢夏的眼睛是一隻臨床醫生的眼睛，因為它賦予**表面的觀看**一種認識論上的絕對特權。弔詭的是，《膜論》迅速取得盛名的原因，主要來自書中內容使它與莫爾加尼的看法做出區隔，卻又將它置於臨床分析一脈相承的傳統之中；但是，

9. 如前引，頁6-8。

10. 如前引，頁2。

11. 如前引，頁5。

他為臨床分析增添了感官的重量。

但畢夏對表面的觀看，跟過去臨床經驗對於表面的觀看並不盡然是相同的。生理組織平面也完全不同於由知覺到的病理事件所排列而成的分類圖表；生理組織平面是一個本身可被感知，而能將疾病現象與之產生關聯的空間片段。拜畢夏之賜，在膜真實的表面上，表面性（superficialité）往後具有了實質性。表面的觀看在過往界定了臨床，而現在，生理組織層則成為這觀看的感知對應方。藉由一種將成為醫學實證主義起源的實在論的位移，原本作為注視此一動作之結構（structure du regardant）的表面變成了被注視對象之形貌（figure du regardé）[xxi]。

病理解剖學一開始所展現的姿態就是由此而來：疾病描述終於獲得一種客觀、真實且不容置疑的基礎的姿態：「一種奠基於器官疾病上的疾病分類學必然是穩定不變的。」[12] 實際上，生理組織分析可以在莫爾加尼的地理分布之上建立起一般性的病理形式；人們即將看到一些穿越了機體空間的疾病大家族被描繪出來，各個家族皆具有相同的主要症狀及演變型態。所有的漿膜發炎都表現出漿膜增厚、透明度喪失、顏色變白、顆粒狀突起、以及它們與鄰近的生理組織之間所形成的沾黏。正如傳統疾病學最初是從最具一般性的類別定義開始，病理解剖學的起步，則由「每個系統所共通的疾病史」切入，無論受到侵襲的器官或區域為何[13]。接著，在每個系統內部，需要按照生理組織類別來重建病理現象的樣貌。發生在所有的漿膜中的發炎皆具有相

同結構，但發炎侵襲不同漿膜的難易程度並不一致，也不會以同樣的速度發展：若按照部位的發病機率，由高至低的順序排列，依次為胸膜、腹膜、心包膜、陰道膜，以及最後的蛛網膜[14]。相同質地的生理組織遍布人體全身，有助於讀出不同疾病之間的相似性、親緣性，簡言之，就是銘印在身體深處組態中的一整套通聯系統。這種組態並不是局部的，而是由具體普遍性質的相互嵌合，及一整套有組織的蘊涵系統所組成。實際上，它具有與疾病學思維相同的邏輯框架。畢夏從臨床出發，且試圖為臨床奠定基礎，但是這個臨床之外，他重新發現的並不是器官的地理學，而是分類的秩序。在病理解剖學以**定位**做為主要屬性之前，它首先是**順序**的（ordinale）。

然而，病理解剖學賦予孔狄亞克的分析一種新的且具有決定性的價值，與臨床醫生相反，它指出除非疾病已經是，並且是自在的（par

12. 畢夏（X. Bichat），《病理解剖學》（*Anatomie pathologique*），巴黎，1825，頁3。

13. 畢夏（X. Bichat），《普通解剖學》（*Anatomie générale*），巴黎，1801，卷一，前言，頁XCVII。

14. 畢夏（X. Bichat），《病理解剖學》（*Anatomie pathologique*），頁39。

elle-même）將分析不打折扣的作用在有機體上的主動性主體（sujet actif）之外，疾病不會是需要加以分析的被動及不明的客體（objet passif et confus）。假如疾病需要被分析，那是因為它本身就是分析；觀念學的分解只能是在醫生的意識中重複著已經在病人身體裡肆虐的分解。儘管范・霍恩[xxii]在十七世紀下半葉曾經做出區分，但許多作者，包括里爾陶在內，仍然混淆了蛛網膜與軟腦膜。病變將它們明顯的區分開來；在發炎的作用下，軟腦膜發紅，表明它完全屬於血管生理組織；並且它越來越硬、越來越乾燥；蛛網膜發炎時則變得濁白，並被黏稠的滲出物所覆蓋；只有蛛網膜會染上水腫[15]。在肺部的所有器官中，胸膜炎只攻擊胸膜；肺炎只侵襲肺部實質組織；卡他性咳嗽只以黏膜為目標[16]。莒樸伊特龍[xxiii]已經證明，紮束在整個動脈血管厚度上的效果是不均勻的：一旦紮緊，血管的中層和內層將耐不住壓力而分離；唯有細胞層能夠抗壓，然而它卻是位於最外層的，因為其結構更為緊實[17]。確保一般病理類型的生理組織同質性原理，有其對應方，即在病變作用下器官真實的區分原理[xxiv]。

　　畢夏解剖學所起的作用遠遠超過只是給予分析方法一個客觀應用的場域；他讓分析成為病理過程中的重要時刻。他在疾病的內部、在疾病歷史的情節中進行分析。在某種意義上，再也沒有什麼比畢夏的解剖學更遠離臨床方法中所隱含的唯名論。在臨床方法中，分析若不是以詞為對象，至少總是以能夠轉譯為言語的感知片段為對象；現在，它是一種被嵌入一系列真實現象中的分析，是一種把函數複合性

xxv 分解為解剖簡單性的方式下發揮作用的分析；它釋放了元素，它們雖然透過**抽離**而孤立出來，但同樣是真實而具體的；在心臟這個部位，分析讓心包膜現身，在腦部是蛛網膜，在腸道則是黏膜。在歷史上，解剖學之所以能夠成為病理學之屬，只因病理現象自發地進行解剖xxvi。疾病，在身體的幽暗中進行屍檢，活生生的進行解剖。

畢夏及其學生對於病理解剖學發現所立即燃起的熱情，在此顯現了其意義：他們並非在皮內爾或卡巴尼斯之外，重新發現了莫爾加尼；他們在身體裡面重新找到了分析；他們自事物深層處揭露了表面的秩序；他們為疾病界定了一套**分析類別**系統，其中病理分解之元素便是病態類種擴散的原理。我們從一種分析性的感知過渡到對於真實分析的感知。十分自然地，畢夏在他的發現裡，認出一個與拉瓦錫xxvii的發現相對稱的事件：「化學有各種單質，它們透過各式各樣的組合形成化合物……同樣的，解剖學有各種單一的生理組織……通過它們

15.　畢夏（X. Bichat），《膜論》（*Traité des membranes*），頁213-264。

16.　畢夏（X. Bichat），《病理解剖學》（*Anatomie pathologique*），頁12。

17　引自拉勒孟（F. Lallemand），《腦部解剖病理學研究》（*Recherches anatomo-pathologiques sur l'encéphale*），巴黎，1820，卷一，頁88。

的組合形成器官。」[18] 新的解剖學方法確實與化學方法一樣是分析：不過這是一種脫離了語言學載體的分析，它界定事物在空間中的可化分性，而勝於事件及現象的語言句法。這說明了為什麼分類思維會在十九世紀初弔詭的重獲生機。情況遠非病理解剖學驅散了老朽的疾病分類學計畫，這樣做的道理還得再等上好多年才會成立；而是病理解剖學賦予了分類思維新的活力，因為它彷彿為它帶來了一個堅實的基礎：也就是循著可感知表面所進行的真實分析。

經常令人感到驚訝的是，畢夏引用了一篇皮內爾的文章作為他發現的根據，然而皮內爾終其一生對於病理解剖學的基本要義都抱持著充耳不聞的態度。在皮內爾的《疾病哲學分類學》第一版中，畢夏讀到這句話，對他而言就像一道乍現的靈光：「既然這些膜具有結構上的普遍一致性，那麼蛛網膜、胸膜、腹膜位於身體的不同部位那有什麼重要性呢？它們在發炎的狀態下所受到的難道不是類似的病損嗎？」[19] 這實際上是類比原則應用在生理組織病理學上最早的定義之一；不過，畢夏受惠於皮內爾的地方還不僅止於此，因為他在《疾病哲學分類學》裡發現皮內爾提出但未能實現的要求，這些要求應該可以從這個同構原理中得到回答：畢夏受惠於皮內爾的地方就是一種具有分類價值的分析，能讓疾病學圖表建立整體秩序。在疾病的排序上，畢夏首先談到「每個系統共通的病變」，無論受影響的器官或區域為何；但他認為只有發炎及硬腫瘤（squirres）具有這種一般形式；其他的病變都是區域性的，必須依照器官別來進行研究[20]。器官定位

只在生理組織同構規則無法適用的情況裡，才作為殘存的方法被使用；只有在對於病理現象缺乏一種更適當閱讀的情況下，才會再援引莫爾加尼。雷奈克[xxviii]認為，隨著時間的推移，這種更好的閱讀將成為可能：「有一天，人們可能證明，幾乎所有的損傷模式都可能存在人體的各個部位，並且它們在不同部位都只呈現出輕微的變異。」[21]畢夏對於他自己的發現可能不具有足夠的信心，然而他的發現卻注定要「改變病理解剖學的面貌」；雷奈克認為，他過度重視器官地理學（géographie des organes），人們只有在分析形狀上及位置上的問題（脫臼、疝氣），以及營養失調、萎縮與肥大的時候，才需要這樣的地理學；甚至有一天，人們有可能將心臟肥大與腦部肥大視為同一個

18.　畢夏（X. Bichat），《普通解剖學》（*Anatomie générale*），卷一，頁 LXXIX。

19.　皮內爾（Ph. Pinel），《疾病哲學分類學》（*Nosographie philosophique*），巴黎，共和六年，卷一，頁XXVIII。

20.　畢夏，如前引，頁XCVII-XCVIII。

21　雷奈克（R. Laennec），《醫學科學詞典》（*Dictionnaire des Sciences médicales*），「病理解剖學」（Anatomie pathologique）詞條，卷二，頁49。

病理家族。相反地，雷奈克在不限定區域的情況下，分析了出現在所有生理組織體中具相同類型的異物（corps étrangers）、尤其是質地的病變：它們或者是斷裂（傷口、骨折），或者是體液蓄積或外滲（脂肪瘤或中風），或者是如同肺炎或胃炎的炎症，最後，或者是疾病發生前不存在的、生理組織的不尋常發展。硬腫瘤及結核（tubercules）的情況即如此[22]。在雷奈克時代，阿里貝爾[xxix]想要依據化學家的模型來建立一個醫學專業術語彙編：以ose結尾的詞指一般的病變形式，如胃病（gastroses）、白血病（leucoses）、腹瀉（enteroses），以ile結尾的詞則指生理組織的輕微發炎（irritations），rhie結尾的詞則指各種體液滲出。在這個嘗試確立一套既仔細又具分析性字彙的絕無僅有的計畫中，阿里貝爾混合了——這個作法沒什麼可議之處，因為在概念上仍然是可能的——植物學式的疾病學主題、莫爾加尼式的空間定位主題、臨床描述的主題、以及病理解剖學主題：「我正在利用索瓦濟已經提出的植物學家的方法……其旨在將具有相關性的對象聚集在一起，放下那些毫無相似性的東西。為了達成這種哲學的分門別類，提供它固定及不變的基礎，我根據作為疾病特殊所在位置的器官，對疾病進行分組。我們可以看出，這是找到對臨床醫生最有價值的特徵的唯一方法。」[23]

但是，解剖學的感知如何可能向症狀閱讀校準呢？一個由空間現象所組成的同步整體，如何能夠為一個根據定義、在時間序列上完全

早於它的時間性序列的連貫性奠定基礎呢[xxx]？從索瓦濟到杜布勒，都有人反對欲以解剖學來為病理學奠定基礎的想法，這些人咸信屍體上可見的病損不能指明不可見的疾病之本質。如何在一個複合的病損整體中，將**本質秩序**（ordre essentiel）與**效果序列**（série des effets）區別開來呢？一位罹患胸膜炎患者身上出現的肺部沾黏是屬於疾病本身的一個現象、還是屬於輕微發炎的機械後果呢[24]？同樣的困難出現在如何區分**原發性**（le primitif）與**繼發性**（le dérivé）這兩者：在罹患幽門硬腫瘤的情況裡，我們在網膜和腸系膜中都發現了硬腫瘤成分；那麼第一病理事實應該歸在哪兒呢？最後，解剖學徵兆在病程強度上能提供的訊息很少：有些在表現上很明顯的器官病變，但卻只對身體的運

22. 如前引，頁450-452。

23. 阿里貝爾（J.-L. Alibert），《自然的疾病分類學》（*Nosologie naturelle*），巴黎，1817，〈告讀者〉（avertissement），頁II。參照其他建立在病理解剖學上的疾病分類方式，如馬洪德勒（Marandel），《論輕微發炎》（*Essai sur les irritations*），巴黎，1807；或者安達勒（Andral）。

24. 杜布勒（F.-J. Double），《一般徵候學》（*Séméiologie générale*），巴黎，1811，卷一，頁56-57。

作產生輕微的影響；反過來說，人們可沒料想到腦部一顆微小的腫瘤就足以致死[25]。除了永遠只描述可見的東西，並且是以簡單、最終、抽象的空間共存性形式進行描述之外，解剖學無法按照時序訴說一連串的接續事件、過程，以及可閱讀的文本。症狀之臨床尋找的是罹患疾病的活生生的身體；而解剖學提供給臨床的卻只有屍體。

屍體具有雙重的誤導性，除了死亡會導致現象中斷之外，還得要加上在人體死後死亡在器官上所引發及加諸的現象。其中當然有分解的現象，這難以跟屬於壞疽（gangrène）或斑疹傷寒（fièvre putride）的所有臨床症狀表現加以區分；另一方面，還有消退或消失的現象：在身體的循環停止之後，輕微發炎的發紅現象很快便消失；這種身體自然運動（心臟跳動、淋巴積液、呼吸）的中斷，本身引起了不容易與病態因素區分開來的效果：腦充血及伴隨發生的快速腦軟化，它們是病理性充血的結果、還是因死亡而來的循環停止所造成的結果呢？最後，可能有必要考量亨特所說的「死亡刺激」（stimulus de la mort），它會引發生命之終止，但與死亡刺激所賴以存在的疾病無關[26]。無論如何，在慢性疾病最後階段所發生的衰竭現象（肌肉鬆弛、敏感性及傳導性降低），它更屬於某種從生到死的歷程，而非關特定的病理結構。

想要為疾病學提供基礎的病理解剖學，面臨兩組問題：一組涉及到症狀之時間性整體與生理組織之空間性共存兩者如何銜接的問題；另一組問題涉及死亡，以及如何為死亡與生命、及它與疾病的關係提

出嚴謹的定義。在致力解決這些問題時，畢夏推翻了其解剖學所有的原始意涵。

為了繞過第一組兩方間的對立問題，當時看來似乎沒有必要調整臨床觀看的結構本身：難道不能像觀看生者一樣來觀看死者嗎？只要將醫學觀察的疾病特徵區辨原則（principe diacritique）[xxxi] 運用在屍體上即可：**沒有比較，就沒有病理事實**。

秉持著這個原則，畢夏及他的後繼者不僅重新請出卡巴尼及皮內爾，還有莫爾加尼，甚至是波奈與瓦爾薩瓦。最早的那些解剖學家清楚地明白一點，如果想要在屍體上解讀出疾病，就必須「將解剖用在健康的身體上」：除此之外，還有什麼方式能將一種腸道疾病，區別於死亡所造成的、或有時是季節因素在健康的人身上所帶來的「息肉結石」（concrétions polypeuses）呢[27]？此外，也必須對死於同一種疾病

---

26. 亨特（J. Hunter），《約翰·亨特全集》（*Œuvres complètes de J. Hunter*），巴黎，1839，卷一，頁262。

27. 莫爾加尼（J.-B. Morgagni），〈解剖學研究〉（Recherches anatomiques），《醫學科學百科全書》（*Encyclopédie des Sciences médicales*），第七部，卷七，頁17。

的不同對象進行比較，這點是承接《墓地：病死屍體解剖》中早已提出的古老原則；如此，自所有身體紀錄下的病變，如果無法界定出病因，至少可界定出疾病所在部位，也許還有它的屬性；而屍檢中出現的那些因人而異的病變，則與疾病在不同人身上造成的不同效果、交感的差異或併發症有關[28]。最後，是將我們在一個受病變影響的器官上所見到的狀況，與就我們所知它正常運作時的情形，進行比對：需要「不斷地將每個器官健康狀態下可感、及特有的現象，與它們在病變當中所呈現出的失常進行比較。」[29]

但是，臨床解剖經驗本身的特點，就在於它將疾病特徵區辨原則應用在一個更為複雜、並且可能引發爭議的面向：即病理發展過程上的可辨識形式，與此過程一旦終結時所顯現出的可見元素之間的連結為何。郭維薩夢想著以第一本百分之百夠格的病理解剖學來取代1760年的舊論文[xxxii]，其標題應該會是：《藉解剖學調查及確認之疾病診斷標準論疾病病灶及病因》（*De sedibus et causis morborum per signa diagnostica investigatis et per anatomen confirmatis*）[30]。而對於解剖－臨床的連貫性，郭維薩從疾病學內涵被屍檢結果確認的方向來理解，雷奈克則從相反的方向來界定：從病損回溯到它所導致的症狀：「病理解剖學是一門旨在了解疾病狀態在人體器官上所造成的可見病變的科學。剖開屍體是獲取這種知識的手段；但為了使病理解剖學具有直接的用途……必須加上與各個器官病變種類相吻合的症狀或功能病變的觀察。」[31]因此，醫學觀看必須踏上一條至此之前未曾向它敞開的道路：從症狀表

面到生理組織面積的垂直路徑，從外顯事物深深探進隱藏事物的深度之路，這條道路，倘若我們想界定基本必要事物的網絡，就必須在兩個方向、在兩個端點之間不斷交替往返。我們在前面談到的將自身投注在生理組織與症狀二維平面上的醫學目光，將必須沿著第三個維度移動，以便調整它們。臨床解剖的體積便如此獲得界定。

現在，目光深深探進它責成自身必須踏遍的空間。在其最初的形式中，臨床閱讀涉及一個外在的、從事解讀的主體，它從自己費勁辨識出的內容出發並超越它們，找出秩序並界定相關性。而在臨床解剖經驗當中，在醫學之眼必須在它進入身體、在體積中前進、繞過或抬起團塊、下降到身體深處時，看到疾病在它面前展開並層層分明。疾

28. 波奈（Th. Bonet），《墓地：病死屍體解剖》（*Sepulchrelum*），前言；莫爾加尼也重申了此項原則（如前引，頁18）。

29. 郭維薩（Corvisart），《論心臟及主要血管之疾病與器官病損》（*Essai sur les maladies et les lésions organiques, du cœur et des gros vaisseaux*），第三版，巴黎，1818年，初論（Discours préliminaire），頁XII。

30. 如前引，頁v。

31. 雷奈克（R. Laennec），如前引，頁47。

病不再是散布在身體表面各處，並透過統計上可觀察到的伴生及接續現象而彼此聯繫起來的一組特徵；疾病是一個由形態與變形、形貌、偶發病變，以及偏移的、損毀的或受到改變的元素所組成的整體，這些元素根據一種我們可以亦步亦趨追隨的地理學而相互接連在一起。它不再是一種趁虛而入地入侵體內的病理類種；它是身體本身變成病體。

乍看之下，人們可能會認為這只是知識主體及知識客體之間距離的縮小。十七世紀和十八世紀的醫生不是仍與其病人「保持距離」嗎？他不是遠遠的看著病人，只觀察表面及立即可見的跡象，窺伺現象時不碰觸、不用觸診也不用聽診，只用外部的標記來猜測內部嗎？十八世紀末醫學知識的改變難道不就在於醫生拉近與病人的距離，並伸出他的手指，張開耳朵聽，如此在尺度改變的情況下，他開始感知在可見表面後的東西，並如此逐漸被引領而「走到另一邊」，並在身體祕密的深處找到疾病？

不過這僅僅是對整體變革所做出的最低限度的詮釋。但這詮釋方式在理論上的含蓄不應該造成誤導。它所挾帶的相當數量的預設或參照並未獲得明確的闡述：觀察活動的進步，對於拓展及擴大經驗的關切，可感經驗材料的呈現具有愈來愈高的真確性，理論及體系拋棄如何有利於一種真正科學的經驗主義之發展。在這些背後，人們設想知識的主體及客體仍然保持不變：二者間日益的接近及更好的配合，只會讓客體以更清晰或更詳細的方式揭示其自身的祕密，而主體則去

除掉阻礙真相顯現的那些錯覺。主、客體一勞永逸地被建構，並且終於塵埃落定地面面相對，無論經歷怎樣的歷史變遷，它們只能更加接近、縮小距離、消除將它們分開的障礙，並找到交互調整的形式。

然而，這無疑是將我們許久以來就清楚其用處與害處的一種古老知識理論投射到歷史上。稍微仔細一點的歷史分析便可以顯示出，在這些微調之外，存在著一個全然不同的轉化原理：它緊密地建立在被認識客體的類型之上；建立在為了形構一種知識，而讓適當元素得以被呈現、區隔、明確界定的格狀定位（quadrillage）上；建立在為了找出元素，主體應當據守的位置上；建立在讓主體可以掌握知識對象的工具性中介上；建立在主體應該要研擬出的記錄及記憶的方式上；建立在主體應當要實施、並賦予他正當知識主體資格的概念化形式上。因此，促成臨床解剖醫學發展的變化，並不是認識主體與被認識客體之間形成了發生接觸的簡單介面；而是更全面的知識部署，它決定了認識者與被認識者之間的相對位置及交互作用。醫學觀看之通達罹病身體的內部，並不是繼歷史上第一位醫生將其見識未深的目光遠遠的投注在第一位病人身上之後，堪稱規律地發展出的趨近運動的延續；這是一種重新鑄造知識（savoir）本身的結果，而不是知識內容（connaissance）的逐步積累、完善、深化和調整。

這涉及一個知識部署徹底改造的事件，其證據在於，臨床解剖醫學的知識產出所依循的模式及規則，與純粹的臨床醫學不同。這不涉及一種更完美一些的相同運作，而是另一種運作。以下列舉當中的幾

項新規則。

臨床解剖以一種可稱之為**分格的**或**分層的**[xxxiii] 分析方式來取代症狀同一性。外顯的重複現象中經常混雜著不同的病態形式，而唯有解剖學能夠指出當中的差別。窒息感，尤其是在使勁之後出現的突然的心悸、呼吸短促及不順、驚醒、惡病質的膚色蒼白、心前區的壓力或收縮感、左臂的沉重及麻木感，它們以為數眾多的證據指出了這是心臟方面的疾病，但唯有解剖學可以細分出心包炎（影響包膜）、動脈瘤（影響肌肉組織）、狹窄和硬化（心臟肌腱或纖維部分受到影響）[32]。儘管疾病分類學家這麼認為，黏膜炎與肺結核的伴隨發生、或至少是規律的接續性，並無法證明它們的同一性，因為屍檢顯示出前者是黏膜受到侵襲，後者則屬於腺細胞病變，並可能惡化成潰瘍[33]。但是相反的，應該要把結核病與咯血歸屬於同一個基本單位裡，然而如索瓦濟所主張的症狀學，卻因為找不到足夠頻繁的連繫，而不將它們歸在一起。用以界定病態同一性的重疊性，它實際上所具有的價值僅限於空間範圍的感知上。

這意味著醫學經驗將以**定點定位**來取代**頻率紀錄**。肺結核在過程中會表現出下述症狀：咳嗽、呼吸困難、消瘦、潮熱，有時還會咳出膿痰；但是這些可見的身體變化沒有一項是必不可少的（有些結核病患者不咳嗽）；並且它們出現的順序也並不固定（發燒可以在早期

出現或僅在病程結束時出現）。唯一作為結核必要及充分條件的恆定現象：肺部腺細胞的病損，在屍檢時，它「顯現出散布著或多或少的化膿病灶。在某些案例下，它們是如此之多，以至於肺部似乎只是包含它們的一個肺泡組織。這些病灶被許多黏連索帶穿過；在病灶相鄰之處，我們看到或大或小的硬化部位。」[34]在這個定點之上，各種症狀出現又消失；臨床為這些症狀附加的機率指數消失了，讓位給一個唯一必要的邏輯關聯，它不屬於時間頻率，而是關乎固定部位：「需要將那些既沒有發燒也沒有消瘦、沒有咳膿痰的人當作結核患者來看待；只要肺部受到一個破壞它、並使它潰瘍的病損所影響；肺結核就是這種病損本身。」[35]

症狀的**歷時性序列**與這個定點連結後，以次級現象的形式，按照**病損空間的分枝開展**及它所具有的必然性來排列。在研究某些發燒「奇怪及無法解釋的」進程時，波提[xxxiv]系統性地將發病過程的觀察紀錄表與屍檢結果進行比對：他發現，接續出現的腸道的、胃部

32. 郭維薩（Corvisart），如前引。

33. 拜勒（G.-L. Bayle），《肺結核研究》（*Recherches sur la phthisie pulmonaire*），巴黎，1810。

34. 畢夏（X. Bichat），《病理解剖學》（*Anatomie pathologique*），頁174。

35. 拜勒，如前引，頁8-9。

的、發燒的、腺體的、甚至是腦部的徵兆，應該在最初便全部連結到「發生在腸道的完全相似的病變」。它們都發生在迴盲瓣（valvule iléo-cæcale）這個區位；它上面覆蓋著深紅色斑，這些斑向內腫脹；與之相對應的腸系膜片段上的腺體出現腫脹、呈暗紅偏青色、並且完全鼓脹及阻塞。如果疾病持續很長的時間，便會出現潰瘍及腸部生理組織的破壞。人們因此可以確認出現對消化道有害的作用，它的功能首先受到破壞；這個作用因子是「通過被吸收到腸系膜腺體、淋巴系統的方式來傳播」（這是為什麼會發生植物神經紊亂的原因），由此「進入整個系統」，尤其是腦及神經的部分，這說明了為何出現嗜睡、感覺功能遲鈍、譫妄及各種昏迷狀態等症狀[36]。於是，不同形式及症狀的接續出現便不過只是一個更複雜網絡之簡單時序圖像：一個從原發性發作開始，穿越整個機體生命而形成的灌木叢狀時空開展（buissonnement spatio-temporel）[xxxv]。

因此，臨床解剖感知的分析揭示了三種參照（定位參照、病灶參照及原發性參照），並改變了臨床基本上屬於時間性的閱讀方式。讓固定不變，並呈樹狀分布的定點得以確立的機體格狀定位，並不會因為聚焦在純粹的解剖表面而泯除了病理史之厚度；臨床解剖感知的分析將病理史厚度導引入身體的特定體積中，在醫學思想上，首次將病態時間與機體團塊上的可定位路徑重合。如此，且唯有如此，病理解剖學重新發現莫爾加尼處理過的主題，並且更超越他而銜接上了波奈的主題：一個擁有體積大小、路徑及特定連結方式的獨立機體空

間，與疾病學自然的或意義的空間重合，而且最重要的是令兩者發生連結。出自臨床上對於界定**病理親緣性結構**之關切（參見《膜論》）[xxxvi]，新的醫學感知最終所設定的目標是找出**分布在位置上的形貌**（參見郭維薩或拜勒的研究）[xxxvii]。部位概念明確地取代了類別概念：畢夏已經這麼問道，「假如我們忽略了病痛的部位，觀察會是什麼？」[37]而針對這一點，布優[xxxviii]應該會這麼回答：「如果醫學有一項公理，那肯定是這個主張，沒有發病部位就沒有疾病。如果我們不這麼認為，那麼我們就被迫承認存在沒有器官的功能，而這顯然是荒謬的。確定疾病的部位或其定位是現代醫學最偉大的成就之一。」[38]。生理組織分析起初僅是一般性的通稱，卻在很短的時間內便獲得了空間定位規則的價值。

然而，沒有經過重大修改就無法重新銜接上莫爾加尼。他將病態部位的概念與病因概念連結起來：這點從他著作的名稱《論疾病的部位及原因……》，可見一斑；然而在新的病理解剖學中，部位的確定並不代表因果關係的指明：在衰弱性發燒（fièvres adynamiques）中，在

---

36. 波提（M.-A. Petit），《論腸系膜發燒》（*Traité de la fièvre entéro-mésentérique*），巴黎，1813，特別是頁XIX、XXX，以及頁132-141。

37. 畢夏（X. Bichat），《普通解剖學》（*Anatomie générale*），卷一，頁XCIX。

38. 布優（Bouillaud），《醫學哲學》（*Philosophie médicale*），頁259。

迴盲瓣部位發現病損，並未表明疾病的決定性因素；波提所想到的是一種「有害的作用因子」，布魯塞[xxxix]則認為是輕度發炎的反應。這些其實並不重要：確立部位只是為了確定一個空間與時間的起點。對於莫爾加尼來說，部位是因果關係鏈在有機體中的插入點；它等同於疾病的最終鏈環。對畢夏及其後繼者來說，部位的概念自因果問題意識中脫離出來（在這點上他們是臨床醫生的承繼者）；部位概念指向的是疾病的未來，而不是疾病的過去；部位是病理組織作用向外擴散的點。不是**最終的原因**，而是**原發的病灶**。正是在這種意義上，在屍體上一個固定不動的空間片段確立病灶，可以解決疾病在時間向度發展上的問題。

在十八世紀的醫學思想中，死亡既是絕對的事實，也是最相對的現象。它是生命的終點，如果致死的原因是疾病，那麼死亡也是疾病的終點；在死亡這裡，極限被觸及，真相獲得完成、甚至被超越：在死亡中，抵達路程終點的疾病沉默無言，變成了記憶的事物。但是，如果說疾病的痕跡可能侵蝕屍體，卻沒有任何證據可以將屬於它的部分及屬於死亡的部份做絕對清楚的區分；它們的徵兆交織在一種難分難解的混淆中。因此，死亡成為這樣一個事實，由它開始，生命與疾病皆不復存，但是死亡所帶來的組織分解（désorganisations）跟所有的病態現象具有相同的性質。在其最早的發展形式裡，臨床經驗並沒有質疑這種曖昧不明的死亡概念。

作為處理屍體的技術，病理解剖學必須賦予死亡概念一個更嚴謹

的地位，也就是更工具性的地位。這種對死亡之概念性掌握首先是由臨床組織過程一個非常基本的層面上獲得的。為了盡可能縮短死亡和屍檢之間的潛在時間並獲得立即剖開屍體的可能性，使得病理時間的最後一刻與屍體時間的第一時間可以重合，或幾乎重合。如此機體分解的效果幾乎被排除，至少是它最明顯、最干擾的形式；以至於死亡時刻可以發揮無厚度標記（repère sans épaisseur）的作用，它重新尋回疾病分類學時間，就像手術刀重新遇上機體空間一樣。如此，死亡只不過是一條絕對細的垂直線，它既分隔了症狀序列與病損系列，又讓它們相互聯繫起來[xl]。

另一方面，畢夏重新採納了亨特所做的各種指示，努力區分在莫爾加尼解剖學裡受到混淆的兩種現象：疾病之當前顯現與死亡之先行顯現。實際上，身體上出現不好的變化不見得都與疾病和病理結構有關；它也可能歸諸一個不同的、部分自主、部分從屬，宣告死亡緩緩前行的過程。如此，肌肉鬆弛是與腦部有關的癱瘓徵兆，或是像無力性發燒這一類生命機能型疾病的徵兆；但它也可能存在於任何的慢性疾病中，甚至只是一種急性發作，只要兩者出現了長時間持續的情況，[xli]我們在蛛網膜發炎或肺結核的最後幾個階段裡，都可以看到這樣的例子。這種現象在沒有疾病的情況下不會發生，然而它並非疾病本身：它的疾病發作期，疊加了一種不指向任何病理表現，而是向死亡趨近的演變；在病態過程下，它指出一個與病理過程相關但不同的「壞死」過程。

毫無疑問，這樣的現象與希波克拉底以降經常被分析的致命的或有利的「徵兆」之間不乏內容上的類比性。然而，在功能上及語義值上，它們非常不同於這些徵兆：透過預報時間進程，徵兆指向一個結局；它要不指出疾病本質上的危險性，就是偶發的危險性（無論是由併發症或醫療疏失所導致）。而部分的或漸進的死亡現象不會對未來進行任何的預先判斷；它們呈現出一個正在完成的程序；在中風之後，大多數動物性功能很自然的都暫停下來，因此對這些功能而言，死亡已經開始了，不過在同時，機體功能則繼續它們自己的生命[39]。此外，這種變動中的死亡所經歷的各階段既不單純也不那麼遵循疾病學形式，而毋寧是依循著有機體所特有的促進程序[xlii]的方向[xliii]；這些程序只是以附帶的方式表明該疾病之致命性；它們所表達的是死亡對生命的滲透性：當一種病理狀態持續進行時，首先受到壞死作用損傷的總是那些營養機能最活躍的組織（黏膜）；然後是器官的腺細胞，最後階段則延伸到肌腱和筋膜[40]。

　　因此，死亡是多重的並且在時間上分散的：死亡不是自它開始時間進程從此停止而被推翻的絕對和獨尊的點，死亡跟疾病一樣，具有繁多的存在樣貌，分析可以將它分布在時間及空間中；漸漸地，在各處，每個結（nœuds）相繼斷裂，直到機體生命停止，或至少在其主要的形式上停止，因為在個體死亡後的很長一段時間裡，一些微小的、部分的死亡相繼發生，鬆解那些緊扣在一起的細胞組織群（îlots de vie）[41]。在自然死亡中，動物性生命率先消失：感覺先中

止，大腦進入休眠，運動機能減弱，肌肉僵硬，肌肉收縮性降低，腸道近乎麻痺，最後心臟停止跳動[42]。在這個接續發生的多個死亡（morts successives）的時序圖像上，必須再加上交互作用的空間圖像，這些作用從有機體的一點到另一點啟動了連鎖發生的死亡（morts en chaîne）；它們有三個主要的中繼站：心臟、肺部及腦部。我們可以確定，心臟的死亡並不是透過神經的通路引發大腦的死亡，而是經由動脈網絡（維持大腦生命的運動停止）或是通過血管網絡（運動停止，或相反地，黑色血液回流使大腦受到阻塞、壓制、並妨礙其運作）。我們還可以指出肺部的死亡是如何引起心臟的死亡：要不是因為血液循環在肺部受阻，就是因為肺停止運作，化學反應缺乏養分供給，導致心臟收縮停止[43]。

然而，既不等於生命歷程、亦非疾病歷程的死亡歷程，卻具有闡明機體現象及其受干擾情況的性質。老人緩慢而自然的死亡以相反

---

39. 畢夏（X. Bichat），《關於生與死的生理學研究》（*Recherches physiologiques sur la vie et la mort*），馬榮迪（Magendie）版，頁251。

40. 畢夏（X. Bichat），《病理解剖學》（*Anatomie pathologique*），頁7。

41. 畢夏（X. Bichat），《生理學研究》（*Recherches physiologiques*），頁242。

42. 如前引，頁234、238。

43. 如前引，頁253、538。

的方向進行著兒童身上、胚胎身上，或許甚至是植物身上生命發育的過程：「自然死亡將要毀滅的動物狀態，近似動物在其母親懷裡的狀態，甚至是那種只活在內裡、對它而言整個自然靜默無聲的植物狀態。」[44]生命的層層包覆自然地脫落，而正是在對它們的否定中，它們的自主性及真相獲得闡明。同樣的，經由對這些死亡進行詳細分析，有機體功能的相互依賴、及正常或病理交互作用的系統將變得清晰：從中，我們可以辨認出，如果肺部對心臟具有直接的作用，後者卻只會間接受到腦部的影響：中風、癲癇、麻醉藥中毒、腦震盪不會引起心臟任何直接及相應的變化；只可能經由肌肉麻痺、呼吸中斷或循環障礙而產生間接的作用[45]。這樣，固著在自身的機制、有著自身機體網絡的死亡不再與疾病或其痕跡相混淆；相反地，它可以提供一種針對病理狀態的視角，並確立其形式或階段。透過對於肺結核原因的研究，拜勒不再將死亡視為將他與疾病隔開的（功能性與時間性的）屏障，而是作為一種自發性的實驗情境，它開啟了通往疾病真相、及其不同時序階段的道路。實際上，死亡可以在整個病理時程中同時發生，要不是由於疾病本身的效應所致，就是由於附加的疾病所致使，再不然，就是因為意外的緣故而產生。一旦得知並掌握了死亡不變的現象及可變的表現方式，我們便可以拜這種在時間向度上的敞開之賜，而重建整個病態序列的演變過程。以肺結核為例，首先出現的是結實的、均質的、濁白的結核；然後出現一些質地較軟的構成，在中心包含一個導致顏色改變的膿核；最後，是一種化膿狀態，造成

潰瘍及肺腺細胞的破壞[46]。藉著將同樣的方法加以系統化，雷奈克提出了與拜勒意見相左的看法，他證明黑變病（mélanose）並不是一種獨立分明的病理類型，而是演變歷程中的一個可能階段。死亡之時間可以在病態演變的過程中悄然並行；由於這個死亡已經擺脫了它的不透明特徵，正是藉著它在時間上的中斷效應，它弔詭地成為我們得以將疾病延續的時間整合到被解剖身體之不動空間中的工具。

　　生命、疾病及死亡現在形成了一種技術上及概念上的三位一體。一種縈繞了數千年的，在生命中置入疾病威脅、又在疾病中置入死亡逼近身影的古老連續性，如今被打破：取而代之的是一個三者結合而成的三角形，其上方的頂點由死亡來定義。從死亡的高度，我們可以看到並分析機體相互依賴的情況及病理的發展序列。一改它在漫長歲月中曾經被認定的那般，是生命在其中消失、疾病在其中消融的暗夜，從今以後，它被賦予了帶來光明的偉大力量，不但支配、同時也揭示了有機體的空間及疾病的時間……死亡所獨享的永恆性，毫無疑問地與我們對於它逼近的意識一樣的古老，在此，它第一次被反轉成

44.　如前引，頁238。

45.　如前引，頁480、500。

46.　拜勒（G.-L. Bayle），《肺結核研究》（*Recherches sur la phtisie pulmonaire*），頁21-24。

技術工具，用以掌握生命之真相及其病痛之本性。死亡是偉大的分析師，藉著攤開生命與其病痛，來展示其間的連結，在分解之嚴酷中照亮創生之奇妙：要讓**分解**這個詞在其意義之沉重之中跟蹌。孔狄亞克的分析是關於元素及其法則的哲學，它在死亡中找到了它想在數學、化學、甚至言語中尋找、卻徒勞無獲的東西：一種無法超越、並由自然所規定的模式；醫學注視自此之後將建立在這個偉大的範例之上。它不再是活人之眼的注視；而是看過死亡之眼的注視。解開生命奧妙的偉大死亡白眼。

　　關於畢夏的「生機論」（vitalisme）有許多值得討論的地方。確實，透過嘗試確立生命現象之獨特性質，畢夏將疾病關聯到生命現象的特殊性上：一個單純物質性的物體不會偏離其自然型態[47]。但這並不妨礙關於疾病的分析只能從死亡 —— 生命顧名思義要去抵抗的死亡 —— 的視角來進行。畢夏將死亡的概念相對化，從而使它喪失了顯現為一種不可分割、具決定性及不可挽回的事件的絕對地位：他讓死亡的概念揮發（volatiliser）並分散在生命中，讓死亡以細節、局部的、漸進的形式出現，它進行得如此緩慢以至於要在死亡之後才會徹底完成。然而基於這個事實，他從這樣的死亡概念上發展出一個醫學思想及感知的基本結構；生命向死亡**對抗**（s'opposer），生命向死亡**呈現**（s'exposer）；相對於死亡，生命是活生生的**對抗**（vivante opposition），這是何以生命是**生命**；相對於死亡，生命是以分析方式**被呈現**（exposée），這是何以生命是**真的**（vraie）。當馬榮迪[xliv]，以

及在他之前的布依松[xlv]以生物學家的身分批評《關於生與死的生理學研究》（*Recherches physiologiques*）卷首對生命所提出的定義時，他們已經觸及到這個問題的根本：「這是錯誤的觀念，因為在所有語言中死亡意味著停止活著，而由此這種宣稱的定義便落入一種惡性循環中：生命是抵抗生命消失的功能整體。」[48] 不過，畢夏所跨出的是解剖病理學家的第一次經驗，這也是他獨自一人完成的經驗：在這個經驗當中，死亡是可以賦予生命一種實證真相的唯一可能。相對於生命與死亡之間的這個基本關聯，生命之不可化約為機械或化學這一點只不過是次要的。生機論即在這種「死亡論」（mortalisme）的背景上出現。

自從卡巴尼斯為生命的知識與生命本身指派了相同的起源及基礎以來，儘管時間不算太久，人們途經的路已經很長：「自然欲吾等之知識來源與生命來源相同。為了活著，必須接收感官印象；為了認識，亦須接收感官印象；由於探究之必要性總是直接來自印象在我們

47.　參見龔吉蘭（G. Canguilhem），《生命的知識》（*La connaissance de la vie*），巴黎，1952，頁195。

48.　布依松（F.-R. Buisson），《論生理現象最自然的劃分》（*De la division la plus naturelle des phénomènes physiologiques*），巴黎，1802，頁57。另外，參考馬榮迪（Magendie），在畢夏《關於生與死的生理學研究》（*Recherches physiologiques sur la vie et la mort*）的馬榮迪版本，頁2，註1。

身上的作用，我們學習的方法也總是與我們的需要相稱。」[49] 對卡巴尼斯而言，正如同對十八世紀及文藝復興時期就已經為人所熟悉的傳統而言，生命的知識必然是以生者之本質為基礎，因為它也不例外，只是活的一種顯現。這就是為什麼人們永遠都從生者、或其模式（機械的）及組成成分（體液的、化學的）的角度來看待疾病；生機論與反生機論二者皆立基於在疾病經驗中生命之基本先在性上。這條路發展到畢夏這裡，生命的知識在生命的毀滅中、在生命終極的對立面上找到了它的來源；疾病及生命對著死亡說出了它們的真相：一種獨有的、不可化約的，受到如實指出疾病及生命之所是的死亡範疇的保護下，而免於被無機物同化的真相。卡巴尼斯將生命歸諸起源的深處，其程度是如此的深，因此，比起只從生命與死亡關係中來思考生命的畢夏，卡巴尼更具有機械論者的色彩。從文藝復興之奠基、到十八世紀末，生命的知識都被圈限在生命範疇之內，固守其中，並自顧自滿；從畢夏開始，生命的知識已與生命錯開，藉由死亡不可逾越的界線而與生命分離，在死亡的鏡映裡看見生命。

毫無疑問的，對於醫學注視而言，做出這樣的轉向是一項相當困難而弔詭的事。一個與人類的恐懼一樣古老、遠不可考的傾向，在過去總是使醫生的眼睛轉向疾病的消除、轉向治癒、轉向生命：唯一要做的只能是恢復生命。在醫生的背後，死亡始終是淘汰他的知識及技能的巨大又可怕的威脅；死亡不僅曾為生命與疾病帶來風險，也為對它們進行探

索的知識帶來風險。然而在畢夏那裡，醫學注視以自身為軸心轉動著，向死亡索求生命和疾病的解答，要死亡在它決然的靜止不動之中，交代生命和疾病的時間及運動。難道醫學不該繞過其最古老的關注[xlvi]，以便在其失敗之處讀出能夠為其真相奠定基礎的東西嗎？

不過，畢夏所做的不只是將醫學從對死亡的恐懼中解放出來。他將死亡融入了一個技術性及概念性的整體當中，在其中死亡獲得它作為經驗所具有的特殊性及基本價值。以至於西方醫學史上的重要分水嶺，正好就落在臨床經驗轉變為臨床解剖注視的這個時刻。皮內爾的《臨床醫學》出現於1802年；《醫學革命與改革一瞥》出現於1804年；在對於症狀整體[xlvii]的純碎解讀方面，分析規則看似取得了勝利。但是早在一年前（譯按：指1801年），畢夏已經讓這些走入歷史了：「即使您用上二十年的時間，在病榻旁從早到晚記下心臟、肺部、胃部臟器發生的病變，但這一切對你而言將只會是一團混亂不清、找不出其中任何關聯的症狀，這些症狀只能為您提供一連串毫不連貫的現象。剖開幾具屍體吧：您會看見，單憑觀察所無法驅散的黑暗將立即消失。」[50] 生者的幽暗在死亡的光照下消散。

---

49. 卡巴尼斯（Cabanis），《醫學的確實程度》（*Du degré de certitude de la médecine*），第三版，巴黎，1819，頁76-77。

50. 畢夏（X. Bichat），《普通解剖學》（*Anatomie générale*），巴黎，1801年，前言，頁XCIX。

i.　瓦爾薩瓦（Antonio Maria Valsalva, 1666-1723），義大利解剖學家，以耳部解剖著名。

ii.　莫爾加尼（Giovanni Battista Morgagni, 1682-1771），義大利解剖學家、病理學家，瓦爾薩瓦學生，他自己則在帕多瓦大學任教逾半世紀，門生眾多。1761年，年近八十歲的莫爾加尼終於出版了他畢生之作《論疾病的部位及原因》（*De Sedibus et causis morborum per anatomem indagatis*），書中共包含五卷、七十篇論文，一共描述了六百餘項解剖案例，首次系統的記載許多疾病的器官病理變化，認為每一種疾病都有其相關的器官病變，有其特定的病變部位，莫爾加尼被視為現代病理解剖學之父。參自維基百科。

iii.　約翰・亨特（John Hunter, 1728-1793），蘇格蘭外科醫生，是蘇格蘭解剖學家威廉・亨特（William Hunter, 1718-1783）的弟弟，威廉於1737年在愛丁堡大學入克倫（William Cullen）門下習醫，1740年代開始在倫敦的聖喬治醫院接受解剖訓練，並依照當時的作法，私下開授解剖課程，約翰・亨特從1748年開始跟著哥哥學習解剖學，後來成為極負盛名的外科醫生。

iv.　薩繆爾・提梭（Samuel Auguste Tissot, 1728-1797），瑞士醫生。1740年代後半於蒙佩利爾醫學院（Faculté de Médecine de Montpellier）習醫，1761年發表《自慰》（*L'onanisme et l'Avis au peuple sur sa santé*），探討自慰對身體的影響，聲名雀起，在二十餘載間翻譯成歐洲多國語言。1781到1783年間擔任義大利帕維亞大學臨床醫學教授。

v.　德佐（Pierre-Joseph Desault, 1738-1795），法國外科醫生、解剖學家。

1760年代在巴黎從學於讓－路易・波提（Jean-Louis Petit）及其他著名的外科醫生。1784年開始任職於擔任巴黎主宮醫院（l'Hôtel-Dieu）外科醫生，在此他創設了一所當時首屈一指的外科學校，吸引了法國以外的學生前來學習，他的解剖課真正透過屍體來進行，不再是按照圖表或模型。

vi.　馬利法令，正式名稱為1707年3月18日馬赫利皇家敕令（L'édit royal de Marly du 18 mars 1707）。

vii.　彌撒是天主教會以麵包及酒來紀念耶穌奉獻身體及血的儀式。傅柯以黑彌撒來隱喻早期解剖學者暗中掘墓、非法解剖屍體的行為。

viii.　儒勒・米修萊（Jules Michelet, 1798-1874），法國歷史學家，曾被視為法國十九世紀最偉大的歷史學家，著作包括《法國史》（*Histoire de France*）、《法國大革命史》（*Histoire de la Révolution*）。

ix.　指1789年法國大革命發生前。

x.　換言之，會有這樣的情況就是因為他們需要有這樣的情況存在。

xi.　在談到病態現象時，傅柯常用到lésion及altération兩個字，參照線上《法蘭西學院辭典》（http://www.cnrtl.fr）解釋，lésion指一個細胞、一種生理組織或一個器官由於病態因素或創傷原因，而在解剖或生理特徵上顯現出的病態變化。altération 指狀態的變化或變質，指涉較為一般。在翻譯上，分別譯為「病損」（lésion）及「病變」（altération）。

xii.　實證的（positif）指：「可以拿得出來（être posé）；具有事實的性質（nature du fait），可以做為事實拿出來或立基於事實上的東西。」參見《法蘭西學院辭典》（http://www.cnrtl.fr/definition/positif）。回到文本，當觀察的背後有著解剖這樣確證如山的基礎作支撐，觀察便總算具有實證性了。

xiii.　這一段是傅柯在他的詮釋下「揣摩」這些人何以在十九世紀初，當解剖已經

確立的情況下還要回頭「假造」一段解剖受到迫害的歷史的心態。

xiv. 波奈（Théophile Bonet, 1620-1689），瑞士醫生。出身在醫生世家，於日內瓦一帶執業，五十歲時耳聾，便將餘生貢獻於醫學著述，其主要著作《墓地：病死屍體解剖》（*Sepulchretum sive anatomia practica ex cadaveribus morbo denatis*）出版於1672年，整理了主要由他人、少數由自己所做的解剖案例，數量達到三千餘項，依照疾病或症狀加以分類，被視為病理界剖學的第一本著作，時間早於被視為現代病理解剖學之父的莫爾加尼將近一個世紀。參考來源：維基百科。

xv. 傅柯這句話令人費解，因為在時序上是十七世紀的波奈最早，瓦爾薩瓦繼之，最後是莫爾加尼。

xvi. 里爾陶（Joseph Lieutaud, 1703-1780），法國醫生。1725年獲得艾克斯—馬賽大學醫學文憑，他持續從治療實務及屍體解剖中進行醫學上的研究，發表許多醫學著作。傅柯所說的1767年著作應該是指《醫學—解剖史》（*Historia anatomico-medica, sistens numerosissima cadaverum humanorum*）。

xvii. 畢夏（Marie François Xavier Bichat, 1771-1802），法國醫生、病理—解剖學家。生長在一個醫生家庭，自幼便與醫學結下淵源。在里昂入馬克—安托萬·波提（Marc-Antoine Petit）門下，學習解剖學與外科。1793年到巴黎，成為德佐（Desault）學生及得力助手，隨後成為主宮醫院醫生。

xviii. 李奧波得·奧恩布魯格（Leopold Auenbrugger, 1722-1809），奧地利醫生。1751年完成醫學教育，開始在醫院擔任醫生。他發現用手指叩擊胸腔會聽到不同的聲音，歷經多年的研究，他於1761年出版《以胸部叩診的新發明來檢測胸部隱藏疾病之徵兆》（*Inventum novum ex percussione thoracis humani ut signo abstrusos interni pectoris morbos detegendi*），被視為胸部叩診的發明者。

xix. organique同時具有「有機體的」及「器官的」意義，譯文將視情況擇之。若屬「有機體的」涵義，譯為「機體的」。

xx. 《膜論》全名為《關於膜的通論並兼論特定的膜》（*Traité des membranes en général et de diverses membranes en particulier*），出版於1799年。

xxi. 這句話頗難理解。試解如下：當實在（réalité）在表面之下，表面對注視（regardant）這個動作而言是一個無法跨越的結構限制，當實在透過「實在論位移」上升到表面，表面成為要被注視的形貌。而表面的實在性也成為實證主義立足的基礎。

xxii. 范‧霍恩（Johannes Van Horne, 1621-1670），荷蘭醫生、解剖學者、外科醫生。

xxiii. 莒樸伊特龍（Guillaume Dupuytren, 1777-1835），法國解剖學家、外科醫生。

xxiv. 這裡的意思是，一旦有了病變，才看出器官並非整個受到侵襲，疾病的發展是依據著相同的生理組織而推進。遍布全身的生理組織讓一些一般性的病理類型（或說全身性的）成為可能，同樣也確立了器官真實的區分。

xxv. 參見第七章，頁219-220。

xxvi. 此處傅柯將病理當主詞，而以解剖為動詞。理解上，這指病理本身就是解剖性的。

xxvii. 拉瓦錫（Antoine Laurent de Lavoisier, 1743-1794），法國化學家。他提出了元素的概念，於1789年發表第一個現代化學元素列表，被視為現代化學之父。

xxviii. 雷奈克（René Laennec, 1781-1826），法國醫生，1819年發表《間接聽診論》（*Traité de l'auscultation médiate*），被視為聽診發明者。

xxix. 阿里貝爾（Jean-Louis Alibert, 1768-1837），法國醫生，巴黎醫學院教授，

被視為法國的皮膚病學奠立者。

xxx.　症狀閱讀是針對發生在時間中的一系列症狀的閱讀，而解剖發生在人死後同時性的屍體狀態上。

xxxi.　區辨（diacritique）指「具有描述一種疾病且將之與其他疾病區隔開來的作用的東西。」參見線上《法蘭西學院辭典》（http://www.cnrtl.fr/definition/diacritique）。

xxxii.　指莫爾加尼在1760年所出版的《論疾病的部位及原因》。

xxxiii.　指解剖上平面分格或剖面分層精密定位的方式，也就是稍後傅柯用「機體格狀定位」（quadrillage organique）所指涉的東西。

xxxiv.　波提（Marc-Antoine Petit, 1766-1811），法國外科醫生。

xxxv.　buissonnement的動詞為buissonner，指灌木狀生長。傅柯用以描繪疾病在體內的擴展。本段首的ramification指枝椏分枝生長，也是類似的概念。

xxxvi.　也就是疾病學欲探索及確認的疾病類種及類種間的相關性關係，如同植物種系圖譜上所顯見的情況。

xxxvii.　定位的形貌（figures de la localisation）也就是說疾病有著身體空間中清楚位置的形貌。

xxxviii.　布優（Jean-Baptiste Bouillaud, 1796-1881），法國醫生。

xxxix.　布魯塞（François Broussais, 1772-1838），法國醫生、外科醫生。

xl.　這段凝聚在死亡上的話似乎意味著「病理時間的最後一刻與屍體時間的第一時間可以重合，或幾乎重合」上，死亡由此一頭是疾病分類學時間（症狀），另一頭是拿起手術刀劃向身體空間（病損）。

xli.　這「兩者」指本段一開始所說的疾病之同時性表現與死亡之先行性表現這兩種狀況。

xlii.　促進程序或作用（facilitation）指：「一個正常的或異常的現象發展上受

到加速或刺激的程序。」參見《法蘭西學院辭典》（http://www.cnrtl.fr/definition/ facilitation）

xliii.　也就是說這些漸進式的死亡現象與疾病現象無關，而是隸屬於有機體內部的一些促進程序。

xliv.　馬榮迪（François Magendie, 1782-1855），法國醫生、生理學家，現代實驗生理學先驅。

xlv.　布依松（Matthieu Buisson, 1776-1804），法國醫生，畢夏的學生。

xlvi.　就是指本段前部所說的，醫學從來都是將目光投注在生命，消除疾病，治癒生命上，而在畢夏這裡，醫學的注視看著死亡。

xlvii.　即在臨床醫學早期將疾病視為有關症狀組合而成的整體。參見第六章。

第九章

不可見的可見

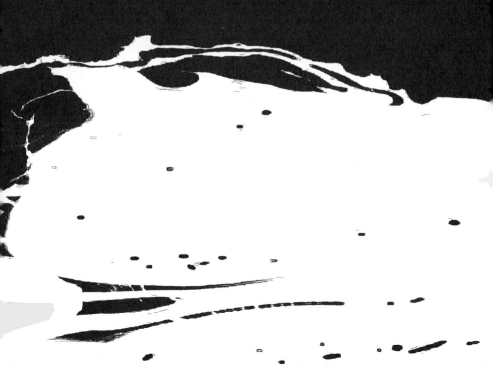

從死亡的角度來看，疾病有著一片土地、一個可定位的故鄉、一個在地下但堅固的地點，在那裡，它的各種親緣關係與它所造成的結果相互連結；部位價值（valeurs locales）界定了它的形式。從屍體上，我們弔詭地感知到疾病活著。活著一種既不再是古老的交感作用的生命，也不再是併發症組合法則所決定的生命，而是擁有自己的形貌與法則的生命。

一、生理組織傳遞原理

羅德勒[i]及瓦格勒[ii]已經將黏膜病（morbus mucosus）定義為可能侵襲整個攝食道內外表面的發炎症[1]；畢夏將這項觀察予以一般化：在有機體中，病理現象會循著不同生理組織的類屬所規定的偏好路徑發展。每種類型的膜都有其專屬的病理模式：「由於疾病只是生機屬性上的改變而已，而每種生理組織在這些屬性的關係上與其他的生理組織不同，所以生理組織的差異也必然顯現在它所罹患的疾病上。」[2]蛛網膜可以跟肺部胸膜或腹膜罹患相同的水腫形式，因為它們都屬於漿膜。交感網絡的確立過去僅僅根據無系統的相似性、實徵觀察、或者是對於神經網絡的一種臆測性認定，現在則根據嚴格的結構類比：當大腦的包膜發炎時，眼睛及耳朵的敏感性便加劇；在鞘膜積液的注射治療操作中，對睪丸鞘膜的刺激會引起腰部疼痛；透過一種「肌肉張力的交感」作用[iii]，腸胸膜（plèvre intestinale）的發炎便可能會引起大

腦的不適[3]。病態推進現在有其必經之道。

二、生理組織不可滲透性原理

這是前一項原理的相互關聯項。病態程序水平地沿著一種生理組織循層延展，而不會垂直穿入其他生理組織層。交感性嘔吐涉及到胃部的纖維生理組織，而無關乎胃黏膜；骨膜的疾病跟骨骼無關，當支氣管中有黏膜炎時，胸膜不受影響。一個器官在功能上的統一性不足以讓一個病理事實從一種生理組織傳遞到另一種。在鞘膜積液裡，睪丸在包裹它的鞘膜發炎的情況下仍然保持完好[4]；雖然腦髓的感染很罕見，但蛛網膜的感染則很常見，其類型與感染軟腦膜的類型非常不同。每種生理組織層具有、並保存各自的病理特徵。病態擴散涉及同構的表面，而非周遭或上下。

1. 羅德勒（Roederer）、瓦格勒（Wagler），《論黏膜病》（*Tractatus de morbo mucoso*），哥廷根，1783。

2. 畢夏，《一般解剖學》（*Anatomie générale*），前言，頁LXXXV。

3. 畢夏（X. Bichat），《膜論》（*Traité des membranes*），1827年馬榮迪（Magendie）加註版，頁122-123。

4. 如前引，頁101。

三、螺旋穿透原理

　　儘管尚不及質疑的程度，本項原理對前兩項原理做出限定。它以區域影響規則來補充同源性原理，並藉由對逐層穿透形式的肯定，來補充不可滲透性原理。有時候，持續時間夠長的疾病會滲透到下面或周圍的生理組織中：這會發生在像癌症這樣的慢性疾病情況裡，在這個時候，器官的所有生理組織都會陸續受到影響，最終「混合成一個共同的團塊」[5]。有時候，也會發生一些不容易清楚指明的轉移：不是藉由浸透或接觸，而是透過一個從一種生理組織轉移到另一種生理組織、從一個結構轉移到一項功能運作的雙重運動；一種膜的病變，在沒有蔓延到鄰近另一種膜的情況下，可以或多或少完全阻礙後者完成其功能；胃部黏液的分泌可能受到胃部纖維生理組織的發炎所干擾；蛛網膜損傷可能導致智力功能受阻[6]。生理組織間的穿透形式可能還更加複雜：透過侵襲心臟包膜，心包炎所引發的功能運作障礙會進一步導致器官肥大，因而造成心肌組織的變異[7]。胸膜炎在最初只影響肺胸膜；然而，在疾病的影響下，肺胸膜會分泌出一種含蛋白質的液體，在形成慢性病時，這種液體會覆蓋住整個肺部；肺部開始萎縮，活動力降低，直到整個功能運作幾乎完全停止，此時肺部的面積與體積大幅萎縮，以至於我們會認為其大部分的生理組織皆已受到破壞[8]。

四、生理組織侵襲模式特定性原理

　　那些在發展軌跡上及作用上由前述原理所決定的病變，皆牽涉到一種不僅以病變侵襲點為基礎，也奠基在病變特有性質上的類型學。針對這些不同模式的描述，畢夏只完成了初步的工作，因為他只區分了發炎及硬腫瘤。而正如我們所見[9]，雷奈克嘗試建立一種病變的一般類型學（區分質地、形態、養分、位置，以及最後是那些由於異物存在所導致的病變）[iv]。但是就連質地病變（altération de texture）的概念也不足以描述生理組織內部構造受到侵襲的各種方式。莒樸伊特龍（Dupuytren）建議要區分一種生理組織在另一種生理組織當中的轉變及新生理組織增生的情況。在第一種情況中，有機體產生出一種本來就存在的生理組織，只是一般來說它應該出現在另一個部位：例如，

5.　　畢夏，《普通解剖學》（*Anatomie générale*），卷一，前言，頁p. XCI。

6.　　如前引，頁XCII。

7.　　郭維薩（Corvisart），《論心臟及主要血管之疾病與器官病損》（*Essai sur les maladies et les lésions organiques, du cœur et des gros vaisseaux*）。

8.　　拜勒（G.-L. Bayle），《肺結核研究》（*Recherches sur la phtisie pulmonaire*），頁13-14。

9.　　參見第八章。

違反自然的骨化現象；我們還可以列舉細胞、脂肪、纖維、軟骨、骨骼、漿液、滑膜、黏液等方面的增生；它們所涉及的是生命法則的**偏離**（aberrations），而不是**病變**（altérations）。相反地，在新生理組織增生的情況裡，則是身體的組織法則從根本上被擾亂；病損性生理組織有別於任何在自然界中既存的組織：例如，炎症、結核、硬腫瘤及癌症。最後，透過將類型學與生理組織部位原則的結合，莒樸伊特龍指出每種膜都有一種好發的病變類型：例如對黏膜而言是息肉，對漿膜而言是水腫[10]。正是透過這項原理的應用，拜爾才能夠從頭到尾追蹤肺結核的演變，辨認出其過程的統一性，指定其形式，並將其它與其他症狀相似、但實則對應著截然不同的病變類型的疾病區分開來。肺結核的特徵在於一種肺部「漸進式的解體」，可表現為結核的、潰瘍的、結石的、肉芽的，伴隨黑變病或癌症出現的形式；我們不應將肺結核與黏膜輕微發炎（黏膜炎）或是漿液分泌病變（胸膜炎）混為一談，尤其不應與一種同樣是侵襲肺部、但以炎症模式出現的變異相混淆：即慢性肺炎[11]。

五、病變之病變原理

前一項原理通常排除了各種侵襲模式交錯發生、並輪流發揮作用的跨模式型疾病。然而，確實存在某些促進效應，令不同失調症接連發生：肺部發炎及黏膜炎不構成肺結核；然而，它們有利於肺結核的

發展[12]。慢性疾病，或至少是持續了相當時間的疾病侵襲，有時助長了一種疾病接替另一種疾病的情形。瞬間快速充血狀況下的腦充血會導致血管膨脹（因而出現頭暈、眩光、視錯覺、耳鳴等現象），又或者如果它集中在一點，則會導致血管破裂而發生出血及立即癱瘓的現象。但是如果充血是以一種緩慢的方式發生，首先大腦會出現血液浸潤的現象（伴隨著抽搐及頭痛），受到浸潤的大腦部位會變軟，而由於這個部分與血液混合後將引發根本的病變，並凝結成一些遲滯的小團塊（所以導致癱瘓）；最後，在腦實質（parenchyme cérébral）中、甚至也常在蛛網膜中，出現動靜脈系統完全的解體。從最初的軟化形式開始，人們便可以觀察到漿液積液，然後是有時會聚積為膿腫的膿的浸潤；最後，血管的化膿和極度軟化，取代了因血管充血及過高的血壓所引起的輕微發炎[13]。

10. 參見《巴黎醫學院公報》（*Bulletin de l'École de Médecine de Paris*），「病理解剖學」（Anatomie pathologique）條目，共和十三年，第一期，頁16-18。

11. 拜勒，如前引，頁12。

12. 如前引，頁423-424。

13. 拉勒孟（F. Lallemand），《腦部解剖病理學研究》（*Recherches anatomo-pathologiques sur l'encéphale et ses dépendances*），巴黎，1820，卷一，頁98-99。

這些原理界定出了病理過程的規則，並預先描述了它必須遵循的可能途徑。它們確立了病程的空間與發展網絡，使疾病的葉脈變得一目了然。疾病採取了一種高度植物有機生長的形貌，它具有其成長形式、生根及先天適合種植的區域。按照它特有的線條及平面分布在有機體的空間內，病理現象呈現出生命的樣貌。由此產生了兩種後果：疾病連接上生命自身，從生命獲取養分，並且，它參與在這種「一切相繼而至、接連發生、且相互聯繫的行動的交互關係中。」[14]它不再是從外部引入的事件或屬性；它是功能運作的方向被改變的調整中的生命：「歸根究底，所有的生理現象都與活著的身體在自然狀態下的屬性有關；所有的病態現象則衍伸自這些屬性的增加、減少及病變。」[15]疾病是生命內在的偏差。此外，每個病態整體都依循著一種生命個體性的模式而組織起來：有一種結核及癌症的生命；有一種發炎的生命；過往用來界定發炎的四邊形（發腫、發紅、發熱、疼痛）不足以重建其循著多樣有機體分層作用所進行的發展：在毛細血管中，它通過分解、壞疽、硬結、化膿和膿腫；在毛細淋巴管中，發炎的進展將由分解到淋巴結核化膿，從這裡再到無法治癒的侵蝕性潰瘍[16]。因此，有必要用**病理生命**這個更貼切的概念來取代疾病侵襲生命的觀念。病態現象的理解應從生命的文本本身出發，而不是從一種疾病學本質開始：「人們過去將疾病視為一種失序；人們完全沒有從中看到一系列相互依存、而且往往朝向一個明確結局的現象：人們全然忽視了病理生命。」

疾病是否終於成為不再混亂失序而知所分寸的發展過程？然而，這樣的看法其實已經存在，並且由來已久；早在新解剖學登場之前，植物學式的規律性、臨床症狀形式的穩定性，便已為病痛的世界帶來了秩序。這樣的秩序井然並不是新的，不同的地方在於秩序的模式與基礎。從席登漢[v]到皮內爾，疾病在一種理性的一般結構中取得其根源及面貌，而這個結構中的重點是自然及萬物秩序。到了畢夏之降，病態現象在生命的深處被感知，如此它便與生命展現在有機體個體特性中的具體且必然的形式發生關聯。生命帶著它固定且明確的變化的可能性，將在病理解剖學中扮演廣義的自然概念在疾病學中所肩負的角色：生命是取之不盡、但卻封閉的深處，在那裡，疾病從失序中取得有序的資源[vi]。一種距離遙遠的、理論性的改變，在漫長的時間中，改變著哲學的視野；但是，我們可以說它對感知世界、對醫生觀看病人的目光帶來立即而重大的影響嗎？

14.　畢夏，《普通解剖學》（*Anatomie générale*），卷四，頁591。

15.　如前引，卷一，前言，頁VII。

16.　布魯塞（F.-J. Broussais），《慢性發炎史》（*Histoire des phlegmasies chroniques*），巴黎，1808，卷一，頁54-55。

毫無疑問的，這個影響不但非常重大而且具有決定性。當中，疾病現象取得了知識論上的新地位。過去臨床的「唯名論」弔詭的讓某個既是現象整體又是現象法則、是現象的聚集點、但同時又是使現象具有連貫性的嚴格規則的東西，漂浮在醫學觀看的邊界、在可見與不可見的灰色交界處；曾經，疾病的真相只存在症狀當中，甚而疾病就是以真相面貌現身的症狀。如今，做為疾病內容的生機過程的發現，賦予了疾病一個實際上既不遙遠也不抽象的基礎：這個基礎盡可能的接近顯現的內容；疾病就只是生命的病態形式。曾經在生命秩序之上盤旋、並威脅著它的偉大的疾病學本質，如今藉由生命的秩序而被避開：生命是超越疾病的直接、當前與可感知的領域；而疾病亦轉而將它的現象歸入生命的病態形式之中。

這是一種生機論哲學的復興嗎？確實，畢夏對於博爾德[vii]或巴戴茲[viii]的思想並不陌生。但是，即使生機論是有機體健康或病態現象的一種特定詮釋圖式，要以它作為闡明病理解剖學發現此等重大事件的概念，則顯得過於單薄。畢夏之所以重新提出生者特殊性（spécificité du vivant）的說法，是為了將生命定位在一個更深層、更關鍵的知識論層面：對他而言，生命不是跟無機物相區別的一組特徵之整體，而是能夠讓有機體與非生物之間的對立被感知、定位，並承載著一種衝突所有積極價值的深處。生命不是有機體的形式，而是有機體才是生命在對無生命、對與之對立東西的反抗中的可見形式。過去，生機論與機械論之間的爭論，就如同體液病理學說與固體病理學說[ix]之間的

爭論，只有在自然這個過於寬廣的本體論基礎，給予這些不同的詮釋模式發揮空間的情況下才有意義：所謂的正常或異常的功能運作，只有參照一個預先存在的形式，或一種特定類型才能得到解釋。但是，當生命不僅是限於解釋一系列自然形象，而是自己承擔作為生理及病理現象普遍元素的角色時，生機論的思想就失去了其意義及內容精髓[x]。通過賦予生命及病理生命如此根本的地位，畢夏讓醫學擺脫了生機論討論及由此連帶產生的種種討論。這是何以對於十九世紀初大多數的醫生來說，產生了一種總算擺脫系統及思辨理論束縛的感覺，而這種感覺正是這些醫生們能夠進行理論反思的基礎。過往的臨床醫生，如卡巴尼斯、皮內爾，覺得他們所使用的方法是修成正果的哲學（philosophie réalisée）[17]；而現在，病理解剖學家則在他們的方法中看見一種非－哲學、一種被廢除的哲學，彷彿當他們終於開始學習如何感知以後便已經擊潰了哲學：但實際上，這裡涉及的只是一種讓他們的感知得以成立的知識論基礎內部的位移。

17. 參照例如皮內爾，《疾病哲學分類學》（*Nosographie philosophique*），導論，頁XI；或是杜馬（C.-L. Dumas），《蒙佩利爾醫學系演講集》（*Recueil de discours prononcés à la Faculté de Médecine de Montpellier*），蒙佩利爾，1820，頁22-23。

在這樣的知識論層面上，生命與死亡相連，也與實際上威脅著它、並且可能會摧毀它生命力的東西相連。在十八世紀，疾病既是自然的也是反自然的，因為它具有一種有秩序的本質，但危害自然生命也屬於它的本質。自畢夏以降，疾病也延續了相同的混合角色，只不過這次是介於生命與死亡之間。我們很清楚：在病理解剖學以前，人們早就知道從健康到疾病、從疾病到死亡之路。但是，這種關係從來沒有從科學的角度來思考，也沒有在醫學感知中加以結構化；在十九世紀初，它獲得了一個面貌，對此我們可以從兩個層面上來分析。一個是我們已經清楚的層面：死亡是看待生命的絕對觀點，是通向生命真相的一道開口（就這個詞的所有意義而言，包括最技術層面的意義）。但死亡也是生命在其日常活動中遇到的阻礙；在死亡之中，生命自然的消解了：疾病失去了過往它作為一種意外事故的地位，而進入了生死關係內在、恆常及變動的向度。人死並不是因為他生病了；更根本上來說，是因為人會死，所以人才有生病的時刻。在生命－疾病－死亡的時序關係之下，另一個更早遠、更深層的形貌，一個將生命與死亡相連的形貌被勾勒出來，以便大量地釋放疾病的徵兆。

在前文中，死亡現身為一種令觀看成為可能的條件，這樣的觀看將所有病理事件的時間，聚集在一次多個表面的閱讀中；死亡讓疾病終於可以連結到一種真正的論述中。現在，死亡在其存有自身中顯現為疾病的源頭，這種生命內在的、但比它更強的可能性，死亡讓生命耗損、偏離、最終消失。死亡，是生命中變成可能的疾病。假如對於

畢夏來說，病理現象確實與生理過程連結，並從生理過程中衍生，那麼這樣的衍生乃建立在死亡之上，從而構成洩露病態事實的差距。生命中的偏離仍屬於生命，卻是一種朝向死亡的生命。

這是為什麼從病理解剖學出現以來，「退化」（dégénération）的概念會受到重視。這個概念已經有點歷史：布馮（Buffon）[xi]將它應用於偏離特定類型的個體或一系列個體[18]身上；醫生也曾利用它來指涉一種人類的衰弱，原本在自然情境中強健的人類，在社會生活、文明、法律及言語的迫使之下，逐漸墮入一種人工虛假與疾病侵擾的生命狀態；在過去，退化是描述一種從原初地位墜落的運動，這個原初地位本然地處於完美及時間點層級的頂端；在這個概念中曾經聚集了一切歷史的、非典型的及反自然的事物可能包含的負面性質。從畢夏開始，仰賴著一個終於概念化的對於死亡的感知，退化逐步獲得正向內容。處於兩種意涵的交界上，郭維薩藉由以下的事實來界定器質性疾病：「任何器官或任何活的固態器質（solide vivant），在其整體或一部分，相較其自然狀態，出現了相當程度的退化，以至於它原本

18. 　布馮（Buffon），〈自然史〉（Histoire naturelle），見《布馮全集》（Œuvres complètes），巴黎，1848，卷三，頁311。

輕易、規律、恆常的行動，以一種明顯並永久的方式受到損害或干擾。」[19] 這是一個將所有可能的解剖學上的、及功能性的病變形式都囊括在內的廣泛定義；這仍然是一個負向的定義，因為退化只是相對於一種自然狀態所得出的差距：然而，這同時也是一個已經允許朝正向分析跨出第一步的定義，因為郭維薩用「紋理組織病變」、對稱性的變異及「物理及化學性質」上的改變來指明退化的各種形式[20]。如此，退化被理解為由病理現象特殊座標點坐落其上而支撐、描繪出的外部曲線；同時，這也是對於精細的病理現象結構的閱讀原理。

在一個高度概括性的框架內，究竟應把退化概念應用於何處，一直存在著爭議。在一篇關於器質性疾病的論文中，馬棠（Martin）[21] 將僅發生在生理組織的形狀或內部結構上的變化，即名副其實的退化，與（無論是已知或新類型的）生理組織的增生相對照。區維葉[xii] 同樣也對於退化一詞過於模糊的用法提出批評，他反而想將這個詞彙保留給令有機體生成不同於健康狀態下的生理組織的失調活動；這些通常表現出「肥油狀、淺灰色質地」的組織，可以在腫瘤、造成器官損害的不規則增生團塊、潰瘍或瘺管（fistules）裡看見[22]。對雷奈克來說，我們可以在兩種明確的情況裡談到退化：當一種生理組織病變為另一種有機體內既有、但形式與空間位置相異的生理組織（軟骨骨質變性、肝臟脂肪變性）；當生理組織呈現出原先模式所無的紋理和組態（淋巴腺或肺部腺細胞的結核變性、卵巢或睪丸的硬腫瘤退化）[23]。不過，無論如何，生理組織的病理堆疊不能稱之為退化。硬腦膜明顯

增厚並不總是骨化；在解剖學的檢查中，有可能從一側分離蛛網膜的薄片，另一側分離硬腦膜：此時我們看到了在兩層膜之間的生理組織，但它不是其中任何一種膜的退化演變。只有涉及一個發生在生理組織質地內部的過程，才可被稱為退化；退化是生理組織演變自身所具有的病理面向。只有當一生理組織作為生理組織而罹患疾病時，才能說它退化。

這種生理組織的疾病可以透過三項指標來說明其特性。它不是一種單純的墜落，也不是任意的偏離：它遵循著一定的法則：「自然在建構和毀滅存有時，皆必須遵從固定規則。」[24] 因此，有機循法性（la

19. 郭維薩（Corvisart），《論心臟及主要血管之疾病與器官病損》（*Essai sur les maladies et lisions organiques du cœur*），頁636-637。

20. 如前引，頁636，註1。

21. 參見《醫學公報》（*Bulletin des Sciences médicales*），1810，卷五。

22. 區維葉（J. Cruveilhier），《論病理解剖學》（*Essai sur l'anatomie pathologique*），巴黎，1816，卷一，頁75-76。

23. 雷奈克（R. Laennec），《醫學科學詞典》（*Dictionnaire des Sciences médicales*），「退化」（Dégénération）詞條，1814，卷八，頁201-207。

24. 雷奈克（R. Laennec），《病理解剖學新論》（*Traité inédit d'anatomie pathologique*），導論及第一章，頁52。

légalité organique）不單單只是一個不穩定的和脆弱的過程；它還是一個可逆的結構，這個結構中的各個時刻開闢出一條必經的道路：「生命之現象遵循法則，即使它們在發生病變時依舊如此。」[25] 這一條路上標示著組織程度越來越弱的病理形貌；第一種是形態上的走樣（不規則的骨化）；接著，是器官內部的分化（肝硬化、肺部肝樣變）；最後，是生理組織內聚性的消失：當它發炎時，動脈細胞壁「可以有如脂肪般的被切開」[26]，而在同樣情況下，肝臟組織很容易就可撕裂。最嚴重時，解體的情況到了自毀的程度，就如同在結核性退化中，細胞核的潰瘍不僅導致腺細胞的毀滅，而且也導致結核本身的毀滅。因此，退化並非返回無機；或毋寧說，退化只有在必然地朝死亡邁進的情況下，始可謂返回無機。構成退化特徵的解體，並不是非器質性的、而是非活體的解體，是生命正在自我消除的過程：「我們應把凡聽任其自行發展，將造成肺臟逐步解體，導致病變、最終造成死亡的病損，稱為肺結核。」[27] 這就是為什麼有一種退化形式與生命始終不離，並終其一生界定著生命與死亡的對抗：「將我們器官上所發生的病變及病損視作器官本身的作用，這是一個絕大多數的作者都不屑一顧的想法。」[28] 耗損是有機活動無法抹除的時間向度：它度量了生理組織光是為了執行功能及遭逢能「戰勝它們抵抗」的「大量外部作用因子」，就足以令自己發生解體的無聲工作。死亡，從運作的第一刻起，在與外界的第一次對抗中，便開始逐漸顯露它的迫近：它不僅僅以可能發生的意外事故的形式來暗示自己；它更與生命，與生命的運

動與時間，一起織成同時建構生命又毀滅生命的唯一軸線。

變性，是在生命原理的層次上與生命形影不離的死亡必然性，是疾病最普遍的可能性。現在，這個概念與解剖病理學方法之間的連結是顯而易見的。在解剖學的感知中，死亡是一種俯瞰的視角，自此，疾病曾對著真相開顯；生命－疾病－死亡的三位一體連結成一個三角形，並以死亡為其頂峰；感知唯有在觀看時對死亡投注注意力，才能在一種統一性中同時掌握生命與疾病。在感知到的結構中，我們可以看到相同的、但以鏡像顛倒的方式呈現的模態：生命帶著其實際的期程，以及作為偏離生命的可能性的疾病，都在被深埋的死亡之處找到

25. 莒樸伊特龍（G. Dupuytren），《就職論文：關於解剖學之若干》（*Dissertation inaugurale sur quelques points d'anatomie*），巴黎，共和十二年，頁21。

26. 拉勒孟（F. Lallemand），《腦部解剖病理學研究》（*Recherches anatomo-pathologiques sur l'encéphale*），巴黎，1820，卷一，頁88-89。

27. 拜勒（G.-L. Bayle），《肺結核研究》（*Recherches sur la phtisie pulmonaire*），頁5。

28. 郭維薩（Corvisart），《論心臟及主要血管之疾病與器官病損》（*Essai sur les maladies et les lésions organiques du cœur et des gros vaisseaux*），初論（Discours préliminaire），第三版，巴黎，1818，頁XVII。

它們的源頭；死亡從下面號令它們的存在。在解剖學的注視中以回溯的方式述說著疾病真相的死亡，預先讓疾病的實際形式成為可能。

幾個世紀以來，醫學一直在尋找可能清楚界定疾病與生命之間關係的連結模式。唯有第三項的介入，才能為二者的相遇、共存及相互影響，賦予一個同時在概念的可能性上及被感知的完整性上得以被確立的形式；這第三項便是死亡。以死亡為基礎，疾病在一個與有機體的空間相重疊的空間中具體成形；疾病依循著有機體空間的線條及劃分方式；疾病根據它的一般幾何來安排；疾病同樣也會順著它的特殊條件而轉向。從死亡被放在一種技術及概念工具（organon）的位置的這一刻開始[xiii]，疾病便得以同時被空間化與被個體化。空間和個體，兩個相連的結構，必然衍生自一種懷著死亡的感知。

在其深層運動中，疾病沿著生理組織晦暗不明卻必然的反應途徑發展。但那可見的疾病體，那原本可讓臨床醫生的目光一覽無遺地看見疾病、不再有任何祕密的病理現象所形成的整體（意即，此疾病體可透過徵兆而被辨識[xiv]，亦可在症狀中被解讀，且症狀所構成的全體完整無餘地界定了疾病的本質），如今安在[xv]？這整套言語難道不會因此而被減輕其獨有的份量，而淪落為既無語法結構、亦無語義必然性的一系列表面事件嗎？藉著規定疾病在身體的封閉世界內行走的無聲路徑，病理解剖學削弱了臨床症狀的重要性，並以一種更為複雜的經驗來取代仰賴可見物的方法論（la méthodologie du visible），在這種經驗中，真相唯有通過沉沉死氣、通過剖開屍體的暴力，也就是通過一

些令活的意涵淡出、以便讓位給一種團塊幾何學[xvi]的形式，才能走出它那無法接近的保留地。

症狀和徵兆之間的關係出現新的翻轉。在臨床醫學中，徵兆在最初的形式下，本質上與症狀並無不同[29]。當時，疾病的任何表現都可以在未進行根本修改的情況下獲得徵兆的意涵，只要對情況充分掌握的醫學閱讀，能夠將之定位在疾病的時序總體裡。在這套觀點下，每一個症狀都是潛在的徵兆，而徵兆只不過是一種已讀取的症狀。現在，在臨床解剖的感知中，症狀可以完全保持沉默，而人們過往相信症狀所具備的意義核心，實際上並不存在。什麼樣的可見症狀可以明確地指出肺結核呢？既不是出現在慢性黏膜炎病例中、卻不見於結核病患者的呼吸困難；也不是亦出現在肺炎中、但在肺結核的情況裡並非總會出現的咳嗽；也不是常見於胸膜炎、但在結核病中通常是晚期才發作的潮熱[30]。症狀之瘖啞（mutisme）可以被繞開，但並沒有被克服。正是徵兆扮演了這個繞道而行的角色：徵兆不再是說著話的症

---

29. 參見本書頁124-125。

30. 拜勒（G.-L. Bayle），《肺結核研究》（*Recherches sur la phtisie pulmonaire*），頁5-14。

狀（symptôme parlant），而是在症狀當中言語根本闕如的情況下，以自身來取而代之。拜勒在1810年不得不逐一否認所有的肺結核徵候學指標：因為沒有一個是明顯或確定的。九年後，雷奈克在對一名他認為患有肺部黏膜炎及膽汁型發燒的病人進行聽診時，他感覺就在一塊大約一平方英寸的小小表面上聽到了直接出自胸腔的聲音。這或許是肺部發生損傷、像是肺部開了一個口的結果。他在大約二十來個結核病患者身上發現了同樣的現象；然後，他將這個現象與一種可在胸膜炎患者身上觀察到的頗為相似的現象區分開來：它的聲音似乎也是從胸部發出，但比一般的聲音更尖銳；它聽起來清亮而顫抖[31]。因此，雷奈克認為「胸鳴音」是肺結核唯一能確診為肺結核的特徵徵兆，而「羊鳴音」則是胸膜積液的徵兆。我們可以看到，相較於不過幾年前臨床方法所賦予它的結構，在臨床解剖的經驗當中，徵兆所具有的結構已全然不同。就齊默曼[xvii]或皮內爾的感知而言，在疾病的表現上，若是徵兆所分布的表面範圍越大，那麼它也就越具說服力、也越為確定：如此，發燒便是重要的症狀，因此也就是最確定、最接近根本的徵兆，藉著它，我們能夠辨認出一系列可被恰當地稱為「發燒」的疾病。現在，對於雷奈克而言，徵兆的意涵與症狀的延伸範圍不再相關：徵兆的邊緣、侷限及幾乎察覺不到的特性，讓它得以迂迴的方式穿越疾病的可見實體（由一般性的與不確定的元素組成）[xviii]，並且一舉觸及疾病的本質。基於相同的事實，徵兆擺脫了在純粹臨床感知中所具有的統計結構：過去，為了使徵兆得以提供確定性，徵兆必須

成為一收斂序列中的一部分，它曾是攜帶真相的整體的隨機配置；現在，徵兆獨自說著話，而它所宣告的內容是毋庸置疑的：咳嗽、慢性發燒、虛弱、咳痰、咯血，它們讓罹患肺結核的可能性越來越高，但最終仍無法百分之百的確定；然而光憑著胸鳴音，肺結核便可以被指認無誤。最後，臨床徵兆在過去指向疾病本身；臨床解剖徵兆則指向病損；而今，當某些生理組織的病變為好幾種疾病所共有時，揭露這些病變的徵兆，對於失調的本質卻是無能置喙的：例如，我們可以注意到肺部的肝樣變，但是指出它的徵兆並不能說明是由哪一種疾病所引起[32]。因此，徵兆只能指向病變現況，而從來無法指向病理本質。

因此，在臨床的世界裡，隨著它從最初的形式、轉換到受到解剖學方法改變之後的樣態，意義性感知（perception significative）在知識論上是有所不同的。這樣的差別甚至可以在畢夏之前與之後的醫師們量脈搏的不同方式上感受到。對莫女黑[xix]而言，脈搏是徵兆，因為脈搏

31. 雷奈克（Laennec），《間接聽診論》（*Traité de l'auscultation médiate*），巴黎，1819，卷一。

32. 修梅爾（A.-F. Chomel），《普通病理學要義》（*Éléments de pathologie générale*），巴黎，1817，頁522-523。

是症狀，也就是說，因為脈搏是疾病的自然表現，以及它與疾病的本質全然相通。是以，「飽滿、強勁、有彈力」的脈搏表示血液過剩、脈動強烈、血管系統充血，這讓人做出嚴重出血的預判。脈搏「就其成因，關乎整部機器之構成，以及其最重要與最廣泛的功能；藉由巧妙掌握並闡明其特徵，它可揭露整個人的內部狀況」；拜它之賜，「醫生加入了至高存有（Être Suprême）之科學之列」[33]。透過頭部、胸部和腹部三種脈搏的區分，博爾德（Bordeu）並沒有改變脈搏的感知形式。它依舊涉及閱讀出疾病演變過程中的某種病理狀態，並且預判其具有最高機率的可能發展方向；例如，單純的胸部脈搏呈現出柔軟、飽滿、膨脹的感覺；脈動平均但具波動性，形成一種雙重波浪，「帶著一種輕鬆、一種柔軟及一種輕微的振盪力，不致使這種脈搏與其他種類的脈搏相混淆。」[34] 這種脈搏宣告了胸部這一區積液的排除[xx]。另一方面，郭維薩為病人把脈時，他並不是為了探問疾病的症狀，而是為了查探病變之徵兆。脈搏的柔軟或飽滿性質，不再具有表達的意涵；不過，臨床解剖經驗在脈相與每一種病損類型之間建立起一對一的關係對應表：脈搏強、硬、振動及頻繁，出現在無併發症的主動型動脈瘤中；脈搏軟、慢、規律、易於遏制，則發生在單純的被動型動脈瘤中；不規律、不平均、波動的脈搏，是永久性的血管狹窄；間歇性、間隔不規律的脈搏，則是暫時性的血管狹窄；微弱、幾乎感覺不到的脈搏出現在血管硬化、骨質化及軟化的情況裡；脈搏快、頻繁、失控並且如同痙攣，代表一處或多處心肌纖維束斷裂[35]。它不再

是類似於至高存有之科學的科學，並以自然運動之規律為依歸，而是一門列出一些徵兆特徵感知描述的科學。

徵兆不再說疾病的自然言語；它只能從醫學探查所提出的質問中取得形式及價值。因此，徵兆在醫學探查下被索求、甚至幾乎被它製造的情況，也就宛如順水推舟。它不再是來自疾病的自發性陳述；而是在研究行動與罹病的有機體之間被誘發的交會點。這就解釋了為什麼郭維薩能夠在沒有遇到重大理論問題的情況下，重啟奧恩布魯格（Auenbrugger）相對古老並被遺忘的發現。此一發現是建立在獲得的病理學知識基礎上：許多肺部疾病會使胸腔所容納的空氣量減少；這個現象也可藉由一個簡單的已知經驗而獲得解釋：當敲擊桶子時，隨著聲音變得較不響亮，可指出桶內被填滿的高度；最後，這一點也透

33. 莫女黑（Menuret），《脈搏新論》（*Nouveau traité du pouls*），阿姆斯特丹，1768，頁IX-X。

34. 博爾德（Bordeu），《脈搏研究》（*Recherches sur le pouls*），巴黎，1771，卷一，頁30-31。

35. 郭維薩（Corvisart），《論心臟及主要血管之疾病與器官病損》（*Essai sur les maladies et les lésions organiques, du cœur et des gros vaisseaux*），頁397-398。

過在屍體上進行的實驗獲得證明：「如果在一具軀體上透過注射將液體灌入胸腔的發聲腔室，那麼在胸部被灌滿的這一側，聲音將隨著注入液體所達高度而變得暗沉。」[36]

十八世紀末的臨床醫學會忽視這項技術並不讓人意外，因為它在沒有症狀之處以人為的方式讓徵兆浮現，並在疾病沒有自發說話時央求給出一個回應；這樣的臨床無論是在閱讀或治療疾病時，都抱持著觀望態度。然而，從病理解剖學規定臨床必須就器質的厚度質問身體、並且讓原本只在深層出現的東西浮上表面的那一刻開始，一種以人為技術當場捕獲病損的想法再度獲得了科學根據。重返奧恩布魯格如同重返莫爾加尼，可在同一種結構的重組中獲得解釋。如果疾病只不過是由許多症狀所編織成的情節，那麼敲擊的方法就沒什麼道理可言；但如果病人跟被注射的屍體、半滿的桶子沒什麼兩樣，那麼敲擊就成為必要。

確立這些人為的或自然的徵兆，也就是將一整套解剖病理學的定位網絡（絡是將一整套解剖病理兆，在被製造管狹）拋擲到身體上：如同用虛線描繪出未來進行屍檢時的樣貌。因此，要處理的問題是如何使在深處層層堆疊的東西浮上表面；徵候學不再是一種**閱讀**，而是一整套讓**投射的病理解剖學**得以建構的技術。過往，臨床醫生的目光投注在病理事件的接連發生，及這些事件發生的特定時間段落上；觀看必須同時是共時和歷時的，但無論如何，它本來就受制於時間：它**分析一個序列**。臨床解剖醫生的注視則必須**標定一個體積**；它將處理

醫學史上首度出現的三維的空間與料的複雜性。當過去的臨床經驗隱含著需建構一種可見及可讀的混合情節時，新的徵候學則要求一種感官的三角測量，與之搭配的各種地圖集，以及在此之前被排除不用的醫學技術：在視覺之外，再加上聽覺及觸覺。

十多個世紀以來，醫生們畢竟也曾嘗尿診斷。直到非常晚近，他們才開始碰觸、拍打及細聽。這是因為道德禁忌總算在啟蒙運動的進展之下被解除了嗎？如果這個解釋真的成立的話，我們將會難以理解何以郭維薩在第一帝國時期[xxi]重新發明了觸診，以及為何雷奈克在復辟時期[xxii]便首度附耳傾聽女性的胸口。只有在知識論的需求先形成之後，道德上的障礙才被感受到；科學上的必要性，使禁忌以禁忌的樣貌現身：知識發明了祕密[xxiii]。為了探究血液循環的力道，齊默曼便已經期盼著「醫生能夠擁有將手直接放在胸口上進行這方面觀察的自由」；但他觀察到「我們過度講究的風俗阻止我們這麼做，特別是

36. 奧恩布魯格（Auenbrugger），《識別胸腔內部疾病的新方法》（*Nouvelle méthode pour reconnaître les maladies internes de la poitrine*），法譯本，郭維薩（Corvisart）譯，巴黎，1808。

針對女性。」[37] 杜布勒（Double）在1811年批評這種「虛假的謙虛」及這種「過度的矜持」，這並不是因為他認為類似的行為應該毫無保留地受到允許；而是因為「這種檢查完全可以隔著襯衣進行，而與任何端莊的要求沒有絲毫的衝突」[38]。被視為必要的道德屏障將成為一種技術中介。受到它自己激起及發現的禁忌所強化的**求知慾**（libido sciendi），透過讓禁忌更加高高在上的方式轉變了禁忌；它賦予禁忌科學及社會的正當化解釋，將之列為必然，以便佯裝禁忌與倫理無關，並在禁忌的基礎上，建立起超越禁忌、卻同時維持禁忌的結構。如此，阻礙碰觸的不再是羞恥，而是骯髒及貧困；不再是純真，而是身體的不光采。直接接觸的聽診「對醫生及病人而言皆是不方便的；光是讓人噁心這一點，便使它在醫院裡幾乎無法實施；對於大多數女性來說，它幾乎連提出都不可能，甚至在一些女性身上，乳房的尺寸便導致採行它的一道身體障礙。」聽診器量測出轉化成噁心的禁忌，及一種物質性的障礙：「1816年一位年輕的女患者向我問診，她呈現出一些心臟疾病的症狀，由於她體態豐腴，使用觸摸及敲擊等方法皆效果不彰。患者的年齡及性別禁止我採用剛才所說的方式檢查（耳朵貼著心前區），我開始想起一個眾所周知的聲學現象：如果我們將耳朵貼著木樑的一頭，我們就能清楚聽到另一頭釘上一根大頭針的聲音。」[39] 聽診器，這段被固化的距離，沿著一個半觸覺、半聽覺的軸線，傳達出藏在深處、不可見的事件。身體外部的工具性中介，授權了一種拿捏適當道德距離的後退；對於身體碰觸的禁止使得在可見平

面下方深處所發生事物的虛擬圖像得以確立。對隱匿之物而言，羞恥所拉開的遙遠，是一道投影的屏幕。我們所**不可見**之物，在觀者與**不應見**之物的距離中現身。

　　如此裝備起的醫學觀看所涵蓋的範圍，超過了「觀看」這個單一詞彙所表達的內容。它將不同的感官場域集中在單一的結構中。看－觸－聽的三位一體界定了一種感知模態，在其中不可及的病痛由許多參照標記進行追蹤，在深處被測量，並且被拉到表面，又虛擬地投射在分散於屍體內各處的器官上。「看一眼」（coup d'œil）已經成為讓不可見內容可在空間中被定位的一種複雜的組織活動。每個感官器官皆承擔部分的工具性功能。眼睛所具有的功能肯定不是最重要的；除了「皮膚的生理組織和最外層的膜」之外，視覺還能涵蓋些什麼呢？觸摸可以發現內臟腫瘤、硬腫瘤團塊、卵巢腫大、心臟肥大；至於耳朵，它會感知到「骨頭碎片的碎裂音、動脈瘤的沙沙聲，以及透過敲

37.　齊默曼（Zimmermann），《醫學經驗論》（*Traité de l'expérience en médecine*），1774，卷二，頁8。

38.　杜布勒（F.-J. Double），《一般徵候學》（*Séméiologie générale*）。

39.　雷奈克（Laennec），《間接聽診論》（*Traité de l'auscultation médiate*），卷一，頁7-8。

擊所聽到的胸腔與腹腔或多或少清晰的聲音」[40]；醫學觀看自此被賦予一種多重感官結構。這樣的觀看觸摸、聆聽，並且附加地、而非出自本質或必然地，看見。

為此，我破一次例，引用一位醫學史學家所說的話：「只要透過耳朵或手指，我們就可以在活體上辨識出在屍體上要透過解剖而獲知的事情，如此，疾病之描述以及隨之而來的治療便步入了一條全新的道路。」[41]

但但不應因此而錯失了最重要的事。觸覺及聽覺的面向並非純粹而簡單地添加到視覺的領域中。對於解剖臨床感知至關重要的感官三角測量，依舊是由可見事物所主導[xxiv]：首先，因為這種多重感官感知只是一種預告了屍檢所代表的觀看將勝出的方式；耳朵和手只是替代性質的臨時器官，等待著死亡將可見的明亮存在歸還給真相；它所涉及的是一種在**生命**中的定位標記，也就是在**幽暗**中的定位標記，以便指出在死亡的白光灼灼之下事物可能的樣子。尤其是解剖學所發現的病變攸關器官或其生理組織的「形態、大小、位置及方向」[42]：亦即本就隸屬於觀看的空間資訊。當雷奈克談到結構病變時，他所講的從來都不是超出可見範圍的東西，甚至也不是一種敏銳的觸摸可感的東西，而總是關於連續性的斷裂、體液的堆積、異常增生、或者是由生理組織發腫或發紅所呈現出來的炎症[43]。無論如何，絕對的邊界、感知探索的最深處，總是被至少是虛擬的、呈現清晰可見性的平面圖所

描繪。「這是他們為自己而畫的圖像」畢夏在談到解剖學家們時這麼說，「而不是他們所學的東西。他們仰賴於看，更勝於沉思。」[44] 當郭維薩聽到一顆運作不佳的心臟時，當雷奈克聽到一個尖銳的顫抖著的聲音時，祕密地縈繞他們的聽覺，並且驅動著它超越自身的觀看，讓他們看見了心臟肥大和積液。

因此，自從病理解剖學發現以來，醫學觀看被分成兩個部分：一個是局部的、限定範圍的，與觸覺和聽覺毗鄰的觀看，僅涵蓋感官場域之一，而且僅觸及可見的表層。但是，還有一種絕對的、主導並為

40. 修梅爾（A.-F. Chomel），《普通病理學要義》（*Éléments de pathologie générale*），巴黎，1817，頁30-31。

41. 達宏貝（Ch. Daremberg），《醫學科學史》（*Histoire des sciences médicales*），巴黎，1870，卷二，頁1066。

42. 畢夏（X. Bichat），〈論德梭〉（Essai sur Desault），收入《德梭之外科手術全集》（*Œuvres chirurgicales de Desault*），1798，卷一，頁10、11。

43. 雷奈克（R. Laennec），《醫學科學詞典》（*Dictionnaire des Sciences médicales*），「病理解剖學」（Anatomie pathologique）詞條，卷二，頁52。

44. 畢夏，如前引，頁11。

所有感知經驗奠定基礎的、全然整合的觀看。正是它在一個至高統一性上將為分屬眼、耳、觸覺的較低層次的感官結構起來。當醫生觀察時，所有的感官敞開，但另一隻眼睛落在事物之根本可見性上，並且穿越了那些個別感官必得與之迂迴的生命一目了然的與料，他不耍詭計、直接了當地求教於死亡之明白堅實。

　　這個主導著臨床解剖學及源於它的整個醫學的、同時包含感知和知識論屬性的結構，就是**不可見的可見**（invisible visibilité）的結構。按天性實為眼睛所生的真相，因受遮蔽而不為它所見；但那原本試圖躲避眼睛的東西，卻恰好暗地裡揭示了真相。知識以一種層層包裹的戲法自我開展；被隱藏的元素以被隱藏內容的形式與節奏出現，這使得**透明甚至成為面紗的本性**[45]：解剖學家的目標的「達成，就在那些覆蓋著我們身體各部位的不透明包膜，在他們熟練的眼中成為不過是一張揭露整體及各部位關係的透明面紗時。」[46] 個別的感官隔著這些包膜窺伺著，試圖繞開它們或抬起它們；感官活力無窮的好奇心發明了千百種方式，乃至於忝不知恥地利用羞恥來查探（聽診器即其見證）。然而，知識的絕對之眼，將嘶啞或尖銳的聲音、耳鳴、心悸、粗糙及柔軟的皮膚、喊叫等沒收充公，並重建在它所見的線條、面積及體積的幾何學中。可見性擁有無上權柄。這個無上權柄再將死亡的力量結合進來，而變得更加無敵。這進行隱藏又包裹的東西，這道遮蔽真相的幽暗簾幕，很弔詭的就是生命；相反地，死亡將身體的黑暗軀殼開敞在光天化日之下：晦暗的生命，透澈的死亡，西方世界最古

老的想像的價值在此交錯為奇特的逆向，然而這個正是病理解剖學的方向，如果我們同意將病理解剖學視為一個如同——為什麼不呢——火葬文化轉變為土葬文化相同等級的文明事實。十九世紀的醫學一直被這隻絕對之眼所糾纏著，這隻眼使生命屍體化，並且在屍體中重新找到被斷絕了的生命的纖細葉脈。

在過去，醫生藉著不死的偉大神話，或至少是界線逐步後退的存活期限與死亡連結[47]。現在，這些守護人們生命的人們，透過觀看細膩而嚴謹的形式與他們的死亡連結。

然而，這種將病痛投射在絕對可見性平面圖上的做法，卻給了醫學經驗一個阻擋它繼續延伸的不透明的底部。凡是不符合觀看尺度

45. 這種結構並非出現在十九世紀初，情況遠非如此；大體說來，從十八世紀中葉開始，它在歐洲主導了知識的以及情色（érotisme）的形式，並持續到十九世紀末為止。我們稍後會再予以探究。

46. 畢夏，如前引，頁11。

47. 這樣的看法直到十八世紀末依舊可見，參照相關文獻，例如胡菲藍（Hufeland），《長壽或延長壽命之道》（*Makrobiotik oder der Kunst das Leben tu verlangern*），耶拿（léna），1796。

者，都落在可能獲得的知識的領域之外。這是為什麼若干早年為醫生普遍使用的科學技術後來受到棄置。畢夏甚至拒絕使用顯微鏡：「當我們在晦暗中觀看，每個人都以自己的方式看。」[48] 病理解剖學唯一認可的可見性類型，是日常觀看所定義的類型：這是一種合法的可見性（visibilité de droit），它將一種不透明的透明包裹在一種暫時性的不可見之中，而不是（如在顯微鏡檢查中）在某個時段內，由人工方法放大的觀看技術所強迫揭露的那種自然的不可見（invisibilité de nature）[xxv]。以一種在我們看來奇怪、但在結構上卻是必要的方式，病理組織分析在很長一段時間裡，就連最古老的光學儀器也略而不用。

更具代表性意涵的，是對於化學的拒絕。以拉瓦錫的方式所進行的分析曾經被視為新解剖學所要仿效的知識論模型[49]，但這樣的分析並沒有發揮在技術上延伸解剖學觀看的作用。在十八世紀的醫學中，曾經出現過許多實驗性的想法；當人們想知道伴隨炎症的發燒現象到底是由什麼引起的時候，他們採行血液分析：人們比較血栓團塊與「從中分離出的淋巴液」的平均重量；人們對於患者與健康受試者身上所發現的固態及揮發性鹽、油及土進行蒸餾與質量測量[50]。到了十九世紀初，這種實驗儀器消失了，唯一出現的技術問題是，在屍體剖開後，患有炎症型發燒的患者是否帶著可見的病變。「為了描述一個病損的特徵」雷奈克解釋道，「通常描述其外貌的或可感的特性，並指出它在發展上和結局方面所依循的過程便足夠了」；至多，我們可以使用某些「化學試劑」，前提是它們必須非常簡單，並且只是為

了「促使若干物質特性得以顯現」：如此，我們可以加熱肝臟，或者在我們不知道退化是脂肪性還是白蛋白質性的情況下，在該處淋上酸液[51]。

觀看的目光獨自主宰著整個可能獲得的知識場域；在不可見結構上探究度量、成分及組成方面問題的技術性介入則被排除在外。分析並非無特定限制地持續深入探究最細微的模態，一直到無機物模態為止；在這個方向上，分析很快就會牴觸到觀看為它劃定的絕對界線，並在此，目光做了九十度大轉彎，以橫向的方式朝個別性質的差異化滑動。在可見將要消解為不可見的這條界線上，即在可見消逝的這道

48.　畢夏（X. Bichat），《膜論》（*Traité des membranes*），巴黎，共和八年，頁321。

49.　參見本書第八章。

50.　這些都是索瓦濟書中所引述的，由朗格利緒（Langrish）及達伯爾（Tabor）所做的實驗，參見索瓦濟（Sauvages），《疾病學方法》（*Nosologie méthodique*），卷二，頁331-333。

51.　雷奈克（R. Laennec），《病理解剖學新論》（*Traité inédit d'anatomie pathologique*），郭赫尼勒（V. Cornil）出版，巴黎，1884，導論及第一章，頁16-17。

分水嶺上，獨特性開始展現。一種關於個體的論述再次成為可能，或毋寧說，再次成為必要，因為這是觀看不自我放棄，不在它可能繳械投降的經驗樣貌中自我廢除的唯一方式。可見性原理的關聯項，為鑑別病例的閱讀原理。

這種閱讀所涉及的過程與最初形式下的臨床經驗非常不同。過去，分析方法在考量「病例」時，只專注於它作為一種語義載體的功能；透過病例出於其中的共存形式或序列形式，病例得以將自身之中因為偶然或變項緣故而可能含帶的東西去掉；唯有令非本質的部分消除之後，病例的可讀結構才浮現出來。就臨床是發端於個別性的磨除的角度而言，臨床曾經是一門病例的科學。而在解剖學方法中，個別性感知透過一種空間格狀定位的方式表現出來，由此而成為最精細、最具差異化，弔詭地最向偶發性開放、卻又最具說明性的結構。雷奈克觀察一位呈現出心臟病特性症狀的女性：臉色蒼白並浮腫、嘴唇發紫、下肢浸潤、呼吸短促、氣喘吁吁、陣咳、無法仰臥睡覺。屍體解剖顯示出肺結核伴隨著硬化的空洞、結核中心發黃、周邊則呈現灰色及透明狀。心臟幾乎接近原本的自然狀態（除了右心房擴大得非常厲害）。但左肺透過沾黏索帶連附在胸膜上，並在此處出現不規則和收斂的條紋；肺部頂部有相當寬且相互交錯的片狀發展[52]。肺結核病損的這種特殊形態解釋了呼吸何以不順、有點窒息，以及循環狀態的惡化，這些加總起來在臨床診斷圖表上呈現為心臟疾病的明確樣貌。臨床解剖方法把一種恆常的個別微調的可能整合到疾病結構當

中。當然，這種可能存在於早先的醫學中；但是當時這樣的可能，僅在病人氣質這樣的抽象形式下被思考，或是被視為來自環境的影響，抑或是來自企圖從外部改變病理類型的治療性干預。在解剖學的感知中，疾病發生時總會帶著某種「偏移」；疾病從一開始，在症狀插入（insertion）身體上、發展路徑、發作強度及進展加速等各方面，本就具有自由度，因此而刻劃出疾病之個別樣貌。這種個別樣貌並不是添加在病理偏差上的偏差；疾病本身就是一種在其本質的偏離屬性內的永恆偏離。只存在個別的疾病：這不是因為個體對自己的疾病產生反應，而是因為疾病的行動本來就全然在個別性的形式中推展。

據此，醫學言語發生了新的轉向。其中所涉及的不再是藉著一對一對應，將可見的提升為可讀的，並透過一套編碼言語之普遍性質，讓它過渡到意義的（significatif）；反而是要讓詞語經過某種質性的精煉，讓它們總是更為具體、更能指陳個別特色、更細緻地被形塑；重視顏色、厚實性、「紋理」（grain），偏好尺度上的隱喻（大如……、具有……之大小）；注意簡單操作（撕、壓、按）的難易程

52.　雷奈克（Laennec），《間接聽診論》（*Traité de l'auscultation médiate*），
　　巴黎，1819，卷一，頁72-76。

度；跨感官特性的描繪（光滑、油膩、凹凸）；從事實徵比較，並與日常或正常狀態進行參照（顏色比在自然狀態下更深、「介於以手指觸壓半充氣的潮濕膀胱的觸感，與肺部生理組織處於健康狀態下的自然捻髮音[xxvi]」之間的中間性感覺）[53]。其所涉及的不再是讓某種感知區段與語義項目產生關聯性，而是將言語完全轉向到另一個區域，其中被感知內容因其獨特性可能超乎詞語形式所能掌握，在無法被說的情況下，最終變得不可感知。以至於發現不再意味著在一種無序狀態之下閱讀出基本的連貫性，而是要讓這道言語的浪花線（ligne d序狀態之下不規則和收斂的條紋邊則呈）打向更遠，使其侵蝕這片猶向感知清晰度敞開、但卻已對日常言語封閉的沙灘。將言語引入這片薄暮之境之境，在那裡，觀看尚無詞語。這是一項既艱鉅又細膩的工作：這項讓東西被看見的工作，如同在一團模糊的硬腫瘤團塊中，雷奈克讓醫學感知史上第一個肝硬化的肝臟被清楚看到。這文本非凡的形式美，在單一運動中，將一種傾全力去感知自身風格探究的言語的內部勞動，與征服迄今猶未被感知到的病態個體性之行動連結起來：「縮小到其原本體積三分之一的肝臟，可謂躲藏在它所在的區位；它的外表略帶乳頭狀突起且中空，呈黃灰色；切開後，顯露出全由許多圓形或卵形小顆粒組成，大小介乎小米及大麻籽之間。這些顆粒彼此易於區別，它們之間幾乎沒有任何間隔，以至於當中僅可找到些微肝臟生理組織的殘餘；它們的顏色是淺黃褐色、或是某些地方呈現偏墨綠的赭黃色；它們的生理組織相當溼潤且不透明，觸摸時感覺鬆散而非柔

軟，若用手指擠壓顆粒，只有一小部分被壓垮，其餘部分在觸碰時予人軟皮革之感。」[54]

可見的不可見（界域）的（弔詭）圖像組織了病理解剖的感知。但是，我們可依據一種可逆的結構來看見它。這裡涉及的**可見**，指的是在解剖學目光強勢回歸之前，被活生生的個體性、症狀的交錯、以及器質的深度等因素，在事實上及某段時間之內令其成為不可見的**可見**。不過，它同時也涉及到個體細微差異所導致的**不可見**，即使對於像卡巴尼斯這種等級的臨床醫生來說[55]，要釐清它似乎也是不可能的，但在一種銳利的、耐心的及齧蝕的言語的努力之下，這樣的不可見最終將可達成對所有人而言皆為可見的共通明晰。語言和死亡在這個經驗的各個層面上、並沿著它的整個厚度，發揮著作用，以便在最終呈現給科學感知，這個長久以來對它而言始終停留在可見的不可見界域中的事物——禁忌及迫近的祕密：關於個體的知識[xxvii]。

53. 如前引，頁249。

54. 如前引，頁368。

55. 參見前文。

個體並非生命自我呈現最初始及最敏銳的形式。只有歷經一個漫長的空間化運動，個體才終於能夠成為知識的對象；在此空間化運動中，決定性的工具是對言語的某種運用，以及對於死亡的艱難的概念化。當柏格森（Bergson）排拒空間，而試圖在時間中，在一種內在的、靜默的掌握中，在一種朝向不朽的瘋狂奔馳中，尋找思考活生生的個體性的條件時，他走上了完全相反的錯誤道路。一個世紀前，畢夏已經為我們上了更嚴酷的一堂課。當死亡在言語中找到了其概念之所在，禁止針對個體進行科學論述的古老亞里士多德律令便被解除了：於是空間便向目光敞開個體的差異化形式。

　　根據歷史對應的順序，將死亡引入知識的做法由來已久：十八世紀末，一個自文藝復興以來一直停留在陰影中的主題終於得以重見光明。在生命中看見死亡，在生命的變動中見其不動，在生命時間的終點看見一個無數生命開始竄動的逆反時間的開端，這就是坎波桑托（Campo Santo）壁畫[xxviii]中所呈現的經驗的規則，壁畫在被湮沒了四百年後，才在上個世紀重新被發掘。總之，畢夏不就是那位把情色無可避免的高峰——死亡——一舉帶進最富論述性的言語中之人的同代人嗎？在這個巧合中，知識及情欲再一次暴露出它們的深層親緣性。在十八世紀最後的幾年中，這樣的歸屬讓言語無止盡重新開始的任務踏進了死亡的領域。在十八世紀最後的幾年，這種歸屬讓死亡朝向言語之任務及無止盡的重新開始敞開。十九世紀將帶著執念談論死亡：哥雅（Goya）野蠻及閹割的死亡，傑利柯（Géricault）可見

的、充滿肌力的、雕塑般的死亡，德拉克羅瓦（Delacroix）烽火下肉感十足的死亡，拉馬丁（Lamartine）筆下被水淹沒的死亡，波德萊爾（Baudelaire）筆下的死亡。對生命的認識，僅發生在一種殘忍的、化約的、已然如地獄陰森的知識裡，它只欲求生命的死亡。這個包覆、輕撫、仔細打量、解剖最具個體性的肉體、又揭示它祕密傷痕的觀看目光，正是這種定住不動的、全神貫注的、有點擴大的觀看目光，已經從死亡的高度，已經對生命進行了宣判。

但是，在生命中對死亡的感知，在十九世紀與在文藝復興時期有著不同的功能。在文藝復興時期，它帶著化約的意涵：命運、財富及條件的差異被它一視同仁的動作抹去；它永劫不復地將每一個人拉向所有的人；在生命的反面，骷髏之舞象徵著某些種類的一視同仁的狂歡慶典；死亡無懈可擊地彌補了命運。現在，它反而構成了獨特性；在死亡之中，個人擺脫所有單調的生命及它們的齊平，而回歸了自己；在死亡緩慢的、一半在檯面下進行的、但已然可見的步步趨近中，沉悶的共通生命最終成為了獨特的個體；一個黑圈隔開了他，賦予了他自身真相的風格。終極病態（Morbide）的重要性就在於此。死亡之舞曾經暗示著人一旦跨越了它的門檻，將獲得一種對於死亡的同質感知。**終極病態**則授權了一種纖細的感知，讓生命可以在死亡中找到它最具差異化的樣貌。病態是生命**稀罕化**的形式；這一方面意味著生命的存在在死亡的空無中消耗乾涸、筋疲力竭；但同樣地，在另一個意義上來說，存在在其中獲得它奇特的體積，不可化約為一致性、

慣例，或既定的必然性；它絕對的稀有為它界定了一個**獨一無二**的體積。這便是肺結核擁有之特權：從前，人們在集體受嚴重懲罰的背景下感染痲瘋病；而在這種推促事物加速發生、並洩露它們的發燒中，當十九世紀的人成為肺病患者時，同時也成就了他無可告人的祕密。這就是為什麼胸部的疾病與相思病有著完全相同的屬性：它們是激情，是死亡賦予了一副不可替換的面容的生命。

死死亡已經離開它往昔悲劇性的天空；而今，它成為人類的抒情核心：他不可見的真相，他可見的祕密。

i.　　羅德勒（Johann Georg Roederer, 1726-1763），德國醫生、產科醫生。

ii.　　瓦格勒（Carl Gottlieb Wagler, 1731-1778），德國醫生。

iii.　　張力（tonicité）指在神經系統作用的基礎上，肌肉持續及不自主的緊張狀
　　　態。

iv.　　參見第八章，頁254-255。

v.　　席登漢（Thomas Sydenham, 1624-1689），英國醫生。1676年出版《臨床觀
　　　察》（*Observationes Medicae*），成為往後兩個世紀的醫學標準教材，被視
　　　為英國醫學的奠基者。

vi.　　因為疾病的入侵，生命變得失序，而同時疾病趁亂取得其自身壯大擴張上的
　　　有序的資源。

vii.　　博爾德（Théophile de Bordeu, 1722-1776），法國醫生、生機論哲學家。

viii.　　巴戴茲（Paul-Joseph Barthez, 1734-1806），法國醫生、生機論哲學家。

ix.　　體液病理學說（humorisme）是起源於古希臘的醫學理論，認為人體是由血
　　　液、黏液、黃膽汁和黑膽汁等四種體液（humeurs）所構成，而一切疾病都
　　　源自體液失衡；固體病理學說（solidisme）則將疾病歸因於身體中固體方面
　　　（solides）的病變。

x.　　此處談的就是兩段前所說的疾病兩種看待方式的差異：在自然中的疾病與在
　　　生命中的疾病。

xi.　　布馮伯爵（comte de Buffon, 1707-1788），法國自然學家、數學家、生物學
　　　家、哲學家，主要著作《自然史》（*Histoire naturelle*）分十卷，於1749至

1763年間陸續出版。

xii.　區維葉（Jean Cruveilhier, 1791-1874），法國醫生、外科醫生、解剖病理學家。

xiii.　參見第八章，頁273。傅柯提到：「正是藉著它（死亡）在時間上的中斷效應，它弔詭地成為我們得以將疾病延續的時間整合到被解剖身體之不動空間中的工具。」他接著說：「生命、疾病及死亡現在形成了一種技術上及概念上的三位一體。」

xiv.　參見第六章關於徵兆與症狀的討論，頁174，其中傅柯說：「它無法讓我們認識什麼；充其量，我們可以透過它逐漸勾勒出一種辨認。」

xv.　這句話要問的是：現在，在懷著死亡的感知方式之下，過去臨床時期對於疾病的看待方式要怎麼看待呢？

xvi.　解剖前的臨床透過症狀乃至於徵兆來閱讀疾病及其意涵；解剖病理時期則直接透過解剖深入團塊（masses）裡頭。

xvii.　齊默曼（Johann Georg Zimmermann, 1728-1795），瑞士醫生。

xviii.　也就是指疾病是一組可見症狀之集合，這些症狀是一般性的，其與疾病的關係是不確定的。

xix.　莫女黑（Jean-Joseph Menuret, 1739-1815），法國醫生。

xx.　在此évacuation暫譯為排除，無法確切的譯出。不過，以原句搜尋，此處所描述的是胸膜炎結束時的脈象，參見《醫學辭典》（*Dictionaire des sciences médicales*, Paris, 1820），頁452。

xxi.　法國第一帝國時期第一階段從1804年拿破崙稱帝開始，直到1814年他退位而結束，第二階段開始於1815年3月，拿破崙短暫重掌大權，於6月滑鐵盧一役戰敗後結束，拿破崙再度流放。這段歷史也稱百日王朝（Cent-Jours）。

xxii.　復辟時期從1814年拿破崙退位、波旁王朝復辟開始，結束於1830年七月革命

之發生。其中，1815年短暫受百日王朝中斷數月。

xxiii.　傅柯的意思是讓接觸式的診斷遲遲沒有出現，原因不在道德上的禁忌，而在於醫學上根本沒有這樣的需要，一直到這種需求產生後，才發現會跟社會習俗有所扞格。所以下文，他再說「求知欲激起及發現的禁忌」。

xxiv.　理解上要注意區分作為這種醫學注視構成部分的諸感官與這種醫學注視本質上的視覺性。

xxv.　合法的可見性是臨床認可的注視方式所對應的注視目標：不可見的可見，也就是說在自然上可見，只是被遮蔽；而自然的不可見所指的是不受臨床認可的注視方式，所對應的注視目標在自然上是不可見的。

xxvi.　crépitation指「針對某些骨骼、肌肉等疾病進行觸診時所感受的兼具觸覺、聽覺的感受。」參見《法蘭西學院辭典》（http://www.cnrtl.fr/definition/crépitation）。針對crépitation，一般翻譯為碎裂音或捻髮音，沒有表現出觸覺部分，在此暫譯為「捻髮音、觸感」。

xxvii.　深藏在身體內的疾病是「不可見的可見」，這個可見性最終要透過死亡及語言來開解（開釋），但是在達到這可見性之前，讓一切真相大白之前，由於種種因素（疾病的個體性、症狀的交疊⋯⋯），這可見性被掩埋，而變成了「不可見的可見」。而去除、拆解掉一切障蔽及交雜之後，最終顯現出的是關於疾病的個別知識，也就是每一個疾病都是個別的。附帶一提，傅柯在本章中兩次提到「可逆的結構」這樣的說法，根據這兩處用法，他似乎用réversible指涉事物的一種有跡可循的演變過程，強調的是只要我們掌握了其軌跡（及其種種因素），便能掌握其變化，而並沒有特別著重在從A到B、從B到A這樣意義的可逆性。

xxviii.　坎波桑托（Campo Santo）坐落於義大利比薩市奇蹟廣場（Piazza del），《死亡的勝利》（Le Triomphe de la mort），一般認為由布法勒馬科

（Buonamico Buffalmacco）繪於十四世紀中葉前後。

\

第十章

發燒危機

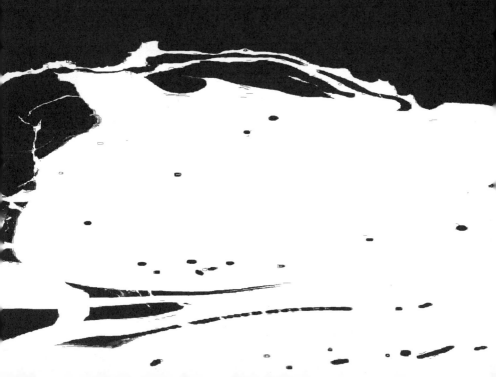

本章將探討臨床解剖感知找到其均衡形式的最後一段過程。如果我們任憑事件的種種細節吸引我們的注意力，那麼本章篇幅可能會很冗長：在將近二十五年間（從1808年《慢性發炎史》〔*Histoire des phlegmasies chroniques*〕的出版，到1832年關於霍亂的討論接棒為止），本質性發燒理論（fièvres essentielles）及布魯塞（Broussais）對此理論所提出的批評，在醫學研究中占據了相當大的篇幅；毫無疑問的，這超出一項原本在觀察層次便可快速獲得解決的問題所應該引發的程度；但是，當人們對於事實的看法一致，卻掀起如此多的爭議，如此難以達成共識，且爭論時大量挪用外於病理學領域的論點，凡此種種，表明了這是一場根本立場的對峙，是兩種毫不相容的醫學經驗類型之間最後一場（最激烈、也最混亂的）衝突。

由畢夏及其首批追隨者所建構的方法留下了兩個待解決的問題系列。

第一個系列關乎疾病之存有本身，及其與病損現象之關係。當我們看到漿液積液、退化的肝臟、穿孔的肺，我們所看到的是否就是胸膜炎、肝硬化、肺結核本身，並直抵它們的病理根本？病損是否為疾病原始、三維的形式，如此疾病的存有即具有了空間屬性？或者我們應該立刻將它定位在一個緊鄰於上的層次，即近因的範疇，或者是緊鄰於下的層次，即作為一個仍被隱藏的過程最初可見的顯現？我們很清楚──雖是後見之明──臨床解剖感知的邏輯會限定哪一種答案：但是對於那些在醫學史上首次鍛鍊這種感知的人來說，事情並非那麼

一目了然。波提（Petit）對於腸系膜發燒的理解完全建立在病理解剖的觀察之上，他認為在伴隨所謂無力症型或共濟失調型發燒而出現的腸部病損中，他並沒有發現疾病之本質，亦無其最終真相；它所涉及的只是疾病的「部位」，而對於醫學知識而言，這種地理位置的確定，並沒有像「將不同疾病區分開來、並使其真正特性被得知的症狀一般整體」來得那麼重要：乃至於當治療若以腸部病損為目標，而不是依循著症狀學的指示來給予整腸藥時，它便誤入了歧途[1]。「部位」只是疾病在空間上的插入；而是其他的病態表現才指出了疾病的本質。疾病的本質仍然是使病因與症狀關聯起來的大前提，從而將病損推入偶然的範圍；對生理組織或器官的侵襲，僅指出疾病登陸的點，疾病將於此展開它的拓殖活動的區域：「在肺部肝樣變和引發它的原因之間，發生了我們不清楚的事情；所有我們在解剖屍體時發現的病損皆係如此；它們遠非我們觀察到的所有現象的第一因，它們本身就是我們器官隱密行動中某個特殊紊亂的結果；然而，我們所有的調查方式無法觸及這種最終的作用。」[2] 隨著病理解剖學更善於確認疾病部

1.　　波提（M.-A. Petit），《論腸系膜發燒》（*Traité de la fièvre entéro-mésentérique*），巴黎，1812，頁147-148。

2.　　修梅爾（A.-F. Chomel），《普通病理學要義》（*Éléments de pathologie générale*），巴黎，1817，頁523。

位，疾病似乎也更加退縮到難以觸及的過程的深處。

還有另一個問題系列：所有的疾病都有其病損對應方嗎？為疾病確立部位的可能性是病理學的一般原則，或是只適用於一組特定的病態現象？在這種情況下，在我們進入病理解剖領域之前，可以以疾病分類這一類型的分類方法（機體障礙—非機體障礙），作為疾病研究的起點嗎？畢夏肯定無病損疾病的存在，但他處理的方式幾乎只是略去不提：「剔除某些發燒及神經疾病的類型：那麼幾乎所有都屬於這門科學的領域」（指病理解剖學）[3]。而從一開始，雷奈克便承認疾病區分為「兩大類：一種是那些在一個或多個器官中帶有明顯病損的疾病：這些是多年以來我們以機體疾病的名稱所指稱的那些疾病；另一種是那些不會在身體的任何部位留下持續性病變，並且我們可以將疾病的源頭歸諸於它的疾病：它們是那些通常被稱為神經疾病的疾病。」[4] 在雷奈克寫這篇文章的時候（1812年），他對於發燒還沒有採取明確的立場：他仍然很接近那些定位論者（localisateurs），不過不久後他將與他們分道揚鑣。在同一個時期，拜勒並不將**機體性疾病**與**神經性疾病**加以區別，而是與**生機性疾病**（vital）區分，並且將機體病變、即固體部位的缺陷（例如腫瘤）與生機失調、即「生機特質或功能方面的病變」（疼痛、發熱、脈搏加快）相對立；這兩類可以同時發生，例如在肺結核的情況下[5]。區維葉（Cruveilhier）不久之後，在一種較為複雜的形式下重新提出這種分類：包括機體的、簡單與機械性的病損（骨折），原發機體性、後發生機性的病損（出血）；原

發生機性複加機體性的病損，可能是深層的（慢性發炎）或是表層的（急性發炎）；最後，是沒有任何病損的生機性疾病（神經官能症及發燒）[6]。

　　儘管人們說整個疾病分類學領域依舊臣屬於病理解剖學，而生機類疾病只能以負向方式、藉由無法找到病損來證明，然而，單是在這樣迂迴之中，我們再次見到了疾病分類分析的形式。因為是它的類種——而不是它的部位，也不是它的原因——決定了疾病的屬性；甚至，有或無一個可定位的病灶（foyer localisable）也被此一決定的預先形式所規定了。在這樣的觀點下，病損不是疾病，而只是與無載體疾病區別開來的類別特徵所顯露出來的諸多表現中的第一個[i]。解剖病理學家的關注弔詭的為分類思維重新注入了活力。皮內爾著作的意義及

3.　畢夏（X. Bichat），《普通解剖學》（*Anatomie générale*），卷一，頁 XCVIII。

4.　雷奈克（R. Laennec），《醫學科學詞典》（*Dictionnaire des Sciences médicales*），「病理解剖學」（Anatomie pathologique）詞條，卷二，頁 47。

5.　拜勒（Bayle），第二篇「病理解剖學」（Anatomie pathologique）詞條，參見前引書，頁62。

6.　區維葉（J. Cruveilhier），《論病理解剖學》（*Essai sur l'anatomie pathologique*），巴黎，1816，卷一，頁21-24。

其令人玩味的名聲正源於此。在索瓦濟的傳統下、在蒙佩利爾及巴黎接受醫學教育，並受到較為晚近的克倫[ii]的影響，皮內爾的思想具有分類的結構；不幸中之幸，在他思想發展的時代，疾病分類學所處理的實際內容先後被臨床議題及臨床解剖方法所搶走，不過卻同時帶來了短暫的交互強化效果：我們前面曾討論過，分類的概念如何與某種單純的症狀觀察相關[7]，而臨床解讀如何隱含著一種本質閱讀[8]；現在，我們看到病理解剖學是如何自發地遵循某種疾病分類學的形式。但事實上，皮內爾整部著作的力量來自這相互強化的任何一方：在他的方法上，臨床或病損解剖只是次要的；在根本上，這個方法所做的是根據一種真實但抽象的連貫性，將暫時性的結構組織起來──透過這些結構，臨床觀看或病理解剖感知可以在既存的疾病分類學中獲得它們的支持或暫時的平衡。在所有受到舊學派薰陶的醫生當中，沒有人比皮內爾更敏於接受、且歡迎醫學經驗的新形式；他很樂意擔任臨床教授，也未曾太多猶豫，便讓屍檢可被實行；但是他所感受到的只是一些反覆的效果，在新結構產生的時候，他只依循著得自於舊結構的原則果[9]：值此之故，傳統疾病學不斷的獲得確認，而新經驗則事先就被框限。畢夏可能是唯一一位從一開始就理解到他的方法與疾病分類學家的方法不相容的人：「我們盡一切努力去發現自然運作的方式……對這個或那個分類，我們毋需過度重視」：沒有任何一種分類法曾經給予我們「一個關於自然運行的準確圖像」[10]。雷奈克反倒是毫不遲疑地便承認臨床解剖經驗被包含在疾病分類學所劃分的空間裡：剖開

屍體，找到病損，這是去揭露「局部性疾病當中更固定、更實證、更少變異的部分」；這也就是去區隔出「應該可彰顯它們特徵、或詳加描述的東西」；最終，這是利用疾病分類學的道理給予它最可靠的標準[11]。在這樣精神之下，聚集了忠實代表新學派的年輕世代的競爭協會（Société d'émulation）[iii]，在1809年的競賽活動中提出了著名的問答題：「那些疾病應該特別被視為機體的疾病？」[12]確實，這個問題所要問的，是本質性發燒的概念及它們的非機體性，對發燒的非機體性

7.　　參見本書第一章。

8.　　參見本書第七章。

9.　　波斯特（P. A. Prost）說道，他請「郭維薩及皮內爾等教授看一下腸部內膜（membrane interne des intestins）發炎及病變情況，對這方面他們興趣實在不高，以至於他用來向他們呈現這些情況的屍體從他們手中移開時，他們並未曾翻開腸道查看。」參見《論腸胃炎》（*Traité de choleramorbus*），1832，頁30。

10.　畢夏（X. Bichat），《描述解剖學》（*Anatomie descriptive*），卷一，頁19。

11.　雷奈克（Laennec），《間接聽診論》（*Traité de l'auscultation médiate*），〈前言〉，頁XX。

12.　在一篇獲獎的論文中，馬棠（Martin）批評對於疾病（maladie）這個術語過於簡單的用法，他希望將之限定由於組織在營養方面問題（nutrition des tissus）所引起的疾病（affections）。參見《醫學公報》（*Bulletin des Sciences médicales*），1810，卷五，頁167-188。

這一點，皮內爾始終贊同，然而就在這個確切的點上，這裡所提出的問題依舊是一個類種及分類的問題。在此時，皮內爾曾經受到許多討論；但是他的醫學並未獲得從頭到尾的重新評價。

一直要到了1816年，布魯塞才在《公認學說之考察》（*Examen de la Doctrine générale admise*）中將他八年前在《慢性發炎史》（*Histoire des phlegmasies chroniques*）中所提出的批判推到徹底的地步。出乎意料的是，竟是靠著這種明顯屬於生理學的醫學，這種如此輕易、鬆散的交感理論，以及對於刺激（irritation）概念過於一般的使用，以及由此返回到某種病理學的一元論（monisme pathologique）——接近布朗[iv]的一元論，才讓病理解剖學真正擺脫了疾病分類學家的管束，並且使得病態本質的問題意識不再附著於器質病損的感知分析。隨著時間的推移，人們很快就會遺忘，是布魯塞讓臨床解剖的經驗結構獲得平衡；人們將只記得那些反對皮內爾的猛烈抨擊，但另一方面，雷奈克卻輕易地承接著皮內爾無形的控制；人們將只記得放肆而無節制的生理學家，以及他過於倉促的一概而論傾向。不久前，善良的蒙多爾[v]在他厚道的筆鋒下，重新找回了青春期辱罵的尖酸刻薄，對著布魯塞的魂魄射去[13]。但這位不謹慎的作者，既沒閱讀布魯塞的文本，也沒有好好理解他的想法。

說明如下。

在十八世紀末及十九世紀初，精神官能症（névroses，又譯「神經症」）與本質性發燒相當廣泛地被視為不具器質機體性病損的疾病。

由於皮內爾的影響，精神及神經疾病被賦予了一個相當特殊的地位，以至於一直到拜勒在1821到1824年間的發現之前，它們的歷史與疾病機體性的討論沒什麼交集。至於各種發燒，則在超過十五年的期間內，占據了問題討論的核心。

讓我們首先回顧一下十八世紀關於發燒概念的幾個基本軸線。人們對這個詞的理解，首先是有機體對抗致病性侵襲或物質時所引發的目的性反應；在發病過程中出現的發燒逆向而行，嘗試圖力挽狂瀾：它不是疾病的徵兆，而是抵禦疾病的徵兆，是「致力排除死亡的生命之疾患」[14]。因此，狹義上來說，發燒具備有益健康的價值：它呈現出有機體「克服或去除某種帶病物質」（morbiferam aliquam materiam sive praeoccupare sive removere intendit）[15]。發燒是具有淨化意圖的排出作用：斯塔爾（Stahl）提出了詞源上的提醒：**februare**（淨化），也就

·13.　蒙多爾（H. Mondor），《莒樸伊特龍傳》（*Vie de Dupuytren*, Paris, 1945），頁176：「這個愛耍弄的醫生……自吹自擂的江湖郎中……他的詭計多端、他的忝不知恥、他的長舌好鬥、他的鬼話連篇……他招搖撞騙的厚顏。」

14.　赫爾曼・布爾哈弗（Herman Boerhaave），《精要》（*Aphorismes*）。

15.　斯塔爾（Stahl），達古梅（Dagoumer）引述，參見《發燒歷史概要》（*Précis historique de la fièvre*），巴黎，1831，頁9。

是說，借助儀式將亡者的幽魂從屋內驅除[16]。

在這種目的論的背景下，發燒的作用及機制便很容易分析。接續出現的症狀，指出發燒的不同階段：顫抖及最初的畏寒，揭露了末梢的痙攣及靠近皮膚的毛細血管中血液量的減少。脈搏加快表示心臟作出反應，讓更多的血液流回四肢；發熱實際上顯示血液循環更快，並且所有功能因此加速；相對於此，力氣按比例減少；這是何以身體感覺到虛弱及肌肉倦怠。最後，冒汗表示發燒反應達成任務，成功的清除了致病物質；但是若這種致病物質能夠及時整頓而捲土重來，便會出現間歇性的發燒現象[17]。

在醫學史上，這種明白了當地將外顯症狀與它們在有機體上的對應方連結起來的簡單解釋，具有三重重要性。一方面，對發燒一般形式所進行的分析恰恰涵蓋了局部發炎的機制；無論是發炎或發燒，都會出現血液流動的固著，及引發或多或少持久的血流淤滯現象的收縮，接著，系統會努力恢復血液循環，為達此效果，即產生血液劇烈的流動；我們將會看到「紅血球進入淋巴管」，當此為局部現象時，便會引起像是結膜充血這樣的狀況，而當此現象發生在全身時，則會產生整個有機體的發熱及躁動；如果血液流動加速，血液中最輕薄的部分便會與較重的部分分離，後者會留在毛細血管中，在其中「淋巴液將轉變成某種膠狀物質」：這是為什麼在全身發炎的情況下，呼吸道或腸道系統會有化膿的情形，如果是局部的發燒，則會出現膿腫[18]。

然而，如果發炎與發燒之間存在著功能上的一致性，這是因

為循環系統是這個作用過程的基本要素。這涉及相較於正常功能的雙重差距：首先是速度變慢，然後是亢進；首先有產生刺激作用的現象（phénomène irritant），接著出現刺激反應的現象（phénomène d'irritation）。「所有這些現象都必須從心臟及動脈被增強、可被刺激性（irritabilité）中推導出來，最終是從任何刺激作用、及受到刺激的生命對有害刺激的抵抗中推導出來。」[19]如此，其內在機制可以是作用於全身或局部的發燒，在血液中找到了機體的、且可被區隔出的載體，這讓它同時可以是局部性或全身性的，或先局部再全身。依舊是透過血液系統的擴散性刺激反應，發燒可以是整個發展過程維持在局

16. 如前引。

17. 帶著些許差異，這套發燒模式也可見於布爾哈弗（Boerhaave, *Aphorismes*, 頁563, 570, 581）、 霍夫曼（Hoffmann, *Fundamenla Medica*）、史多爾（Stoll, *Aphorismes sur la connaissance et la curation des fièvres*）、赫克薩姆（Huxham, *Essai sur les fièvres*），以及索瓦濟（Boissier de Sauvages, *Nosologie méthodique*, 卷二）。

18. 赫克薩姆（John Huxham），《論發燒》（*Essai sur les fièvres*），法譯本，巴黎，1752，頁339。

19. 史多爾（Stoll），〈發燒之認識與治療精要〉（Aphorisme sur la connaissance et la curation des fièvres），參見《醫學科學百科全書》（*Encyclopédie des Sciences médicales*），第七部，卷五，頁347。

部範圍的疾病的全身性症狀：在作用方式沒有任何調整的情況下，發燒可以是本質性的，也可以是交感性的。在這樣的圖示中，是否存在不含明確病損的本質性發燒的問題便不再成立：無論其形式、起點或顯現的表面區域為何，發燒總是具有同樣類型的機體載體。

最後，單是發熱的現象本身還遠遠不足以構成發燒運動的本質；它只是這個運動最表面、最短暫的結果；而血液的運動，這種運動所帶來或帶走的不潔物質，它導致的腫脹或滲出，才真正表明了發燒在深層屬性上究竟為何物。格里莫[vi] 對物理工具的使用提出告誡，它們「除了發燒的強度之外，絕對無法讓我們知道什麼；在實務上，知道這種差異是最不重要的事；醫生最應該用心的地方，是要在發燒的熱當中，區辨出唯有透過高度熟練的觸覺才能掌握的不同質性，但這些質性在物理學所能提供的全部工具之下逃逸、隱匿。例如這種嗆人的、具刺激性的燒熱」，予人像是「眼睛被煙燻」一樣的感覺，它宣告了病人罹患傷寒[20]。意即在熱的同質性現象之下，發燒具有不同的專屬特質，這一種實質、及差異化的堅實性，使得人們可以根據特定的形式對發燒進行劃分。因此，我們自然而然、毫無疑問地從單一的發燒轉入複數的發燒。發燒從作為共同症狀的指稱，到作為特定疾病的測定標準，這種意義上及概念層次上的滑移，在我們看來顯而易見[21]，卻因為十八世紀的醫學是透過分析的形式來解讀發燒的機制，而無法被察覺。

因此，十八世紀在一個十分同質且一致的單一「發燒」概念的名

義之下，納入了為數眾多的複數「發燒」現象。史多爾[vii]認定了十二種，此外再加上「新的及未知的」發燒。人們有時藉由解釋發燒原因的循環機制來區分它們（法蘭克〔J.-P.Franck〕分析了傳統上被稱為synoque[viii]的發炎性發燒），有時以伴隨發生的最重要的非發燒症狀來區分（斯塔爾〔Stahl〕、塞爾〔Ch.-G. Selle〕及史多爾的膽汁型發燒），有時根據發炎部位所涉及的器官來說明特殊性（巴格里維〔Baglivi〕的腸系膜熱），有時根據它所引發的排泄物來指明差異（哈勒〔Haller〕、提梭〔S. A. D. Tissot〕，以及史多爾的傷寒），最後，有時也根據它採取的形式種類及它所預定的演變情況來辨別（塞爾的惡性發燒〔fièvre maligne〕或共濟失調型發燒〔fièvre ataxique〕）。

儘管這套網絡讓我們看得眼花撩亂，但它其實是在醫學觀看改變了知識論基礎之後才變得混亂起來。

發燒的解剖學與症狀分析的初次相遇，遠早於畢夏，也遠早在波斯特[ix]最初的觀察之前。但這次的相遇純然是消極的，因為解剖方法放棄了自己的權利，不再想為特定的發燒疾病指定一個明確的部位。在

20.　格里莫（Grimaud），《論發燒》（*Traité des fièvres*），蒙佩利爾，1791，卷一，頁89。

21.　布優（Bouillaud）所提出的精闢分析，出自《論所謂本質性發燒》（*Traité des fièvres dites essentielles*），巴黎，1826，頁8。

他的《論疾病部位及病因》第四十九篇中，莫爾加尼說到，在解剖曾出現嚴重發燒症狀的病患屍體時，並未發現「什麼⋯⋯其嚴重性或激烈程度能與之相應者；讓發燒致命者經常是隱藏的。」[22] 單憑它們的症狀、而無須努力進行定位的發燒分析便成為可能、甚至是必要的：為了給各種發燒的形式提供結構，必須要以一個只涉及徵兆及其意涵的劃分空間，取代機體性的體積。

皮內爾著手推動的秩序重整，不僅循著他自己的疾病分類學解讀方法的路線來進行；它也完全符合病理解剖學最初的形式所界定的劃分方式：不含病損的發燒是本質性的；有局部性病損的發燒是交感性的。這些原發性形式（formes idiopathiques）[x] 以其外在表現為特徵，揭示了「常見的特性，如食慾不佳及消化不良，影響血液循環，中斷某些分泌，睡眠障礙，思考活動的過度或不足，對某些感官功能產生干擾、甚至是使它們暫停，每種疾病形式並透過它特有的方式阻礙肌肉運動。」[23] 但症狀的多樣性也讓不同疾病類種的閱讀成為可能：一種發炎型或血管收縮型的形式「外部表現出輕微發炎或血管緊縮的徵兆」（這種形式在青春期、懷孕初期及飲酒過量之後常見）；一種「腦膜—胃」（méningo-gastrique）的形式，帶有神經方面的症狀，但還有其他更原始的形式，其「對應於上腹部區域」，並且無論是哪種情況下都伴隨著胃部的不適；一種腺瘤—腦膜的（adéno-méningée）形式，「其症狀表現出腸道黏膜的輕微發炎」；這特別容易發生在淋巴型體質的人、女性及老年人的身上；一種無力症的形式，「特別外顯

為極度虛弱及全身肌肉無力」；這可能是由於潮濕、不潔，經常造訪醫院、監獄及階梯教室，營養不良以及性生活過度；最後，共濟失調型或惡性發燒的特徵是「亢奮與耗弱交替發生，伴隨最獨特的神經異常」：我們發現它具有與無力症發熱幾乎相同的先行因素[24]。

正是在這種詳盡列舉說明的原則當中，存在著弔詭。在全身的形式下，發燒的特徵僅透過其效果來展現；人們斬斷了發燒所有的機體性基礎（substrat organique）；而皮內爾在談論關於發燒這一類疾病的基本徵兆或主要症狀時，甚至連熱都沒提到；但是一旦要對這種疾病本質進行區分時，劃分作用所依據的原則不是疾病類種的邏輯模態，而是身體的機體空間性：血管、胃、腸黏膜、肌肉或神經系統等，輪流被召喚來當作症狀未定型多樣性的連貫點。如果它們能夠被組織

22.　莫爾加尼（Morgagni），《疾病的部位與病因》（De sedibus el causis moborum），第四十九篇，第五款。（譯按：原引文為拉丁文：vix quidquam⋯ quod earum gravitati aut impetui responderet；usque adeo id saepe latet per quod faber interficiunt。本譯文參考M. A. Desormeaux與J. P. Destouet，法譯本，Sur le siège et les causes des maladies，巴黎，1823，卷八，頁13）

23.　皮內爾（Ph. Pinel），《疾病哲學分類學》（Nosographie philosophique），第五版，1813，卷一，頁320。

24.　如前引，頁9-10、323-324。

成不同疾病類種，那並不是因為它們屬於**本質性的表現**，而是因為它們是**局部性的徵兆**。除了將症狀予以定位這樣的可能性之外，發燒的本質性原理並沒有其他具體及特定的內容。從索瓦濟的「疾病學」（Nosologie）到皮內爾的「疾病分類學」（Nosographie），模態被顛倒過來：在前者之中，疾病的局部性表現總是帶著一種可能的一般性；在後者之中，一般性的結構本身便內含著一種局部化之必要[xi]。

在這樣的條件下，我們可以理解為何皮內爾會認為他可將羅德勒及瓦格勒的發現納入自己的發燒症狀學分析中：在1783年，他們已經指出黏膜發燒總是伴隨著消化道內部及外部的發炎狀況[25]。我們也能夠了解皮內爾何以接受了波斯特所做的屍檢結果，其顯現出明確的腸部病損；但是我們也明白為什麼他不自己來看這些病損[26]：在局部性徵兆所回歸的不是疾病之部位而是其本質（essence）的這種症狀學中，對他而言，病損（在空間中）的定位是出於其自身的，只不過它只是次要的現象。我們終於理解為什麼皮內爾的擁護者會把他視為第一位定位論者：「他一點也沒將自己侷限在對事物進行分類：我們可以這麼說，他致力於定位每個疾病，或者是為之指定一個特定的位置，也就是說確立其原初存在的地點，而讓這門直到目前為止都有著太濃厚形上學色彩的科學得以物質化。這種想法明顯地表現在加諸發燒上的各項新命名，他繼續認為這些發燒屬於本質性的，有如要向這些一直到現在都具主導性的觀念致上最後的敬意，但他也為每一種發燒指定一個特殊的部位，例如出現在腸道的某些部位的特定刺激中的

膽汁型及黏液型發燒。」[27]

事實上，皮內爾所定位的並不是疾病而是徵兆：它們所被附加上的局部性，並不指涉一種區域性根源，一個疾病可能自此誕生、並取得其形式的原初地點；這種局部性只能幫助疾病的辨認，即疾病藉此記號作為彰顯本質特徵的症狀。在這些情況下，需要建立的因果及時間關係不是從病損到疾病，而是從疾病到病損，也就是病損作為疾病的後果，以及它或許偏好的表達方式。當修梅爾在1820年將布魯塞所發現的腸道潰瘍分析成「發燒之結果而不是原因」的時候，他依舊謹守著皮內爾《疾病分類學》的主張：這些潰瘍不是出現得相對較晚嗎（一直要到發病的第十天，當腹脹、右腹部敏感及血便透露出它們的存在時）？相較於腸道垂直及向上的部分，這些潰瘍不是遠為頻繁地出現在已受到疾病刺激的物質停留時間最長的腸道部位（迴腸末端、盲腸和升結腸）及在腸道傾斜的段落嗎[28]？如此，疾病將自己置放在

25. 羅德勒（Roederer）及瓦格勒（Wagler），《論黏膜病》（*Tractatus de morbo mucoso*），哥廷根，1783。（譯按：參見第九章）

26. 皮內爾，如前引，頁247，註釋3。

27. 希旭弘（Richerand），《外科手術史》（*Histoire de la chirurgie*），巴黎，1825，頁250。

28. 修梅爾（A.-F. Chomel），《論本質性形貌的存在》（*De l'existence des figures essentielles*），巴黎，1820，頁10-12。

有機體內，在當中錨定一些局部性的徵兆，把自己散布在身體的這種次要性空間中；但其本質性結構仍舊是先決的。機體空間備有對應此結構的參照；機體空間表徵出（signaler）這個結構，沒有決定它。

1816年出版的布魯塞《公認學說之考察》深入探究了皮內爾學說的根基，以一種驚人的理論清晰度駁斥了他的所有公設。但是，自《慢性發炎史》起，人們迄今以為完美相容的認識立場就陷入了兩難的境地：發燒要不是原發性的、要不就是可定位的；任何在定位上的成功將使發燒失去其本質性的地位。

毫無疑問，當波斯特依據「致使發燒現象產生的患病器官」或是生理組織的「病變型態」來說明不同的發燒現象時，這種邏輯上已內含在臨床解剖經驗中的不相容性便已經被隱隱表露出來，或者至少受到懷疑[29]；此外，當黑卡密耶[xii]和他的學生研究傳說可以讓人致富的疾病——腦膜炎——時，也指出「這類發燒鮮少是本質性的疾病，它們甚至可能始終都取決於一種腦部疾病，如發炎、漿液積聚。」[30]但是，布魯塞之所以能夠將這些早期的探索轉變成針對所有發燒現象的系統性解釋，無疑是因為他所穿越的醫學經驗場域同時具有多樣性及連貫性。

布魯塞在大革命前夕接受十八世紀醫學的訓練，在海軍擔任醫官期間見識到了醫院醫學及手術施行方面所遭遇到的問題，接下來他成為皮內爾及新成立的衛生學院（École de Santé）臨床醫生的學生，修過畢夏的課，並跟隨引領他踏入病理解剖學的郭維薩做臨床實

習，隨後他重返軍旅，並跟隨著軍隊從烏德勒茲（Utrecht）到梅因茲（Mayence）、從波西米到達爾馬提亞（Dalmatie），如同他的老師蝶居內特[xiii]一樣，從事比較醫學疾病分類學，並大量運用屍檢方法。他對於所有這些在十八世紀末並存的各種醫學經驗都很熟悉；因此，我們並不驚訝，他可以從這個經驗整體及它們多重的交會線中，得出應可賦予個別部分意義及結論的根本見解。布魯塞只是所有這些經驗的匯聚點，是它們整體模態所形塑出的個別形式。他自己其實也清楚這一點，他談及自己的經驗時說，「這位觀察敏銳的醫生，他不會蔑視其他人的經驗，但是他想要透過自己的經驗來確認……我們這些醫學院能夠擺脫了舊體系的枷鎖，同時避免了新體系的汙染，它們在這幾年來，已經訓練出能夠為這門再度陷入蹣跚的治療技藝堅定其步伐的人。他們散布在同胞之間，或者隨我們的軍隊遠行到四面八方，他們觀察著，他們沉思著……毫無疑問，有一天，他們會讓自己的聲音被

29. 波斯特（Prost），《解剖及觀察之光照下身體之醫學》（*La médecine des corps éclairée par l'ouverture et l'observation*），巴黎，共和十二年，卷一，頁XXII，XXIII。

30. 丹·德·拉沃提（P.-A. Dan de La Vautrie），《論特別作為腦部發炎結果之中風》（*Dissertation sur l'apoplexie considérée spécialement comme l'effet d'une phlegmasie de la substance cérébrale*），巴黎，1807。

聽見。」[31] 1808年布魯塞從達爾馬提亞返回法國，出版了他的《慢性發炎史》。

這遽然重返將發燒與發炎視為同一病理過程的前臨床思維。可是，在十八世紀時，二者的等同讓疾病屬全身性或部位性的區分成為次要，但在布魯塞這裡，這樣的等同是畢夏生理組織原理的自然結果，意即，須在機體表面找到侵襲點的自然結果。（根據畢夏）每一種生理組織都有自己的病變模式：因此，若要研究我們稱為發燒的這種現象，就必須在有機體表面的層次上進行發炎形式的分析。如此，在滿布毛細血管的生理組織（如軟腦膜或肺葉）中，發炎現象導致體溫急遽升高、神經功能運作的改變、分泌受到干擾，以及可能出現肌肉的失調（躁動、收縮）；毛細血管較少的生理組織（薄膜）會呈現類似的問題但程度較輕微；最後，淋巴管的發炎引起營養及漿液分泌上的干擾[32]。

在這種全面並跟畢夏的分析非常接近的說明方式的基礎上，發燒的世界奇特地變得簡單起來。現在，肺部裡只能找到對應於第一類發炎的炎症（黏膜炎與肺炎），來自第二類的炎症（胸膜炎），最後是源於淋巴管發炎的炎症（結核性肺炎）。在消化系統方面，黏膜炎可以發生在胃部（胃炎）或腸部（腸炎、腹膜炎）。至於它們的演變，則循著生理組織的蔓延邏輯而趨同：如血液型發炎，當它持續一段時間，總是擴散到淋巴管；這就是為什麼呼吸系統發炎「最後總會導致肺結核」的原因[33]；至於腸道發炎，它們經常轉變成腹膜炎潰瘍。根

源同質、而終結形式趨同，發炎只介於這二者之間增生為各式各樣的症狀。透過交感的方式，它們擴散到新的區塊及生理組織上：有時它是沿著有機體生命的上下游關係來擴展（如此，腸黏膜發炎可以影響膽汁、尿液分泌，讓皮膚上出現斑點或口腔中出現灰黃舌苔）；有時它們接連侵襲關係功能[xiv]（頭痛、肌肉疼痛、眩暈、嗜睡、譫妄）。如此，症狀學上的所有變化都可以從這種一般化（généralisation）中產生。

這裡存在一種畢夏的方法已授權、但尚未被清楚闡明的重要概念轉換：即局部性疾病透過一般化（se généraliser）而造成各個疾病類種的個別症狀；但是，從它最初的地理性形式來看，發燒只不過是一個具有一般性病理結構的局部性的個體化現象[xv]。換句話說，特定的症狀（無論是神經的或是肝臟的）並不是一個局部徵兆；相反地，它是一種一般化指標；這只不過是發炎之一般性症狀需要找到一個清楚坐落的侵襲點。畢夏始終念念不忘要為一般性疾病奠定機體方面的基礎：這是何以他進行機體普遍性（universalités organiques）的研究。布魯塞

31. 布魯塞（F.-J. Broussais），《慢性發炎史》（*Histoire des phlegmasies chroniques*），卷二，頁3-4。

32. 如前引，卷一，頁55-56。

33. 如前引，卷一，〈前言〉，頁XIV。

拆解了特殊症狀─局部病損、一般症狀─全身病變的對偶組合,讓這些項目交錯,並指陳特殊症狀下的全身病變,及一般症狀下的局部病損。從此以後,定位化之機體空間真正獨立於疾病分類學模態的空間:後者依附在前者之上,亦步亦趨的根據前者來調整其價值,以一種反向投影(projection inversée)的方式回返前者[xvi]。

然而,發炎是什麼呢?是一種具有一般性結構但總是需要某個局部侵襲點的過程嗎?過往的症狀分析以腫塊、發紅、發熱及疼痛來指出它的特徵;但這些症狀並不符合發炎在生理組織上呈現的形式;膜的發炎沒有疼痛、沒有發熱,甚至不會發紅。發炎並不是一種徵兆之群集(constellation):它是在生理組織裡發展的一個過程:「任何機體運動的局部性增強,當其作用足以干擾功能的和諧,並破壞相關部位生理組織時,皆須被視為發炎。」[34] 因此,這涉及一種一種在層面上及時序上具有兩種不同的病理層的現:首先是功能性的侵襲,然後是組織紋理上的侵襲。發炎具有生理上的實在性,其解剖上的解組狀態可被預見,讓發炎可以被眼睛所見。這說明了一種生理醫學(médecine physiologique)的必要性,「觀察生命,不是抽象的生命,而是器官的生命及器官內部,並關聯上所有可以對它們產生某種影響的因子」[35];只要「所有器官所扮演的整體作用及其間的各種交感所獲致的理解還很有限」時[36],那麼將病理解剖學單純的視為對無生命軀體進行檢查的看法本身就是不足的。

為了要偵測出這種首要的及基本的功能障礙,觀看必須學會不受

病損部位的羈絆，因為儘管疾病總有其可定位的原初生根處，病損部位卻並非一開始就能確定；我們所該做的，正是藉著功能障礙及它們的症狀，在病損出現之前先確認疾病的機體根源何在。在此，症狀學重新找回了它的功用，不過這種功用現在完全是以病理侵襲有其定位為基礎：沿著交感作用及機體影響的路徑回溯，症狀學必須在症狀不確定範圍的網絡中，「歸納」或「演繹」──這兩者布魯塞當成同義字來用──出來生理紊亂的初始點。「只研究受到病變作用的器官而不提到疾病的症狀，就好像我們考量胃部的狀況時不理會消化功能一樣。」[37] 如此，有別於跟人們所做的一樣「在時下文章中，無度地頌揚描述方法的優點」，同時又貶抑「歸納，斥之為假定的理論、徒然的臆測性先驗體系」[38]，人們要讓症狀之觀察甚至說出病理解剖學之語言。

34.　如前引，卷一，頁6。

35.　布魯塞（F.-J.-V. Broussais），《論生理學醫師工作成果對醫學之影響》（*Sur l'influence que les travaux des médecins physiologistes ont exercée sur l'état de la médecine*），巴黎，1832，頁19-20。

36.　布魯塞（F.-J.-V. Broussais），《公認學說之考察》（*Examen de la Doctrine généralement admise*），第二版，巴黎，1821，卷二，頁647。

37.　如前引，頁671。

38.　布魯塞（F.-J.-V. Broussais），《醫學哲學探究》（*Mémoire sur la philosophie de la médecine*），巴黎，1832，頁14-15

相對於畢夏，這是醫學觀看的新的組織方式：自從《膜論》以來，可見性原理（principe de la visibilité）曾經是一項絕對的規則，局部定位只是隨之而來的後果。到了布魯塞，順序發生了翻轉；即，首先是因為疾病在本質上是局部的，因而，以一種次要的方式，疾病是可見的。特別是在《慢性發炎史》中，布魯塞承認（就在此處，他走得比認為生機疾病〔maladies vitales〕可以不留下任何痕跡的畢夏還遠）任何「病理學上的病變」皆涉及「一種在讓我們的身體回歸無機物質法則的現象層面上的特殊改變」：因此，「若有時屍體在我們看來沉默不語，那是因為我們不懂質問它們的技藝。」[39] 但是，當疾病侵襲主要是以生理學形式出現時，這些病變確實有可能幾乎無法察覺；或者，它們有可能像腸道發燒時出現在皮膚上的斑點一樣，隨著死亡而消失；無論如何，它們可能在分布範圍與可感知的程度上，與它們造成的障礙的嚴重度出現落差：事實上，重要的不是在這些病變當中呈現給**視覺**所看的東西，而是在這些病變身上被這個發展出病變的所在**地點**予以決定的東西[xvii]。藉著打破畢夏在生機或功能障礙與機體病變之間所築起的疾病分類學區隔，布魯塞根據明白的結構必然性，讓局部定位的公理優先於可見性原理。疾病在為**視覺**而存在之前，先**屬於空間**。疾病分類學最後兩個主要先驗類別的消失，為醫學開啟了一個全然屬於空間性、徹頭徹尾皆由局部性決定的探查場域。值得注意的是，醫學經驗的這種絕對空間化，並非正常與病理**解剖學**最終發生整合的結果，而是出自於為了建立病態現象的**生理學**所發動的最初努

力。

　不過，在此方面，我們必須要回溯得更遠而到這種新醫學的組成元素上頭，並提出發炎從何而來的問題。發炎是一種機體運動的局部性增強，它預設生理組織具有某種「運動的傾向」，及透過接觸這些生理組織，一個可以引發及加強機制的因子。這就是可刺激性（irritabilité），「生理組織在一個異物接觸之下所具有的運動能力……哈勒[xviii]只將這種特質歸給肌肉；但今天，人們同意這是所有生理組織的共通屬性。」[40] 我們不能將可刺激性與敏感性（sensibilité）混為一談，敏感性是「對異物所激發的運動的意識」，並且相較於可刺激性，它只是外加的及次級的現象：胚胎尚未具備敏感性，中風之後敏感性也喪失；但兩者都具有可刺激性。刺激作用的增強，是由與生理組織產生接觸的「有生命或無生命的物體或物件」[41] 所引起；因此，它們是體內或體外的因子，但無論如何都異於器官的運作；一種

39.　布魯塞（F.-J.-V. Broussais），《慢性發炎史》（*Histoire des phlegmasies ou inflammations chroniques*），卷一，〈前言〉，頁v。

40.　布魯塞（F.-J.-V. Broussais），《論刺激與瘋狂》（*De l'irritation et de la folie*），巴黎，1839年版，卷一，頁3。

41.　如前引，卷一，頁1。

生理組織的漿液對另一種生理組織而言可以是具有刺激性的，或者當它的量過多，也可能會對原本的生理組織造成刺激，同樣的，某種氣候變化或飲食方式都有可能具有刺激性。有機體只有在受到來自外部世界的擾動，或是它的功能運作或解剖學構造方面出現病變時，才會生病。「在經歷了許多擺盪之後，醫學的步伐終於踏上了唯一可以通向真相之道路：觀察人與外部變化的關係，及人體各個器官之間的關係。」[42]

藉著這種外部因子或內部變化的概念，布魯塞繞過了一個從席登漢以來，除了少數幾個例外，幾乎全面主宰醫學的想法：界定疾病原因的不可能。從這個角度來看，從索瓦濟到皮內爾的疾病分類學，皆被框限在這種否認疾病有其原因的立場中：疾病的加劇與奠基都在本質的確認中完成，各種因果系列描述，只不過是病理性質作為疾病有效動因的圖式內部的成分而已。到了布魯塞 —— 畢夏時期還沒完全獲得確立 —— 局部定位需要一種包裹式的因果圖式（schéma causal enveloppant）：疾病的所在位置，只不過是刺激性原因的勾連點，這個點的位置同時取決於生理組織的可刺激性及作用因子的刺激力量（force d'irritation）。疾病的部位空間同時且直接是一種因果空間。

於是 —— 這是1816年的重大發現 —— 疾病之*存有*消失了。作為對刺激性因子的機體反應，病理現象不再隸屬於這樣一種世界，當中疾病在其特定的結構中依照一個不可違逆的類型（type impérieux）而存在，對於疾病而言，這類型是先決的（préalable），是疾病一旦擺

脫了個別變異及非本質的偶然後，它所回歸的類型；病理現象現在落在一種機體情節裡，其中的結構是空間性的，決定是因果的，現象是解剖學及生理學的。疾病只是生理組織針對刺激性原因做出反應的某種複雜運動：這是整個病理學的本質，因為既沒有本質性疾病，也沒有疾病之本質。「所有想讓我們將疾病視為特定存有的分類法都是有缺陷的，而一個有判斷能力的精神彷彿奮不顧身的不斷尋找罹病的器官。」[43] 因此，發燒不會是本質性的：它只是「血液流動的加速……伴隨著身體發熱的升高，以及主要功能的損傷。這種身體的協調狀態總是取決於局部性刺激。」[44] 所有的發燒都消融在一種漫長的機體過程中，這樣的看法在1808年的著作中幾乎已經完整顯現[45]，1816年的著作中予以確認，並在八年後再次的在《生理醫學教本》（*Catéchisme de la Médecine physiologique*）中獲得有系統的表述。一切發端於一個單一

---

42. 如前引，〈1828年版前言〉，1839年版，卷一，頁LXV。

43. 布魯塞（F.-J.-V. Broussais），《公認學說之考察》（*Examen de la doctrine*），〈前言〉，巴黎，1816。

44. 如前引，1821年版，頁399。

45. 在1808年，布魯塞對於惡性斑疹傷寒（共濟失調性發燒）還抱持著保留態度，因為他在屍體解剖檢查中沒有發現內臟發炎的現象（《公認學說之考察》，卷二，1821年版，頁666-668）。

的、相同的胃腸部位的刺激：剛開始是簡單的發紅，然後在迴盲部位出現越來越多的深紅色斑點；這些斑點通常看起來像腫脹的斑塊，長久下來將會導致潰瘍。在這個界定了胃腸炎開端及其一般形式的病理解剖學不變情節的基礎上，各種過程將朝向多個方向分支發展：當消化道刺激的擴散方向平行延展多過於縱深的時候，就會引起大量的膽汁分泌及運動肌肉疼痛：這也就是皮內爾所說的膽汁型發燒；當發生在淋巴型體質的人身上，或當腸道充滿黏液時，胃腸炎表現出來的形式被稱為黏膜發燒；所謂的無力症發燒「只是胃腸炎嚴重到一定的程度，以至於體力減弱、意識遲鈍……舌頭變成深色，而嘴唇上則會覆蓋上一層偏黑的黏性分泌物」；當刺激透過交感而擴展到大腦的包膜時，會出現發燒的「惡性」形式[46]。通過這些及其他的分支發展，腸胃炎逐漸擴散到全身：「所有生理組織中的血液流動確實加快了；但這並不能表示導致這些現象的原因存在身體的每一部分。」[47]因此，需要取消發燒的一般性狀態的地位，而把它歸入生理病理過程，它們說明了發燒的各種表現，也讓發燒「去本質化」[48]。

這種發燒本體論之瓦解、連同它所包含的所有錯誤（在那個腦膜炎和斑疹傷寒二者的差異開始受到清楚認識的時期），是（布魯塞）分析當中最為人所知的項目。事實上，在它分析的整套架構中，這種瓦解只是一個正向、極微妙項目的負向對立面[xix]：將一套（解剖學的、尤其是生理學的）醫學方法應用在機體的罹病（la souffrance organique）上的想法：我們需要「從生理學中汲取疾病的特徵，並透

過一種富學識的分析，釐清那些罹病器官經常嘈雜不清的呼喊。」[49]
這種罹病器官的醫學包含三個階段：

> 1. 確定罹病的器官是哪一個，方法是透過表現出的
> 症狀，但前提是須認識「所有器官、作為器官間通
> 聯管道的所有生理組織，以及一器官變化時對其他
> 器官所帶來的改變」；

> 2. 從一個外部作用因子為起點，來「解釋一個器官
> 是如何成為罹病的」；考量刺激可能引起功能亢進
> 或是功能耗弱這個基本事實，並且「這兩種變化幾

46. 布魯塞（F.-J.-V. Broussais），《生理醫學教本》（*Catéchisme de la Médecine physiologiste*），巴黎，1824，頁28-30。

47. 布魯塞（F.-J.-V. Broussais），《公認學說之考察》（*Examen des doctrines*），1821年版，卷二，頁399。

48. 這句話出現在布魯塞對佛德黑（Foderé）的答覆中，出自〈若干醫學學說史〉（Histoire de quelques doctrines médicales），《醫學科學通報》（*Universal Journal of Medical Sciences*），卷二十四。

49. 布魯塞（F.-J.-V. Broussais），《公認學說之考察》（*Examen des doctrines*），1816年版，〈前言〉。

乎總是同時存在我們的身體協調中」（在寒冷的作用下，皮膚的分泌減少，而肺部的分泌增加）；

3.「指出使罹病器官痊癒必須做的事」：也就是說，消除病因（導致肺炎的寒冷），但也要去除「當原因已經停止作用後，卻並不一定會消失的效果」（在遭受肺炎侵襲的肺部中，充血狀態延續了刺激）[50]。

在對醫學「本體論」的批判中，相較於刺激的概念，機體「罹病」的概念無疑走得更遠也更深。刺激的概念仍然隱含一種抽象的概念化：對落在有機體上的目光而言，使刺激的概念能夠解釋一切的普遍性（universalité）構成了最後的抽象屏障。而器官「罹病」概念僅包含了器官與作用因子或與環境之間關係的觀念、對侵襲進行反應的觀念、功能異常運作的觀念，以及最後一點，受到侵襲的部分對其他器官所造成的干擾影響。自此，醫學觀看只將其目光放在由各種器官組合形式所佔滿的空間上。既沒有殘留也沒有偏移，疾病空間就是有機體的空間本身。感知病態某種程度也就是感知身體。

疾病醫學已經走到盡頭；繼之而起的是一種病理反應醫學，這是主宰了十九世紀的經驗結構，乃至在某個部分上主宰了二十世紀的經驗結構，因為，經由一些方法論上的調整，病原因子（agents pathogènes）醫學也將加入其中。

　　我們終於可以拋開那些讓布魯塞的忠實信徒與皮內爾最後一批追
隨者兩造之間針鋒相對的無止盡討論。波提及塞爾（Serres）對腸系膜
發燒所進行的病理解剖分析[51]，卡方[xx]在熱症狀和所謂的發燒型疾病之
間重新建立的區別[52]，拉勒孟（Lallemand）[xxi]的急性腦部疾病研究[53]，
以及最後布優（Bouillaud）專門針對「所謂的本質性發燒」所作的論
文[54]，這一切都逐漸地讓曾持續引發爭論的問題不再是問題。無止無

50.　布魯塞（F.-J.-V. Broussais），《公認學說之考察》（*Examen des
　　　doctrines*），1821年版，卷一，頁52-55。在《生理學醫生之影響》
　　　（*L'influence des médecins physiologistes*, 1832）中，布魯塞在第二、第三點
　　　指示之間添加了確定罹病器官對其他器官作用的指示。

51.　波提（M.-A. Petit）及塞爾（Serres），《論腸系膜發燒》（*Traité de la
　　　fièvre entéro-mésentérique*），巴黎，1813。

52.　卡方（Caffin），《本質性發燒析論》（*Traité analytique des fièvres
　　　essentielles*），巴黎，1811。

53.　拉勒孟（F. Lallemand），《腦部解剖病理研究》（*Recherches anatomo-
　　　pathologiques sur l'encéphale*），巴黎，1820。

54.　布優（J.-B. Bouillaud），《所謂的本質性發燒之臨床及實驗論》（*Traité
　　　clinique et expérimental des fièvres dites essentielles*），巴黎，1826。

盡的爭論終於平息。修梅爾（Chomel）在1821年宣稱存在不含病損的一般性發燒，到了1834年，他確認所有的這類發燒都具機體定位；安卓爾[xxii]在他《臨床醫學》的第一版中將發燒類別獨立成卷；在第二版中，他把它們分別歸入臟器發炎及神經中樞發炎[55]。

然而，直到臨終前，布魯塞始終遭受猛烈的抨擊；他辭世之後，對他的質疑更與日俱增。但是，情況只能是如此。布魯塞付出昂貴的代價才終於成功擺脫本質性疾病的觀念；他不得不重拾交感這個受到強烈批評的老舊概念（而且正好是病理解剖學所提出的批評）；他不得不回到哈勒的刺激概念上；他退回到讓人想起布朗的病態一元論上，並且順著他所提出的體系的邏輯，他重新納入放血的老舊療法。為了讓一種器官醫學可以不打折扣的登場，為了讓醫學感知能夠擺脫所有疾病分類學的偏見，所有這些倒退在知識論上都是有必要的。但是，正因為如此，醫學感知可能同時迷失在現象的多樣性及過程的同質性中。在能夠兼容如柳葉刀及水蛭這般殊異元素，並能提出最終處方之前，醫學感知在單調的刺激和「罹病器官的呼喊」的無窮暴烈之間擺盪。

在布魯塞同代人對他所發動的猛烈攻擊中，看起來一切都是有憑有據的。然而情況卻不盡然如此：這種總算完整確立起來、能夠操之在己的臨床解剖感知，這種他們曾經據以攻擊布魯塞的感知，他們事實上應該將之歸功於布魯賽的「生理醫學」，或者至少是這種感知最終的均衡形式應該歸功於他。在每一方面，布魯塞都跟他時代的主流

看法唱反調，然而他卻為他的時代確立了**看的方式**裡面的最後元素。從1816年以來，醫生之眼可以對準生病的有機體。現代醫學觀看所具有的歷史與具體的**先驗性**（l'a priori historique et concret）大功告成。

對這些結構加以解讀無關乎反。但是因為時至今日，仍然有醫生及其他的人相信透過撰寫傳記及給予評斷來做歷史，這裡引述一段由一位絕非無知者的醫生所寫的文字獻給他們：「《公認學說之考察》的出版是醫學大事紀將長久保存的重大事件之一……布魯塞在一八一六年為其奠定基礎的醫學革命，無疑是現代醫學所經歷過的革命當中最輝煌的一個。」[56]

55.　安卓爾（Andral），《臨床醫學》（*Clinique médicale*），巴黎，1823-1827，共四卷。一則軼事說到皮內爾在其《疾病分類學》最後一版印行時有意刪除發燒這一類，但被他的出版商阻止。

56.　布優，《所謂的本質性疾病的臨床及實驗論》（*Traité clinique et expérimental des fièvres dites essentielles*），頁13，巴黎，1826年。

i. 這句話延續著前一句話，繼續闡述在疾病分類醫學的概念下，類種才是確定
疾病根本的東西，疾病是否帶著病損，這只是疾病在分類屬性上的表現。

ii. 克倫（William Cullen, 1710-1790），蘇格蘭醫生。

iii. 十八世紀開始出現在若干城市的民間的知識性社團，集結了地方知識愛好
者，致力於不同領域的研究發展。

iv. 布朗（John Brown, 1735-1788），蘇格蘭醫生，認為疾病是身體受到刺激
（stimulation）的結果，無論是過度或不足。

v. 蒙多爾（Henri Mondor, 1885-1962），法國醫生、外科醫生、文學史家。

vi. 格里莫（Jean Charles Marguerite Guillaume de Grimaud, 1750-1789），法
國醫生、蒙佩利爾大學教授。

vii. 史多爾（Maximilian Stoll, 1742-1787），奧地利醫生、臨床醫學教授。

viii. synoque用來指稱一種原因不明而持續進行的發燒現象。

ix. 波斯特（Pierre-Antoine Prost, 1770-1832），法國醫生，曾任職於里昂主宮
醫院（Hôtel-Dieu de Lyon）。

x. 指本質性的發燒。

xi. 在索瓦濟的情況裡，疾病涉及本質，不同疾病具有不同本質，至於疾病分布
的位置則不是絕對的，所以任何疾病所顯現出的局部表現都非必然的，因此
說它們具有一般性的可能。對於皮內爾則不同，他的分類概念中已經包含了
空間化的性質。

xii. 黑卡密耶（Joseph Récamier, 1774-1852），法國醫生、外科醫生、法蘭西學
院教授。

xiii. 蝶居內特（René-Nicolas Dufriche Desgenettes, 1762-1837），法國軍醫，多次隨同拿破崙的軍隊遠征。

xiv. 關係功能（fonctions de relation）指有機體應對其環境的各種功能，基本上包含感官、運動及神經等功能。

xv. 也就是說發燒具有遍布全身的病理屬性（全身性結構），但總是從一個特定部位開始，並受到這個特定局部所形塑（個體化）。

xvi. 這句話或許可以從傅柯前文「在這些情況下，需要建立的因果及時間關係不是從病損到疾病，而是從疾病到病損，也就是病損作為疾病的後果，以及它或許偏好的表達方式」中來理解。也就是說，在隱含著疾病分類學觀念的臨床中，病損不是最重要的，而是分類下的本質性疾病類種，所以是疾病→病損。而在布魯塞這裡，臨床終於掙脫了分類的概念，情況轉為病損優先，從而說是一種方向反轉的投影。

xvii. 重要的不是發病的位置可見的東西，而是這個位置實際的作用為何。

xviii. 哈勒（Albrecht von Haller, 1708-1777），瑞士醫生、解剖學家、生理學家。

xix. 這一段要接著出現在三段之前的上文來看，傅柯提到：「我們必須要回溯得更遠而到這種新醫學的組成元素上頭……」。如此，我們更能理解傅柯為何在本段中說到「這種瓦解只是一個正向、極微妙項目的負向對立面」。

xx. 卡方（Jacques François Caffin, 1778-1854），巴黎〔醫〕學院（Faculté de Paris）醫生。

xxi. 拉勒孟（Claude François Lallemand, 1790-1854），法國外科醫生，腦部疾病研究先驅，蒙佩利爾大學醫學系外科臨床教授。

xxii. 安卓爾（Gabriel Andral, 1797-1876），法國病理學醫生，巴黎大學教授，研究血液方面疾病，被視為血液學奠基者。

結語

　　讀者方才讀完的這本書，跟其他類似的書一樣，是在十分混亂、結構極度不明確又鬆散的思想史領域中一種方法的嘗試。

　　本書所探討的歷史範圍不大，因為總的來說，它所處理的是不到半個世紀內醫學觀察及其方法的發展。不過，它所涉及的卻是一個劃下一道無可抹滅的歷史分界的時期：這是病痛、反自然、死亡，簡而言之，就是疾病的整個黑暗深處曝光的時刻，也就是說，在人體深處那可見又結實、封閉卻可及的空間中，它如同夜晚般，在被照亮的同時也被去除。曾經根本不可見之物，頃刻間，在一種表面上看來如此簡單、如此直接的運動中，便獻給注視之光亮，就像一個做得不錯的經驗活動所獲得的合理犒賞。人們有種感覺，好像幾千年來，終於擺脫了理論及綺想羈絆的醫生，第一次同意要在無偏見的目光之純粹當中，自己去探觸他們經驗的客體。然而，我們必須將這個分析顛倒過來：改變的是可見之形式（formes de visibilité）；新的醫學精神──畢夏無疑是它第一個絕對一致的見證──不該被歸諸於心理學及知識論的純粹化；它其實只不過是疾病知識論的重組，其中可見及不可見的界限依循新的構圖而劃分；病痛下方的深淵，曾是病痛本身，如今浮

現在言語之光照中——毫無疑問，這道光在同一時間也照亮了《索多瑪的一百二十天》、《朱麗葉》和《災難》ⁱ。

不過，此處談及的只有醫學領域，以及關於生病個體的獨特認識在幾年之間被結構化的方式。曾經，為了讓臨床經驗可以成為一種知識形式，醫院場域必須經過徹底的重新組織，病人的社會地位被重新界定，並且在幫助（assistance）與經驗之間、在救護（secours）與知識之間建立起特定關係；病人需要被包圍在一個集體與同質的空間裡。一種科學言說絕然新穎方式在此時形成：一種對於著上經驗色彩之內容給予忠實且無條件服膺的方式——說所看到的；但同時也是關於經驗奠定及構成的方式——透過說出所看到的來給出所要看的；因此，這就必須將醫學語言置於這個看來很表面，實際上卻埋得非常深的層次上，在此，描述的方式同時就是揭露的動作。而此一揭露又隱含著作為真相之來源及表現場域的屍體之論述空間（espace discursif du cadavre）：被揭露的內在（intérieur dévoilé）。病理解剖學的建立發生在臨床醫生確立他們的方法之際，這並非巧合：經驗之均衡要求落在個體身上的目光與描述之言語一起立足在穩固、可見並可讀的死亡深處。

這種空間、言語及死亡交織其中的結構——人們統稱為臨床解剖方法——構成了一種自詡為實證的、而我們也如此接納的醫學之歷史條件。在此，實證這一點意義重大。疾病脫離了它幾個世紀以來所隸屬的病痛形上學；在死亡的可見性中，疾病找到了以實證的方式呈顯

其內容的完整形式。當對照於自然來思考，疾病是一種無法明確指認的負面，其原因、形式、顯現總是以一種拐彎抹角的方式，自一個不斷後退的背景深處現身；相對於死亡來看，疾病變得徹底可讀，毫無殘留地向語言及目光具主宰性的剖析而敞開。正是當死亡在知識論層面上被納入醫學經驗中時，疾病才能不再被看作反自然，並且在個體之**活體中具體起來**（prendre corps）。

對於我們的文化來說，它必須經由死亡這個時刻，才能對個體提出第一個科學論述的這一點，毫無疑問將持續具有關鍵性。這是因為，西方人僅能透過參照自身的毀滅，才得以在自己眼裡視自己為科學的客體、在他的言語中掌握自己、自在及自為的（en lui et par lui）賦予自己一種論述的存在性（exisence discursive）：從非理性（Déraison）的經驗中，誕生了所有的心理學，甚或是心理學本身的可能性；藉由把死亡納入醫學思想，誕生了一種自居為個體科學的醫學。概括而言，現代文化當中的個體性經驗可能與死亡的經驗相關：從畢夏所解剖的屍體到弗洛伊德所分析的人，一種被頑強地緊扣在死亡上的關係規定了普遍性的獨特面貌，並賦予任何一個人所說出的話語無止盡地被聆聽的權力；個體藉由死亡獲得了一種意義，而且這種意義並不受到個體所侷限。死亡所畫下的界線及它所烙下的有限性（finitude）印記，弔詭地將言語的普遍性與個體既脆弱又不可替代的形式繫連起來。描述起來無窮無盡、多少世紀意圖驅散的感性，最終在死亡之中找到它的論述權限。在一個由言語、許許多多的身體及它們的簡單秩

序所連接起來的空間裡，死亡給出所要看的東西。

由此，我們可以明白醫學在人類科學構成上的重要性：不僅止於方法論上的重要性，因為醫學所關注的是人之存有作為實證知識之客體。

個體同時作為自身知識的主體及客體的可能性，意謂著在知識中有限性的局面被反轉。對於古典思想而言，有限性唯一的內容就是對無限之否定，而在十八世紀末所形成的思想則賦予它正面的力量：出現於此時的人類學結構同時扮演著限制的關鍵作用及起源的奠定作用。正是這種翻轉為實證醫學的組織提供了它的哲學內涵；反過來說，在經驗層次上，實證醫學是最早揭露現代人與一種原初的有限性之間存在連結的例子之一。醫學在人類科學整體結構中的決定性地位便來自於此：比起任何其他的科學，醫學都更接近於支撐著所有科學的人類學部署。它在存在的各種具體形式中所擁有的威望也來自於此：健康取代了救贖，瓜迪亞[ii]這麼說。這是因為醫學賦予現代人關於其自身有限性的那張既頑強又令人寬慰的面貌；在醫學裡，死亡既是被重彈的老調，但同時也被驅避；如果它不斷告訴人類他自身內含的限制，那麼它也向他述說這個技術的世界，這個他的有限性被武裝起來的、實證的、完滿的形式。從這一刻起，醫學的動作、話語及觀看都獲得了一種哲學密度，或許堪與從前數學曾擁有的哲學密度相比。畢夏、傑克生（Jackson）及弗洛伊德在歐洲文化中的重要性，並不能

證明他們除了是醫生也是哲學家，但是在這個文化當中，醫學思想理所當然地的擔保了人的哲學地位。

由此來看，這種醫學經驗甚至類似一種從賀德林[iii]到里爾克[iv]尋找著其自身言語的抒情經驗。這種肇始於十八世紀、我們猶未自其中掙脫的經驗，與有限性形式的揭露有關，而在這些有限性形式中，死亡無疑是最具威脅性、但也最充分的形式。賀德林詩中的恩培多克勒（Empédocle）出於自願的走到埃特納火山口，這是凡人（mortels）跟奧林匹斯山之間最後一位中介者之死，這是凡塵無限性之終結，火焰回歸其誕生之火[v]，並留下正應被他的死亡抹除的東西作為僅存的痕跡：美而封閉的個體性形式；在恩培多克勒之後，世界將被置於有限性之特徵之下，進入這無可調解的居中狀態（entre-deux），這裡由終極律法所主宰，亦即由嚴格界限的律法所主宰；個體性注定永遠要在客觀性中具顯形貌，這種客觀性既呈現它、又隱藏它，既否定它、又確立它：「在此亦然，主觀與客觀交換它們的形貌。」乍看之下顯得奇怪的是，十九世紀鼓吹抒情文體的運動，其實與讓人以實證方式認識自己的運動合而為一；但對於下述我們還需驚訝嗎：知識的形貌與語言的形貌依循著同一個深層的法則；而有限性之湧現以相同的方式主宰著人跟死亡的這個關係，而這個關係在此處允許了一種在一種理性形式下的科學言說，在彼處打開了一種語言之泉源，這種語言在神的缺席所留下的空白中無限地展開。

臨床醫學之構成，只是發生在知識基礎部署內的改變中最顯而

易見的見證之一；我們可以看到，這些改變所牽涉的，遠超過對於實證主義的淺略閱讀所能解讀出的範圍。但是，當我們對此實證主義進行深入探究時，我們會看到一系列被實證主義隱藏、但對於它的誕生卻又是不可或缺的形貌在過程中浮現，然而這些隨後將脫胎而出的形貌，卻又弔詭地被運用來反對它。尤其是現象學未來將最頑強地反對它的點，實際上已經出現在作為它作為條件的體系當中：在原始的經驗形式中被感知內容的示意能力（pouvoirs signifiants du perçu）及被感知內容與言語間的對應性；以記號（signe）涵義為基礎所組織而成的客觀性，與料（le donné）所隱含的語言學結構；身體空間性（在經驗中）的構成性；有限性對於人與真相的關係、及奠定這個關係的基礎所具有的重要性；所有的這一切在實證主義創生時都已經開始發揮作用。儘管已經發揮作用，但卻為了它的利益而刻意被遺忘。以至於相信自十九世紀末以來已經擺脫實證主義的當代思想，實際上卻只是一點一滴的重新發現是什麼使它成為可能。在十八世紀的最後幾年間，歐洲文化描繪出一個至今仍未被解開的結構；我們只不過才剛開始理出它的幾條軸線，對我們來說，它們依舊是如此的陌生，以至於我們以為它們要不是不可思議的新、就是絕對的古老，但事實上，從兩個世紀以來（不短於、卻也非遠長於兩世紀），這些軸線構成了我們經驗中晦暗但堅實的情節。

i. 《索多瑪一百二十天》（120 Journées de Sodome, 1785）及《朱麗葉》（Juliette, 1800）均為法國貴族薩德侯爵（marquis de Sade, 1740-1814）的文學著作。Alan Sheridan的英譯本中將《災難》（Désastres）寫為 Désastres de Soya，在譯註中同列為薩德作品。不過，這點查詢未果。

ii. 瓜迪亞（Francisco Ferrer Guardia, 1859-1909），西班牙思想家。

iii. 賀德林（Friedrich Hölderlin, 1770-1843），德國詩人、哲學家。

iv. 里爾克（Rainer Maria Rilke, 1875-1926），德語詩人，於奧匈帝國時期誕生於布拉格。

v. 恩培多克勒是西元前五世紀的古希臘哲學家，相傳他最後跳入西西里島的埃特納火山口。他認為萬物皆由水、土、火、氣四者構成，所以對於他的縱身一躍，傅柯說道「火焰回歸其誕生之火」。

參考書目

一、疾病分類學

阿里貝爾（Alibert, J.-L.），《自然疾病分類學》（*Nosologie naturelle*），巴黎，1817。

索瓦濟（Boissier de Sauvages, François），《疾病學方法》（*Nosologie méthodique*），法譯本，十卷，里昂，1772。

卡布宏（Capuron, J.），《新醫學概論》（*Nova medicinae elementa*），巴黎，1804。

蕭德（Chaudé, J. S.），《疾病分類學綱要》（*Nosographiae compendium*），巴黎，18166。

修席耶（Chaussier, Fr.），《疾病分類學方法總表》（*Table générale des méthodes nosologiques*），巴黎。

克倫（Cullen, W.），《疾病分類學方式概要》（*Apparatus ad nosologiam methodicam*），阿姆斯特丹，1775。

克倫（Cullen, W.），《實務醫學教程》（*Institutions de médecine pratique*），法譯本，巴黎，1785。

杜彭（Dupont, J.-Ch.），《在自然史研究中運用並產生助益的分類系統與可能對疾病認識有利的分類系統有什麼不同嗎？》（*Y a-t-il de la différence dans les systèmes de classification dont on se sert avec avantage dans l'étude de l'histoire naturelle et ceux qui peuvent être profitables à la connaissance des maladies ?*），波爾多，1803年。

杜黑（Duret, F.-J.-J.），《疾病一般分類表》（*Tableau d'une classification générale des maladies*），巴黎，1813。

費郭（Fercoq, G.-A.），《皮內爾教授的疾病哲學分類學命名法與早期疾病分類學之同義性或一致性》（*Synonymie ou concordance de la nomenclature de la Nosographie philosophique du Pr Pinel avec les anciennes nosologies*），巴黎，1812。

法蘭克（Frank, J. P.），《疾病分類學方法概要》（*Synopsis nosologiae methodicae*），Ticini，1790。

拉杜（Latour, F.-D.），《疾病分類學概要》（*Nosographie synoptique*），巴黎，1810，僅第一卷獲得出版。

林奈（Linné, C.），《疾病分類》（*Généra morborum*），法譯參見索瓦濟前引書。

皮內爾（Pinel, Ph.），《疾病哲學分類學》（*Nosographie philosophique*），巴黎，共和6年。

沙卡（Sacar, J. B. M.），《疾病系統》（*Systema morborum systematicum*），維也納，1771。

席登漢（Sydenham, Th.），《臨床實務醫學》（*Médecine pratique*），法譯本，巴黎，1784。

符倫（Voulonne），《確立適用於治療醫學而非靜觀醫學的疾病》（*Déterminer les maladies dans lesquelles la médecine agissante est préférable à l'expectante*），亞維儂，1776。

二、醫療安全與醫療地理

歐當－胡維耶爾（Audin-Rouvière, J.-M.）《論巴黎物質及醫療地誌》（*Essai sur la topographie physique et médicale de Paris*），巴黎，共和二年。

巴謝（Bâcher, A.），《從政治角度看醫學》（*De la médecine considérée politiquement*），巴黎，共和九年。

巴農、圖爾崩（Banau et Turben），《隆格多克流行病紀實》（*Mémoires sur les épidémies de Languedoc*），巴黎，1786。

巴赫伯黑（Barberet, D.），《牲口的流行病》（*Mémoire sur les maladies épidémiques des bestiaux*），巴黎，176666。

邊維勒（Bienville, J.-D.-T.），《論關於醫學的常見謬誤》（*Traité des erreurs populaires sur la médecine*），海牙，1775。

卡戴（Cattet, J.-J.）與賈赫戴（Gardet, J.-B.），《論傳染》（*Essai sur la contagion*），巴黎, 共和二年。

塞赫沃（Cerveau, M.），《論營區醫療》（*Dissertation sur la médecine des casernes*），巴黎，1803。

克萊赫（Clerc），《論傳染》（*De la contagion*），聖彼得堡，1771。

寇隆比耶（Colombier, J.），《戰士健康要規》（*Préceptes sur la santé des gens de guerre*），巴黎，1775。

寇隆比耶（Colombier, J.），《軍事醫學準則》（*Code de médecine militaire*），五卷，巴黎，1772。

戴紐（Daignan, G.），《軍隊醫院服務秩序》（*Ordre du service des hôpitaux militaires*），巴黎，1785。

戴紐（Daignan, G.），《人類生命變化表》（*Tableau des variétés de la vie humaine*），二卷，巴黎，17866。

戴紐（Daignan, G.），《十九世紀的醫療百人團》（*Centuries médicales du XIXe siècle*），巴黎，1807-1808。

戴紐（Daignan, G.），《健康大全》（*Conservatoire de Santé*），巴黎，1802。

蝶居內特（Desgenettes, R.-N.），《埃及遠征軍醫學史》（*Histoire médicale de l'armée d'Orient*），巴黎，1802。

蝶居內特（Desgenettes, R.-N.），《小冊子》（*Opuscules*），開羅。

福杰（Fouquet, H.），《蒙佩利爾共和五年前六個月肆虐疾病之觀察》（*Observations sur la constitution des six premiers mois de l'an V à Montpellier*），蒙佩利爾，共和六年。

法蘭克（Frank, J. P.），《完整的醫療保安系統》（*System einer vollständigen medizinischen Polizei*），四卷，曼海姆，1779-1790。

傅里耶（Frier, F.），《養生手冊》（*Guide pour la conservation de l'homme*），格勒諾勃（Grenoble），1789。

嘉謝（Gachet, L.-E.），《支持或反對祕術的醫學－政治問題》（*Problème médico-politique pour ou contre les arcanes*），巴黎，1791。

加榭（Gachet, M.），《從對健康影響的角度看時事的歷史畫像》（*Tableau historique des événements présents relatif à leur influence sur la santé*），巴黎，1790。

甘訥（Ganne, A.），《論人之身心或人類智慧增進研究》（*De l'homme physique et moral, ou recherches sur les moyens de rendre l'homme plus sage*），史特拉斯堡，1791。

岡棟（Guindant, Toussaint），《受現代醫學壓迫的大自然》，（*La nature opprimée par la médecine moderne*），巴黎，1768。

基棟－莫赫沃（Guyton-Morveau, L.-B.），《論消毒空氣的方式》（*Traité des moyens de désinfecter l'air*），巴黎，1801。

歐特席爾克（Hautesierck, F.-M.），《軍醫院醫學觀察報告匯編》（*Recueil d'observations de médecine des hôpitaux militaires*），二卷，巴黎，1766-11772。

希爾登布蘭德（Hildenbrand, J.-V.），《論傳染性斑疹傷寒》（*Du typhus contagieux*），法譯本，巴黎，1811。

德・霍恩（De Horne, D.-R.），《特別攸關巴黎市衛生的幾個目標》（*Mémoire sur quelques objets qui intéressent plus particulièrement la salubrité de la ville de Paris*），巴黎，1788。

《軍醫院維護衛生及淨化室內空氣方法準則》（*Instruction sur les moyens d'entretenir la salubrité et de purifier l'air des salles dans les hôpitaux militaires*），巴黎，共和二年。

賈剛（Jacquin, A.-P.），《論健康》（*De la Santé*），巴黎，1762。

拉逢（Lafon, J.-B.），《醫學哲學》（*Philosophie médicale*），巴黎，1796。

蘭特納斯（Lanthenas, F.），《論自由對健康的影響》（*De l'influence de la liberté sur la santé, la morale et le bonheur*），巴黎，1798。

洛吉耶（Laugier, E.-M.），《遏止瘟疫之技藝》（*L'art de faire cesser la peste*），巴黎，1784。

勒貝格・德・培斯勒（Lebêgue de Presle），《健康守護》（*Le conservateur de Santé*），巴黎，1772。

勒柏翰（Lebrun），《關於流行病的理論性論文》（*Traité théorique sur les maladies épidémiques*），巴黎，1776。

勒培克・德・拉・克羅土爾（Lepecq de La Clôture, L.），《疾病與流行病風土症觀察論文集》（*Collection d'observations sur les maladies et constitutions épidémiques*），二卷，昂（Rouen），177七8。

柳爾特（Lioult, P.-J.），《被揭穿的江湖郎中》（*Les charlatans dévoilés*），巴黎，共和八年。

麥肯齊（Mackenzie, J.），《健康及保持健康技藝之歷史》（*Histoire de la santé et de l'art de la conserver*），海牙，1759。

馬黑（Maret, M.），〈論道德觀念如何影響健康？〉（*Quelle influence les mœurs des Français ont sur leur santé*），亞眠，1772。

《軍事醫學或說和平或戰爭期間軍人所面對的內部及外部疾病的治療》（*Médecine militaire ou Traité des maladies tant internes qu'externes auxquelles les militaires sont exposés pendant la paix ou la guerre*），六卷，巴黎，1778。

莫女黑（Menuret, J.-J.），《論空氣在傳染病中的作用》（*Essai sur l'action de l'air dans les maladies contagieuses*），巴黎，1781。

莫女黑（Menuret, J.-J.），《巴黎醫學解剖史論集》（*Essai sur l'histoire médico-topographique de Paris*），巴黎，1786。

謬哈（Murat, J.-A.），《蒙佩利爾市醫療地誌》（*Topographie médicale de la ville de Montpellier*），蒙佩利爾，1810。

尼可拉（Nicolas, P.-F.），《多菲內省流行病回憶錄》（*Mémoires sur les maladies épidémiques qui ont régné dans la province de Dauphiné*），格勒諾勃，1786。

波提（Petit, M.-A.），〈論大革命對公共健康的影響〉（*Sur l'influence de la Révolution sur la santé publique*），1796。收入波提（Petit, M.-A.），《論用心醫學》（*Essai sur la médecine du cœur*），里昂，1806。

匹許爾（Pichler, J.-F.-C.），《傳染性疾病》（*Mémoire sur les maladies contagieuses*），史特拉斯堡，1786。

《健康守則或健康辭典導言》（*Préceptes de santé ou Introduction au Dictionnaire de Santé*），巴黎，1772。

瓜圖（Quatroux, Fr.），《論瘟疫》（*Traité de la peste*），巴黎，1771。

哈祖（Razoux, J.），《尼姆主宮醫院疾病分類與氣象對照表》（*Tables nosologiques et météorologiques dressées à l'Hôtel-Dieu de Nîmes*），巴塞爾，1767。

《關於流行病的治療和性質的思考，1785年5月27日在皇家醫學會上發表》（*Réflexions sur le traitement et la nature des épidémies lues à la Société royale de Médecine le 27 mai 1785*），巴黎，1785。

華—德榮佳德（Roy-Desjoncades, A.），《可用於醫學物質法則上的自然法則》（*Les lois de la nature applicables aux lois physiques de la médecine*），二卷，巴黎，1788。

侯夏（Rochard, C.-C.-T.），《流行病課程》（*Programme de cours sur les maladies épidémiques*），史特拉斯堡，共和十三年。

胡埃（Ruette, F.），《對一種流行病的臨床觀察》（*Observations cliniques sur une maladie épidémique*），巴黎。

薩勒維德（Salverte, E.），《論醫學與政治之關係》（*Des rapports de la médecine avec la politique*），巴黎，1806。

蘇給（Souquet），《論布洛涅地區醫學及物質地誌史》（*Essai sur l'histoire topographique médico-physique du district de Boulogne*），布洛涅，共和二年。

達拉維恩（Tallavignes, J.-A.），《證明文明人更容易患嚴重疾病的醫學論文》（*Dissertation sur la médecine où l'on prouve que l'homme civilisé est plus sujet aux maladies graves*），卡卡頌（Carcassonne），1821。

提耶西（Thiery, Fr.），《一名愛國者對法國醫學的心願》（*Vœux d'un patriote sur la médecine en France*），巴黎，1789。

三、實務及教育之改革

理性呼籲或人性願望。

巴黑雍（Baraillon, J.-F.），《關於醫政仰賴醫學部分的報告，共和六年芽月8日》（*Rapport sur la partie de police qui tient à la médecine, 8 germ. an VI*），巴黎，共和六年。

巴黑雍（Baraillon, J.-F.），《關於醫學院之公共教育委員會計畫的意見，共和六年芽月7日》（*Opinion sur le projet de la commission d'instruction publique relatif aux Écoles de Médecine, 7 germ. an VI*），巴黎，共和六年。

博穆（Baumes, J.-B.-J.），《在自由國家中科學的必要性》（*Discours sur la nécessité des sciences dans une nation libre*），蒙佩利爾，共和三年。

卡巴尼斯（Cabanis, P.-J.-G.），《卡巴尼斯全集》（*Œuvres*），二卷，巴黎，1956。

卡雷斯（Calès, J.-M.），《衛生學院計畫，共和五年牧月12日》（*Projet sur les Écoles de santé, 12 prairial an V*），巴黎，共和五年。

卡雷斯（Calès, J.-M.），《關於醫學院的意見，共和六年芽月17日》（*Opinion sur les Écoles de Médecine, 17 germinal an VI*），巴黎，共和六年。

龔堂（Cantin, D.-M.-J.），《呈國家公民議會改革計畫》（*Projet de réforme adressé à l'Assemblée Nationale*），巴黎，1790。

卡宏（Caron, J.-F.-C.），《行醫反思》（*Réflexions sur l'exercice de la médecine*），巴黎，1804。

卡宏（Caron, J.-F.-C.），《對治癒之術的規章草案》（*Projet de règlement sur l'art de guérir*），巴黎，1801。

湘葆・德・蒙多（Chambeau de Montaux），《提升醫院效用及促進醫學進步的方式》（*Moyens de rendre les hôpitaux utiles et de perfectionner la médecine*），巴黎，1787。

柯隆・德・迪沃勒（Colon de Divol），《比色提地區病患的主張》（*Réclamations des malades de Bicêtre*），巴黎，1790。

柯口（Coqueau, C.-P.），《論大城市中醫院的設置》（*Essai sur l'établissement des hôpitaux dans les grandes villes*），巴黎，1787。

多諾（Daunou, P.-C.），《致五百人院議會專門學校設立報告》（*Rapports sur les Écoles spéciales*），巴黎，共和五年。

德孟坷（Demangeon, J.-B.），《哥本哈根三合一收容所歷史圖像》（*Tableau historique d'un triple établissement réuni en un seul hospice à Copenhague*），巴黎，共和七年。

德孟坷（Demangeon, J.-B.），《醫學精進方略》（*Des moyens de perfectionner la médecine*），巴黎，1804。

德蒙梭（Desmonceaux, A.），《論國家的善舉》（*De la bienfaisance nationale*），巴黎，1787。

杜夏諾（Duchanoy），《醫療組織方案》（*Projet d'organisation médicale*），無註明出版時間及地點。

莒・洛宏（Du Laurens, J.），《提升醫院效益暨增進醫學之道》（*Moyens de rendre les hôpitaux utiles et de perfectionner les médecins*），巴黎，1787。

杜邦・德・訥穆爾（Dupont de Nemours, P.），《在大城市中施予窮病人救護的觀念》（*Idées sur les secours à donner aux pauvres malades dans une grande ville*），巴黎，1786。

埃曼（Ehrmann, J.-F.），《關於維德法案的意見，共和六年芽月14日》（*Opinion sur le projet de Vitet, 14 germinal an VI*），巴黎，共和六年。

《論所謂的醫療社會的改革》（*Essai sur la réformation de la société dite de médecine*），巴黎，共和六年。

《衛生學院現狀》（*État actuel de l'École de Santé*），巴黎，共和六年。

傅夸（Fourcroy, A.-F.），《科學與藝術自由教學的報告》（*Rapport sur l'enseignement libre des sciences et des arts*），巴黎，共和二年。

傅夸（Fourcroy, A.-F.），《關於醫學實踐的法律草案的解釋性備忘錄》（*Exposé des motifs du projet de loi relatif à l'exercice de la médecine*），巴黎。

傅夸（Fourcroy, A.-F.），《關於醫學院的報告，共和三年霜月》（*Rapport sur les Écoles de Médecine, frimaire an III*），巴黎，共和三年。

傅夸（Fourcroy, A.-F.），《關對醫學實踐法案的發言，共和十一年風月19日》（*Discours sur le projet de loi relatif à l'exercice de la médecine, 19 ventôse an XI*），巴黎，共和十一年。

傅侯（Fourot），《論醫學競賽》（*Essai sur les concours en médecine*），巴黎，1786。

賈洛（Gallot, J.-G.），《綜觀治療藝術之重建》（*Vues générales sur la restauration de l'art de guérir*），巴黎，1790。

傑侯（Géraud, M.），《醫師民間組織相關政令研擬建議書》（*Projet de décret à rendre sur l'organisation civile des médecins*），巴黎，1791。

吉翁姆（Guillaume, J.），《國家公民議會公共教育委員會會議紀錄》（*Procès-verbaux du Comité d'instruction publique de la Convention nationale*），巴黎，1899。

基爾馬戴（Guillemardet, F.-P），《對於衛生特殊學院的意見，共和六年芽月14日》（*Opinion sur les Écoles spéciales de Santé, 14 germinal an VI*），巴黎，共和六年。

昂貝爾（Imbert, J.），《法國大革命與帝國時期醫療法》（*Le droit hospitalier de la Révolution et de l'Empire*），巴黎，1954。

斯朵爾克（Storck, A），《醫學院研究所》（*Instituta facultatis medicae Vidobonensis, curante Ant.*），維也納，1775。

賈德羅（Jadelot, N.），《致國會諸公增進醫學教學之必要暨方法書》（*Adresse à Nos Seigneurs de l'Assemblée Nationale sur la nécessité et les moyens de perfectionner l'enseignement de la médecine*），南錫，1790。

列菲福爾（Lefèvre, J.），《關於維德法案的意見，共和六年芽月16日》（*Opinion sur le projet de Vitet, 16 germinal an VI*），巴黎，共和六年。

勒斯班牛（Lespagnol, N.-L.），《一區三醫為鄉民紓困計畫》（*Projet d'établir trois médecins par district pour le soulagement des gens de la campagne*），查理維勒（Charleville），11790。

馬赫給（Marquais, J.-Th.），《向國王報告法國目前的醫學狀況》（*Rapport au Roi sur l'état actuel de la médecine en France*），巴黎，1814。

莫女黑（Menuret, J.-J.），《論培養優良醫生之道》（*Essai sur les moyens de former de bons médecins*），巴黎，1791。

瓦謝·德·拉·佛特利（Vaucher de la Feuterie），《巴黎醫學院抵制皇家醫學院設立動機》（*Motif de la réclamation de la Faculté de Médecine de Paris contre l'établissement de la Société royale de Médecine*），出版地點與日期不明。

《對於改善法國醫學教育方式的觀察》（*Observations sur les moyens de perfectionner l'enseignement de la médecine en France*），蒙佩利爾，共和五年。

帕斯托黑（Pastoret, C.-E.），《對於衛生官員考核的暫時方式之報告，共和五年熱月19日》（*Rapport sur un mode provisoire d'examen pour les officiers de Santé, 19 thermidor an V*），巴黎，共和五年。

波提（Petit, M.-A.），《對於在法國的醫學實踐的改革方案》（*Projet de réforme sur l'exercice de la médecine en France*），巴黎，1791。

波提（Petit, M.-A.），《論建造醫院的最佳方式》（*Sur la meilleure manière de construire un hôpital*），巴黎，1774。

《提交給巴黎醫學會的工作計畫》（*Plan de travail présenté à la Société de Médecine de Paris*），巴黎，共和五年。

《巴黎衛生學院的一般教學計畫》（*Plan général d'enseignement dans l'École de Santé de Paris*），巴黎，共和三年。

波höm歇（Porcher, G.-C.），《關於共和五年果月19日撤銷之意見，共和六年葡月16日》（*Opinion sur la résolution du 19 fructidor an V, 16 vendémiaire an VI*），巴黎，共和六年。

《皇家醫學會創立詳史》（*Précis historique de l'établissement de la Société royale de Médecine*），無出版地點及

時間，匿名作者為布煦（Boussu）。

科多爾的普立約爾（Prieur de La Côte-d'Or, C.-A.），《關於衛生學院提案》（*Motion relative aux Écoles de Santé*）巴黎，共和六年。

《皇家學會醫學診所計畫》（*Programme de la Société royale de Médecine sur les cliniques*），巴黎，1792。

《蒙佩利爾衛生學院的教學課程》（*Programme des cours d'enseignement dans l'École de Santé de Montpellier*），巴黎，共和三年。

普奈勒（Prunelle, Cl.-V.），《醫學院、它們的聯繫及它們的方法論》（*Des Écoles de Médecine, de leurs connexions et de leur méthodologie*），巴黎，1816。

《蒙佩利爾學院演講集》（*Recueil de discours prononcés à la Faculté de Montpellier*），蒙佩利爾，1820。

黑 特（Régnault, J.-B.），《從大革命至今日的法國醫學狀態》（*Considérations sur l'état de la médecine en France depuis la Révolution jusqu'à nos jours*），巴黎，1819。

黑茲（Retz, N.），《在國民議會中針對醫學系及醫學協會之簡報》（*Exposé succinct à l'Assemblée Nationale sur les Facultés et Sociétés de Médecine*），巴黎，1790。

華耶（Royer, P.-F.），《醫學善行與財務計畫》（*Bienfaisance médicale et projet financier*），普洛萬，共和九年。

華耶（Royer, P.-F.），《農村醫療善行》（*Bienfaisance médicale rurale*），特華，1814。

薩巴侯・德・拉維涅爾（Sabarot de L'Avernière），《致全國三級會議醫療立法見解》（*Vue de législation médicale adressée aux États généraux*），s.l., 1789。

提梭（Tissot, S.-A.-D.），《論醫學研究精進方略》（*Essai sur les moyens de perfectionner les études de médecine*），洛桑（Lausanne），1785。

維克－達吉爾（Vicq d'Azyr, F.），《作品集》（*Œuvres*），六卷，巴黎，1805。

維德（Vitet, L.），《衛生學院報告，共和六年風月17日》（*Rapport sur les Écoles de Santé, 17 ventôse an VI*），巴黎，共和六年。

沃茲（Würtz），《實用醫學院之建立》（*Mémoire sur l'établissement des Écoles de Médecine pratique*），巴黎，1784。

四、方法

阿馬赫（Amard, L.-V.-F.），《知性的關聯》（*Association intellectuelle*），二卷，巴黎，1821。

阿默荷（Amoreux, P.-J.），《論阿拉伯醫學》（*Essai sur la médecine des Arabes*），蒙佩利爾，1805。

歐迪貝－蓋爾（Audibert-Caille, J.-M.），《論類比性在醫學中的用處》（*Mémoire sur l'utilité de l'analogie en médecine*），蒙佩利爾，1814。

奧恩布魯格（Auenbrugger），《識別胸部內部疾病的新方法》（*Nouvelle méthode pour reconnaître les maladies internes de la poitrine*），翻譯參見德・夏塞聶（Rozière de La Chassaigne），《肺疾者手冊》（*Manuel des pulmoniques*），巴黎，1763。

博拉克（Beullac, J.-P.），《新醫學生指南》（*Nouveau guide de l'étudiant en médecine*），巴黎，1824。

博爾德（Bordeu, Th.），《脈搏研究》（*Recherches sur le pouls*），四卷，巴黎，1779-1786。

布優（Bouillaud, J.），《臨床概論》（*Dissertation sur les généralités de la clinique*），巴黎，1831。

普松奈（Broussonnet, J.-L.-V.），《徵兆學基本表》（*Tableau élémentaire de la séméiotique*），蒙佩利爾，共和六年。

布魯列（Brulley, C.-A.），《論醫學推測之道》（*Essai sur l'art de conjecturer en médecine*），巴黎，共和十年。

布玉戴（Bruté, S.-G.-G.），《論臨床機構的歷史及益處》（*Essai sur l'histoire et les avantages des institutions cliniques*），巴黎，1803。

修梅爾（Chomel, J.-B.-L.），《法國醫學史論》（*Essai historique sur la médecine en France*），巴黎，1762。

德‧索黑茲（Clos de Sorèze, J.-A.），《論醫學分析》（*De l'analyse en médecine*），蒙佩利爾，共和五年。

郭維薩（Corvisart, J.-N.），《論心臟及主要血管之疾病與器官病損》（*Essai sur les maladies et lésions du cœur et des gros vaisseaux*），巴黎，1806。

達頓維勒（Dardonville, H.），《關於醫學系統危害的實務思索》（*Réflexions pratiques sur les dangers des systèmes en médecine*），巴黎，1818。

德摩西─德萊特（Demorcy-Delettre, J.-B.-E.），《論致力於醫學之完善的分析》（*Essai sur l'analyse appliquée au perfectionnement de la médecine*），巴黎，1818。

杜布勒（Double, F.-J.），《一般徵候學或論在疾病中徵兆及其意涵》（*Séméiologie générale ou Traité des signes et de leur valeur dans les maladies*），共三卷，巴黎，1811-1822。

杜維維耶（Duvivier, P.-H.），《論醫學被視為科學及藝術》（*De la médecine considérée comme science et comme art*），巴黎，1826。

艾席格（Essyg），《醫學診斷論》（*Traité du diagnostic médical*），法譯本，巴黎，共和十二年。

法柏赫（Fabre），《治療藝術真實原理之探索》（*Recherche des vrais principes de l'art de guérir*），巴黎，1790。

福迪斯（Fordyce, G.），《論醫學觀察新方案》（*Essai d'un nouveau plan d'observations médicales*），法譯本，巴黎，1811。

福杰（Fouquet, H.），《針對臨床之發言》（*Discours sur la clinique*），蒙佩利爾，共和十一年。

法蘭克（Frank, J. P.），《維也納的臨床制度》（*Ratio instituti clinici Vicinensis*），維也納，1797。

吉勒貝（Gilbert, N.-P.），《現代醫學理論互比》（*Les théories médicales modernes comparées entre elles*），巴黎，共和七年。

吉巴巴勒（Girbal, A.），《論蒙佩利爾臨床醫學中心之精神》（*Essai sur l'esprit de la clinique médicale de Montpellier*），蒙佩利爾，1857。

古蘭（Goulin, J.），《醫學史回憶錄》（*Mémoires sur l'histoire de la médecine*），巴黎，1779。

埃連（Hélian, M.），《診斷辭典或認識疾病的藝術》（*Dictionnaire de diagnostic ou l'art de connaître les maladies*），巴黎，1771。

希爾登布蘭德（Hildenbrand, J.），《實用醫學》（*Médecine pratique*），法譯本，二卷，巴黎，1824。

朗德雷─波維（Landré-Beauvais, A.-J.），《徵兆學或論疾病之徵兆》（*Séméiotique ou traité des signes des maladies*），巴黎，1810。

勒壺（Leroux, J.-J.），《醫學概論課程》（*Cours sur les généralités de la médecine*），巴黎，1818。

勒壺（Leroux, J.-J.），《醫學院：內科臨床》（*École de Médecine. Clinique interne*），巴黎，1809。

洛赫達（Lordat, J.），《關於人類生理學研究方式之建議》（*Conseils sur la manière d'étudier la physiologie de l'homme*），蒙佩利爾，1813。

洛赫達（Lordat, J.），《醫學之永垂不朽》（*Perpétuité de la médecine*），蒙佩利爾，1837。

馬鴻（Mahon, P.-A.-O.），《臨床醫學史》（*Histoire de la médecine clinique*），巴黎，共和十二年。

馬提內（Martinet, L.），《臨床手冊》（*Manuel de clinique*），巴黎，1825。

梅吉耶（Maygrier, J.-P.），《醫學學生指南》（*Guide de l'étudiant en médecine*），巴黎，1807。

莫女黑（Menuret, J.-J.），《脈搏論》（*Traité du pouls*），巴黎，1798。

莫思卡提（Moscati, P.），《論實務醫學之系統運用》（*De l'emploi des systèmes dans la médecine pratique*），史特拉斯堡，共和三年。

波提（Petit, M.-A.），《臨床觀察蒐集》（*Collection d'observations cliniques*），里昂，1815。

皮內爾（Pinel, Ph.），《臨床醫學》（*Médecine clinique*），巴黎，1802。

皮歐利（Piorry, P. A.），《檢查及詢問病患方式表》（*Tableau indiquant la manière d'examiner et d'interroger le malade*），巴黎，1832。

侯斯坦（Rostan, L.），《診斷、預後與治療指南初論》（*Traité élémentaire de diagnostic, de pronostic, d'indications thérapeutiques*），六卷，巴黎，1826。

胡樹—德哈特（Roucher-Deratte, Cl.），《觀察之技藝》（*Leçons sur l'art d'observer*），巴黎，1807。

塞爾（Selle, Ch.-G.），《臨床醫學》（*Médecine clinique*），法譯本，蒙佩利爾，1787。

塞爾（Selle, Ch.-G.），《自然及醫學研究導論》（*Introduction à l'étude de la nature et de la médecine*），法譯本，蒙佩利爾，共和三年。

舍納比耶（Sénebier, J.），《論觀察及經驗之技藝》（*Essai sur l'art d'observer et de faire des expériences*），三卷，1802。

提耶西（Thiery, F.），《實驗醫學》（*La médecine expérimentale*），巴黎，1755。

衛帝（Vaidy, J.-V.-F.），《有志者的醫學研究計畫》（*Plan d'études médicales à l'usage des aspirants*），巴黎，1816。

齊默曼（Zimmermann, G.），《醫學經驗論》（*Traité de l'expérience en médecine*），三卷，法譯本，巴黎，1774。

五、病理解剖學

拜立（Baillie, M.），《人體最重要器官之病理解剖學》（*Anatomie pathologique des organes les plus importants du corps humain*），法譯本，巴黎，1815。

拜勒（Bayle, G.-L.），《肺結核研究》（*Recherches sur la phtisie pulmonaire*），巴黎，1810。

畢夏（Bichat, X.），《應用於生理學及醫學的普通解剖學》（*Anatomie générale appliquée à la physiologie et à la médecine*），三卷，巴黎，1801。

畢夏（Bichat, X.），《病理解剖學》（*Anatomie pathologique*），巴黎，1825。

畢夏（Bichat, X.），《關於生與死的生理學研究》（*Recherches physiologiques sur la vie et la mort*），巴黎，共和八年。

畢夏（Bichat, X.），《膜論》（*Traité des membranes*），巴黎，1807。

波奈（Bonet, Th.），《基地：病死屍體解剖》（*Sepulchretum*），三卷，里昂，1700。

博黑謝（Breschet, G.），《病理解剖學及病理生理學通用目錄》（*Répertoire général d'anatomie et de physiologie pathologiques*），六卷，巴黎，1826-1828。

卡優（Cailliot, L.），《病理學及病理生理學要義》（*Éléments de pathologie et de physiologie pathologique*），二卷，巴黎，1819。

修梅爾（Chomel, A.-F.），《普通病理學要義》（*Éléments de pathologie générale*），巴黎，1817。

區維葉（Cruveilhier, J.），《論病理解剖學》（*Essai sur l'anatomie pathologique en général*），二卷，巴黎，1816。

德哉梅里斯（Dezeimeris, J.-E.），《病理解剖學發現一瞥》（*Aperçu rapide des découvertes en anatomie pathologique*），巴黎，1830。

吉翁姆（Guillaume, A.），《論病理解剖學對醫學進步的影響》（*De l'influence de l'anatomie pathologique sur les progrès de la médecine*），多勒，1834。

雷奈克（Laënnec, R.），《間接聽診論》（*Traité de l'auscultation médiate*），二卷，巴黎，1819。

雷奈克（Laënnec, R.），《病理解剖學新論》（*Traité inédit de l'anatomie pathologique*），巴黎，1884。

拉勒孟（Lallemand, F.），《腦部及其互賴的解剖—病理研究》（*Recherches anatomo-pathologiques sur l'encéphale et ses dépendances*），二卷，巴黎，1820。

莫爾加尼（Morgagni, J.-B.），《疾病的部位與病因》（*De sedibus et causis morborum*），威尼斯，1761。

波赫塔勒（Portal, A.），《醫學解剖學課程》（*Cours d'anatomie médicale*），五卷，巴黎，共和十二年。

波斯特（Prost, P.-A.），《受身體觀察及解剖所啟發的醫學》（*La médecine éclairée par l'observation et l'ouverture des corps*），二卷，巴黎，共和十二年。

雷耶（Rayer, P.），《病理解剖學簡史提要》（*Sommaire d'une histoire abrégée de l'anatomie pathologique*），巴黎，1818。

希伯（Ribes, Fr.），《從與疾病科學的真實關係中來考量病理解剖學》（*De l'anatomie pathologique considérée dans ses vrais rapports avec la science des maladies*），二卷，巴黎，1828-1834。

希旭弘（Richerand, B.-A.），《外科手術晚近進步史》（*Histoire des progrès récents de la chirurgie*），巴黎，1825。

索斯侯特（Saucerotte, C.），《病理解剖學對醫學進步的影響》（*De l'influence de l'anatomie pathologique sur les progrès de la médecine*），巴黎，1834。

塔旭弘（Tâcheron, C.-F.），《針對實用醫學的解剖—病理學研究》（*Recherches anatomo-pathologiques sur la médecine pratique*），三卷，巴黎，1823。

六、發燒

巴赫比耶（Barbier, J.-B.-G.），《思索發燒》（*Réflexions sur les fièvres*），巴黎，1822。

布瓦索（Boisseau, F.-G.），《生理發燒學》（*Pyrétologie physiologique*），巴黎，1823。

彭巴赫（Bompart, A.），《衰弱性發燒之描述》（*Description de la fièvre adynamique*），巴黎，1815。

布優（Bouillaud, J.），《所謂的本質性發燒之臨床及實驗論》（*Traité clinique ou expérimental des fièvres dites essentielles*），巴黎，1830。

布魯塞（Broussais, F.-J.-V.），《生理醫學學理問答》（*Catéchisme de médecine physiologique*），巴黎，1824。

布魯塞（Broussais, F.-J.-V.），《醫學學說檢視》（*Examen des doctrines médicales*），巴黎，1821。

布魯塞（Broussais, F.-J.-V.），《慢性發炎史》（*Histoire des phlegmasies ou inflammations chroniques*），二卷，巴黎，1808。

布魯塞（Broussais, F.-J.-V.），《胃部發炎教程》（*Leçons sur la phlegmasie gastrique*），巴黎，1819。

布魯塞（Broussais, F.-J.-V.），《論生理學醫師工作成果對醫學之影響》（*Mémoire sur l'influence que les travaux des médecins physiologistes ont exercée sur l'état de la médecine*），巴黎，1832。

布魯塞（Broussais, F.-J.-V.），《論應用於病理學上的生理學》（*Traité de physiologie appliquée à la pathologie*），二卷，1822-1823。

卡方（Caffin, J.-F.），《對布魯塞一本著作的幾個回應》（*Quelques mots de réponse à un ouvrage de M. Broussais*），巴黎，1818。

卡司戴勒（Castel, L.），《駁斥布魯塞博士的醫學新學說》（*Réfutation de la nouvelle doctrine médicale de M. le docteur Broussais*），巴黎，1824。

匈伻・德・蒙托（Chambon de Montaux），《論簡單惡性發燒與惡性之複合發燒》（*Traité de la fièvre maligne simple et des fièvres compliquées de malignité*），四卷，巴黎，1787。

修法赫（Chauffard, H.），《論自詡為本質性的發燒》（*Traité sur les fièvres prétendues essentielles*），巴黎，1825。

修梅爾（Chomel, A. F.），《論發燒之存在》（*De l'existence des fièvres*），巴黎，1820。

修梅爾（Chomel, A. F.），《論發燒及疫疾》（*Des fièvres et des maladies pestilentielles*），巴黎，1821。

柯立諾（Collineau, J.-C.），《我們可以懷疑本質性發燒之存在嗎？》（*Peut-on mettre en doute l'existence des fièvres essentielles*），巴黎，1823。

達古梅（Dagoumer, Th.），《發燒歷史概要》（*Précis historique de la fièvre*），巴黎，1831。

達頓維勒（Dardonville, H.），《發燒》（*Mémoire sur les fièvres*），巴黎，1821。

杜恭（Ducamp, Th.），《對於修梅爾著作的批判思考》（*Réflexions critiques sur les écrits de M. Chomel*），巴黎，1821。

弗德哈（Fodéra, M.），《醫學學說史：與布魯塞的醫學學說相較》（*Histoire de quelques doctrines médicales comparées à celles de M. Broussais*），巴黎，1818。

傅赫涅（Fournier, M.），《關於斑疹傷寒及惡性發燒的觀察》（*Observations sur les fièvres putrides et malignes*），第戎，1775。

傑哈（Gérard, M.），《我們可以懷疑本質性發燒之存在嗎？》（*Peut-on mettre en doute l'existence des fièvres essentielles ?*），巴黎，1823。

吉亞尼尼（Giannini），《論發燒之性質》（*De la nature des fièvres*），法譯本，巴黎，1808。

吉侯帝（Giraudy, Ch.），《論發燒》（*De la fièvre*），巴黎，1821。

格里莫（Grimaud, M. de），《完整課程或論發燒》（*Cours complet ou Traité des fièvres*），三卷，蒙佩利爾，1791。

艾赫農戴茲（Hernandez, J.-F.），《論斑疹傷寒》（*Essai sur le typhus*），巴黎，1816。

霍夫曼（Hoffmann, F.），《論發燒》（*Traité des fièvres*），法譯本，巴黎，1746。

胡菲藍（Hufeland, C.-W.），《對神經發燒的觀察》（*Observations sur les fièvres nerveuses*），法譯本，柏林，1807。

赫克薩姆（Huxham, J.），《論發燒之不同類種》（*Essai sur les différentes espèces de fièvres*），法譯本，巴黎，1746。

拉霍克（Larroque, J.-B. de），《反對新學說檢查的臨床觀察》（*Observations cliniques opposées à l'examen de la nouvelle doctrine*），巴黎，1818。

勒胡（Leroux, F.-M.），《反對醫學錯誤》（*Opposition aux erreurs de la science médicale*），巴黎，1817。

萊薩吉（Lesage, L.-A.），《生理學論點的危險與荒謬》（*Danger et absurdité de la doctrine physiologique*），巴黎，1823。

蒙法勒弓（Monfalcon, J.-B.），《無力症發燒歷史前論》（*Essai pour servir à l'histoire des fièvres adynamiques*），里昂，1823。

孟杰拉（Mongellaz, P.-J.），《論間歇性刺激》（*Essai sur les irritations intermittentes*），二卷，巴黎，1821。

巴斯卡（Pascal, Ph.），《本質性發燒診斷之概要表》（*Tableau synoptique du diagnostic des fièvres essentielles*），巴黎，1818。

波提（Petit, M.-A.），《論腸系膜發燒》（*Traité de la fièvre entéro-mésentérique*），巴黎，1813。

伯棣－哈戴勒（Petit-Radel, Ph.），《醫療發燒學》（*Pyrétologie médicale*），巴黎，1812。

紀達－皮歐希（Quitard-Piorry, H.-H.），《論本質性發燒之不存在》（*Traité sur la non-existence des fièvres essentielles*），巴黎，1830。

侯許（Roche, L.-Ch.），《反駁對新發燒學說的反對意見》（*Réfutation des objections faites à la nouvelle doctrine des fièvres*），巴黎，1821。

羅德勒及瓦格勒（Roederer et Wagler），《論黏膜病》（*Tractatus de morbo mucoso*），哥廷根，1783。

胡（Roux, G.），《論衰弱性發燒》（*Traité des fièvres adynamiques*），巴黎，1812。

塞爾（Selle, Ch.-G.），《方法發燒學要義》（*Eléments de pyrétologie méthodique*），法譯本，里昂，共和九年。

史托爾（Stoll, M.），《關於發燒知識和治療的格言》（*Aphorismes sur la connaissance et la curation des fièvres*），法譯本，巴黎，共和五年。

提梭（Tissot, S.-A.-D.），《論膽汁型發燒》（*Dissertation sur les fièvres bilieuses*），法譯本，巴黎，共和八年。

編後語

《臨床的誕生》一書的重新翻譯係由彭仁郁老師和王紹中先生兩位優秀譯者分別依據法文原版完成，其中彭仁郁老師負責從序到第五章，王紹中先生則負責由第六章到結論；譯稿完成後，另委由彭仁郁老師協助完成全書修訂與文字潤飾。

傅柯的作品旁徵博引，修辭緊實，對譯者而言是項極具挑戰的工作，在此要感謝兩位譯者所付出的時間和精力。兩年多的作業時間依然緊迫，讀者如對新版譯稿有任何疑義或發現編輯錯誤，歡迎來訊指正。

NAISSANCE DE LA CLINIQUE by Michel Foucault

(c) Presses Universitaires de France

Complex Chinese edition copyright (c) 2019 by China Times Publishing Company

All rights reserved

ISBN：978-957-13-6887-0

Printed in Taiwan

近代思想圖書館系列 053

臨床的誕生

作者：米歇爾・傅柯（Michel Foucault）｜**譯者**：彭仁郁、王紹中｜**主編**：湯宗勳｜**特約編輯**：鄭又瑜｜**美術設計**：陳恩安｜**行銷企劃**：王聖惠｜**董事長**：趙政岷｜**出版者**：時報文化出版企業股份有限公司／108019 台北市和平西路三段二四〇號四樓／**發行專線**：02-2306-68452／**讀者服務專線**：0800-231-705、02-2304-7103／**讀者服務傳真**：02-2304-6858／**郵撥**：1934-4724 時報文化出版公司／**信箱**：10899 台北華江橋郵局第99信箱｜**時報悅讀網**：www.readingtimes.com.tw｜**電子郵箱**：new@readingtimes.com.tw｜**法律顧問**：理律法律事務所／陳長文律師、李念祖律師｜**印刷**：絃億彩色印刷有限公司｜**二版一刷**：2019年8月9日｜**二版五刷**：2024年7月18日｜**定價**：新台幣500元｜**版權所有，翻印必究**（缺頁或破損的書，請寄回更換）

臨床的誕生／米歇爾・傅柯（Michel Foucault）作；彭仁郁、王紹中譯. --二版. --臺北市：時報文化，2019.8；384面；14.8×21公分. --（近代思想圖書館系列；053）｜譯自：Naissance de la clinique｜ISBN 978-957-13-6887-0（平裝）｜1. 臨床醫學 2. 醫學史｜410.9｜105025252